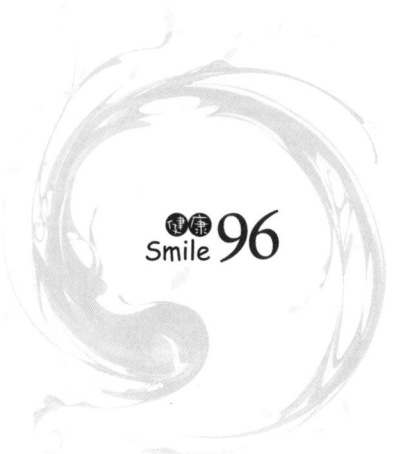

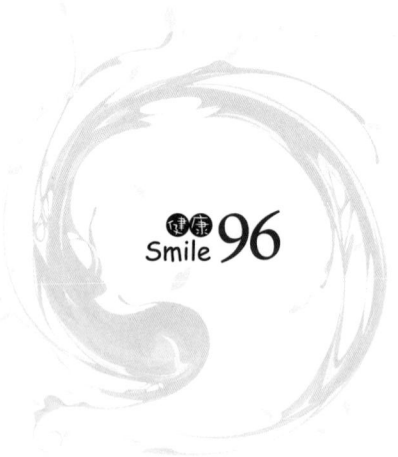

救命聖經
THE GERSON THERAPY®
葛森療法

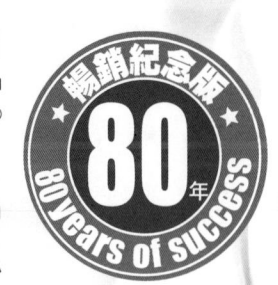
暢銷紀念版
80年
80 years of success

夏綠蒂・葛森 Charlotte Gerson
莫頓・沃克 Morton Walker ／著

姚念祖
鄧捷文／譯
陳師蘭

健康smile96	**救命聖經・葛森療法（暢銷紀念版）** 史上第一個成功的癌症療法，見證奇蹟80年

原書書名	The Gerson Therapy
原書作者	夏綠蒂・葛森（Charlotte Gerson）、莫頓・沃克（Morton Walker）
譯　　者	姚念祖、鄧捷文、陳師蘭
美　　編	吳佩真
文　　編	謝孟希
主　　編	高煜婷
總 編 輯	林許文二

出　　版	柿子文化事業有限公司
地　　址	11677台北市羅斯福路五段158號2樓
業務專線	（02）89314903#15
讀者專線	（02）89314903#9
傳　　真	（02）29319207
郵撥帳號	19822651柿子文化事業有限公司
投稿信箱	editor@persimmonbooks.com.tw
服務信箱	service@persimmonbooks.com.tw

業務行政　鄭淑娟・陳顯中

初版一刷	2011年08月
二十刷	2012年04月
二版一刷	2014年11月
三版一刷	2021年12月
四版一刷	2023年07月
定　　價	新台幣599元
Ｉ Ｓ Ｂ Ｎ	978-626-7198-67-4

THE GERSON THERAPY: THE PROVEN NUTRITIONAL PROGRAM FOR CANCER AND
OTHER ILLNESSES by CHARLOTTE GERSON AND MORTON WALKER
Copyright:©2001, 2006 BY DR. MORTON WALKER AND GERSON INSTITUTE
This edition arranged with KENSINGTON PUBLISHING CORP
through Big Apple Agency, Inc., Labuan, Malaysia
TRADITIONAL Chinese edition copyright:
2011,2014,2021,2023 PERSIMMON CULTURAL ENTERPRISE CO., LTD
All rights reserved.

Printed in Taiwan 版權所有，翻印必究（如有缺頁或破損，請寄回更換）
歡迎走進柿子文化網 https://www.persimmonbooks.com.tw

粉絲團：60秒看新世界

國家圖書館出版品預行編目(CIP)資料

救命聖經・葛森療法（暢銷紀念版）/夏綠蒂・葛森
（Charlotte Gerson），莫頓・沃克（Morton Walker）著；姚念
祖，鄧捷文，陳師蘭譯.-- 四版.-- 臺北市：柿子文化事業有限
公司, 2023.07
　面；　公分. --（健康smile；96）
　譯自：The Gerson Therapy
　ISBN 978-626-7198-67-4（平裝）

1.癌症 2.健康飲食 3.食療

417.8　　　　　　　　　　　　　　　　　　112010832

作者免責聲明

The Gerson Therapy（葛森療法）為葛森研究所註冊的服務標誌（商標），該研究所郵政信箱地址為Gerson Institute, Post Office Box 430, Bonita, California 91908-0430（編註：2023年官網資訊為 PO Box 161358, San Diego, CA 92176）。

本書的撰寫與出版僅作為提供資訊之用，無論在任何情況之下，都不應用來取代你自己的專業醫師的建議。因此，你不該將本書中的教育性資料視為與腫瘤科醫師、心血管疾病專科醫師、內分泌科醫師及其他專科醫師進行諮詢的替代品。

本書中大多數的資訊，均來自葛森博士使用並改良至完善的程序。這些程序的描述刊載於他的著作《大成功！葛森醫師癌症療法》——1958年發行的版本。程序的建立和實踐，均源自葛森博士在這本劃時代著作發表前30年間的發現。

由於葛森博士1958年的著作重心放在癌症病情的逆轉，因此我們勢必得要撰寫另一本書，因為葛森博士很早就了解到，用於治療癌症的葛森療法，對於幾乎任何一種被認為「無法醫治」的急性或慢性退化疾病，也都能發揮矯正治療的功效。只要閱讀本書就能夠了解，很多過去公認「無法醫治」的疾病都是可以醫治的。

我們的新書除了第1至6版的《大成功！葛森醫師癌症療法》，還從數種其他的來源取材，因此可以提供大量額外的資料。取材來源包括訪談擁有充分知識，並以實驗室檢驗和臨床檢查監控患者病情進展的醫護人員。書中還請許多曾經健康輕微不良、症狀不顯著，或者病況危及生命的患者現身說法，作為教育讀者之用。所有的患者個案史都是真人真事，在大多數的情況之下，除非使用假名，否則都會註明患者身分。

這些患者會談論其病情，以及能夠永久克服疾病的替代或補充療法。

雖然本書中有關葛森療法的每一個字，都有個案研究記錄作為依據，但是本書的共同作者和出版商，除了提供教育資料之外別無其他意圖。

如果你因為由本書中獲得的資訊，而對自己或親友的醫療狀況產生疑問，應該直接聯絡葛森研究所，取得已獲核可的葛森療法醫師名單。

上述訊息意味著作者、出版者、葛森研究所、本書列出的機構，以及文中提及的任何治療方式、程序、診斷技術、營養補充品、食品、器具或其他物品之產品或服務供應商，均不負任何責任。讀者或其他對此感興趣的人士，從本書中獲得資訊並據此採取的任何行動，其風險均由個人自行承擔。

如需有關葛森療法的最完善資訊，請聯絡非營利機構——葛森研究所。

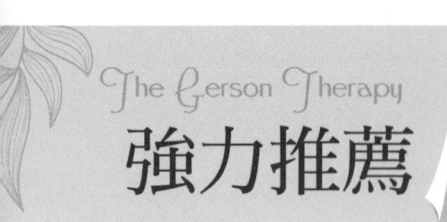

強力推薦

醫學史上的天才

　　葛森博士是我看過,在醫學史上最名聞遐邇的天才之一。他的許多基本想法都已經被人採納,卻被使用在不會提及他的名字的地方。他在逆境之中達成了看似不可能的成就,他留下了遺產讓我們關注,也確保他將會得到應有的地位,他醫治好的人現在都會為他的想法的真實性作證。

　　　　　　　　　　——艾伯特・史懷哲,1952年諾貝爾和平獎得主

這是一項了不起的成就

　　我熟知葛森療法,尤其是其中疾病治療的內容⋯⋯內容指出蔬果飲食對黑色素瘤的抑制⋯⋯我認為這是一項了不起的成就⋯⋯

　　葛森博士常被所謂的「專家」稱作騙子⋯⋯但我認為他們都錯了⋯⋯如果我的家人得到癌症,我不會接受傳統療法或使用藥物治療,我會用豐富的蔬食代替之——營養豐富的蔬菜水果、適當地曬太陽與運動——讓大自然來接手!

　　　　　　——柯林・坎貝爾,《救命飲食》、《救命飲食2・不生病的祕密》作者

更重要的事

　　我知道有位被宣告得到晚期癌症且即使接受化療療程也無法存活的病人

轉向求助葛森療法。令人高興的是，7年後她仍活得很好。因此，與其抹去這樣的經驗，更重要的是，我們應該進一步去探討這些治療的益處。

——查爾斯王子，英國王儲

降低癌症死亡率至少50%

如果葛森療法在美國能夠被採用，國人的癌症死亡率會因此降低至少50%，甚至更低……葛森療法完全是天然的，沒有使用任何藥物，全部都立基於基本的常識、營養概念、解毒和代謝療程——這一切都很合理，而且不必砸大錢！

——安德魯·索爾，《自己治療自己》作者

我因葛森療法而康復

我在1992年罹患了結腸癌和轉移的肝癌，然後使用葛森療法而康復。我已經寫了一本書，向日本的醫療消費者介紹葛森療法。我的書在1998年8月出版，同時也是日本第一本由醫師撰寫的葛森療法書籍。這本書在日本引起很大的迴響，因為另外12名癌症患者也使用葛森療法而痊癒。我的書不只描述我的康復，還包含這12名完全擺脫癌症的日本患者的故事。

——星野仁彥，福島學院大學福祉心理學部教授、《癌末醫師健康活過20年》作者

不少癌症末期病患因此而得救

咖啡灌腸法原來是德裔美籍醫師葛森所創的「葛森療法」的治療方法之一……他的「葛森療法」以獨創的飲食療法與咖啡療法為兩大主軸，有不

少癌症末期病患因為他的治療法而得救……我自己實施咖啡灌腸已經有30年了……而且，我觀察過數千名接受咖啡灌腸者的腸子，不但腸相非常美麗，腸子的功能也相當正常。

──新谷弘實，全美首席胃腸科醫師，整理自《不生病的生活・實踐篇》

我非常尊敬葛森博士

我找尋治療癌症末期的方法，然後發現葛森療法這個方法，研究結果成功，真是太棒了……我非常尊敬葛森博士。

──濟陽高穗，日本消化系外科名醫

疾病療癒的祕密就在其中

文明發展迅速，醫學科技一日千里，人們卻依然苦於病痛……現代醫學無可置疑的，在外傷、急症的診治上有其無可替代的地位，但對於體質的調整、疾病的預防，乃至疑難雜症的根治，仍有力有未逮之處。因為面對棘手的慢性疾病，除了常規療法與輔助療法的組合運用，還需要冷靜下來分析，思考自己為什麼會生病，細尋適合自己條件的保健方法，透過改變自身的生活習慣，才能增強體質。

從幾十年前生機飲食開始風行全球，「食療」即被確認，它的起源可追溯到神農嚐百草的時代，提出「食物即是藥物」；影響世人既深且遠的，則是2,000多年前古希臘醫者，被譽為西方「醫學之父」的希波克拉底。

近代生機飲食各門各派，無不以希波克拉底的學說為依歸；將希波克拉底學說發揚光大者，個人認為是德國葛森博士研創的「葛森療法」，此療法多年前即因生機飲食業者引進「咖啡灌腸」而為人所知，但正式在台灣推廣，應屬《救命聖經・葛森療法》這本書的出版，相信此書會引發極佳的迴

響，因為疾病療癒的祕密就在其中。在下筆撰寫這篇推薦序之前，個人曾經靜心細讀「柿子文化」所提供的重要篇章，深受震撼之餘，也至為欣喜與感動，茲將感受最深的部分與大家分享：

1. 無鈉高鉀飲食：葛森療法的「無鈉高鉀排毒飲食」，可以減輕疼痛，使病人免服止痛藥處方。
2. 營養素食藥方：葛森療法是以「超級營養」作為藥方，使用新鮮蔬果、沙拉、蔬果汁、煮熟的蔬菜、燕麥、特殊湯品等素食，有效地提供營養，讓病人的身體輕易吸收。
3. 密集營養治療：葛森療法是一種密集的營養治療，為了復原和重新活化一切身體系統而設計，能夠強化免疫系統、酵素系統、荷爾蒙系統，以及矯正所有重要的器官功能，讓身體進入恆定狀態。
4. 治療功能障礙：葛森療法不是在治療疾病，而是協助身體治療本身所有的功能障礙。因此在治療癌症時，最終會看到其他病痛也都一起消失。
5. 有良好副作用：葛森療法有「良好副作用」，包括解決高血壓的問題、使關節炎消失、青光眼患者視力好轉、椎間盤凸出獲得矯正、氣喘患者肺功能隨之改善……。
6. 配合咖啡灌腸：「咖啡灌腸」是葛森療法非常重要的一部分，使用有機咖啡液進行灌腸，將循環中的毒素和部分代謝物予以移除，並刺激肝臟清除血流裡的自由基。

　　至於如何調理食物、如何自我灌腸，書中都有詳細說明。

　　個人投入生機產業十餘年，和工作夥伴一直以此自勉：「我們相信，每一個人都可以吃出美麗，生活幸福！」大家也都因此獲得身心健康。在不久的將來，還希望尋覓一處幽靜的山莊，開闢一個「葛森飲食調整研習營」，讓有需要的朋友來到這裡，可以親近自然，放鬆身心……

　　更重要的，是從葛森療法中擊退病痛，尋回健康。這個人生夢想，一定會實現！

後記：在撰寫這篇推薦序的同時，我依照葛森博士的方法，連續實施了1週的咖啡灌腸。令我大感驚喜的是：困擾我2、30年的異位性皮膚炎竟然不藥而癒，其他「好的副作用」還包括：過敏性鼻炎好了、喉嚨裡不時出現的痰也不見了；不小心扭到腰，1天就好轉；甚至，連多年來瘦不下去的腰圍，也整整減了1吋，體重輕了2公斤，整個人感覺無比輕鬆！我決定將咖啡灌腸作為日常保健的一部分，相信收穫必然更多。

──于建華，有機園生物科技公司總經理

現代人健康的救星

很高興也很榮幸能推薦這本自然醫學之父馬克斯‧葛森的療法著作給大家，因為自己推廣健康飲食三好運動，十多年來不管是授課、演講、著作等常常與大家分享葛森療法的養生觀念，而自己本身也是此療法的實行者及推廣者，數年前更親自遠赴德國學習葛森療法的蔬果汁排毒及咖啡灌腸，回來與更多人分享。這幾年來都得到很多人正面的回應，讓我非常欣慰。

書中提到葛森療法的六大健康原理讓我們可以阻毒、解毒、排毒，重新啟動身體自癒能力，達到有病治病、無病強身的境界。

其中的無鹽飲食、新鮮有機的蔬果汁、吃好油（亞麻仁油）、咖啡灌腸更是現代人健康的救星，非常高興這本著作的中文版終於要發行了，透過此書讓更多人可以了解自然療法的精髓及正確的飲食觀念，方能落實預防勝於治療，防患疾病於未然。

──王明勇，社區大學講師、生機飲食專家

自然療法經典大作

收到出版社寄來的中文稿時，我非常的興奮，馬上通知我的養生團隊伙

伴們，等待已久的葛森療法中文版，終於出現了，並也立刻打電話給編輯說聲：終於等到這本書的中譯本了，請他們一定要慎重的推廣這本自然療法經典大作，相信當時她心裡在想，這個人怎麼拿到這本書這麼激動呢？

接觸葛森療法是在2006年10月26日德國布魯士養生營的時候，當天初體驗到這位大師的極致排毒法——咖啡灌腸，有做拍照留念，我喜歡炫耀當天拍照的這張限制級的照片，5年來國內外到處宣揚這個事半功倍、立竿見影的養生法，當然本人也以身作則，效法日本的腸胃道專家新谷弘實醫師，每天力行這種淨化法，過著永不退休、不吃藥的生活。

我詳閱有關葛森療法的很多書，認為這本最實用，這幾年一直以這本書的內容作為本人養生的規範及教學上課的教材，一直期待有中文版出現，現在終於讓我等到了，本人將懷著感恩的心，之後更積極的推廣葛森的理念。

葛森療法的對象是以癌症為主軸，飲食的內容很挑剔嚴格，又因當時的時空背景及東西方飲食習慣的不同，讀者或許會對某一些內容感到不解，建議可以參考星野仁彥、濟陽高穗、新谷弘實等日本名醫的書作適當的修正，這些名醫的養生及醫療概念皆或多或少，有受到葛森的影響。

本人以葛森療法為主軸，並參考上述日本專家的經驗，獲得以下心得：

1. 葛森強調代謝障礙，如細胞內外的鉀鈉不平衡，影響能量分子ATP的合成，是癌症的主要原因。
2. 無鹽飲食是為了改善上述代謝障礙，讀者不必擔心鈉的來源，鈉將來自於天然的蔬果汁。
3. 大量的蔬果汁是葛森療法的特色，讀者可視需要減量。
4. 碘素是為了提高代謝率，本人建議多吃點海藻類食物。
5. 咖啡灌腸是葛森療法的重頭戲，目的是為了增強肝膽解毒、排毒的功能，如果像本人是為了養生，一天一次就很滿足了。
6. 病人的消化與吸收能力很重要，所以書中有提到胰臟酵素，本人建議使用消化酵素或蛋白質分解酵素。
7. 燕麥片及加州蜜棗是葛森愛用的食材，兩者都有滋潤腸胃的效果。

本書相當專業，內容很精彩，讀者如有疑問或不解的地方，最好可以請教具有自然療法背景的專業人士。

——王康裕，無毒的家及吉胃福適創辦人

醫學的一道曙光

有一個假日，我回到高雄的家，在吃飯時間，我仍然按照20多年來的習慣，天天、**餐餐親自下廚**。

因為寶貝孩子、孫子都回來了，所以想加點孩子們喜歡的鹽巴口感，竟然找不到鹽巴，還好在冰箱找到有機醬油、有機桑椹醋、有機紫蘇、有機香椿、有機蒜頭、有機檸檬、有機辣椒、冷壓摧芽芝麻油、冷壓苦茶油可以做替代。

我已經用好水洗好了大盤生菜沙拉；接著再打開爐火，下大鍋好水煮開，燙幾樣青菜；然後燙薑黃麵線，撈起後隨即加點有機香米糠、苦茶油、芝麻油；順便又把切絲好的紅蘿蔔、豆皮丟進大鍋，讓湯裡加點海帶芽，再用有機玉米粉勾芡——生機健康簡餐在短時間內就告一段落。

另外配好第一份佐料：醬油、醋、冷壓芝麻油和苦茶油、紫蘇、檸檬；第二份佐料：醬油、醋、油兩種、香椿、蒜頭、辣椒、檸檬。再把平常準備好的有機越冬帶根小麥草粉、香米糠、甜菜根粉、催芽芝麻粉一一端出來，讓家人按著自己的喜好DIY，五顏六色調理自己的餐點。最高興的是看到媳婦帶回來給孫子吃的雜糧飯，不加任何佐料，很快就餵飽孫子。

當家人吃得津津有味時，我的寶貝先生適時機會教育，告訴大家，他一個人在家，從來不外食、料理三餐不用鹽巴、不開爐火。只有電鍋蒸好熟食部分，其他有機青菜、有機蒜頭、有機根莖類、有機百合……，都以生食為主，頂多加點佐料。

即使在人多的埔里教育中心信望愛圓緣園辦活動，長期以來的餐點我們也很少用到鹽巴，只為不習慣的志工、學員提供佐料與味噌。特別病重的

病人，我們希望他們遠離鹽、糖——在植物奶類中也不加糖，以南瓜、甜玉米、地瓜、香菜類加以搭配調理，讓他們比較快恢復健康。

葛森博士認為身體只需少量的鈉即可正常運作，鈉的量在細胞外太多，一定影響細胞內的鉀、失去平衡；細胞內外受到干擾，會因為細胞受損而產生健康的問題，所以葛森博士的研究中，已證實在一般的植物營養中，一切種類的植物物質都含有相當充足的鈉，足夠滿足我們身體的需求。由此可證實我們在中心準備的大鍋蔬菜高湯，因經過熬煮，植物物質都釋放出來了，才那麼鮮甜有口感，每個人喝了都稱讚好喝。我們還經常拿來當煮飯湯底、水炒菜、點心、糕點，為我們這群吃原味的癌症生存者加了不少菜根香。

最後由衷感謝天主賜給葛森博士超人頭腦，同時賦予天知先覺智慧。在100多年前，博士就進入我們現在最需要的領域，用科學證實做那麼深入的研究；最難能可貴的，是親自帶著家人體驗這種生活，讓家人、醫學界、學術界傳承下來，並給予晚輩一道曙光可加以追尋；更為我們愛健康、失去健康的人帶來希望。祈求天主開啟需要的人眼睛，找到這本書，同時賜給他智慧，愛上這樣的飲食，吃出健康、吃出愛。先愛自己，才有能力愛家人，或愛別人，阿門！

——李秋涼，埔里信望愛圓緣園創辦人、前財團法人愛德園文教基金會董事長

我所認識的葛森療法

1996到1997年，我因調查另類癌症療法而大開醫療眼界，領悟到除正統療法外，還有許多鮮為人知的地下療法存在周遭特定小圈落裡。

1997年我去參加美國南加州一個民間癌症組織每年於勞工節週末舉辦的另類癌症說明會，這些圈落的醫師受邀出席說明自己的療法，在那裡我遇見了德國另類癌症整體療法的一代宗師喬瑟夫·以色斯醫師，以及非常清楚葛森療法學理與實務的夐·希爾布藍登先生，會議結束後，我隨同他們回墨西哥的提華那市CHIPSA醫院，該醫院整合了以色斯與葛森兩醫師的療法在一

起。由於美國正統醫學對另類癌症療法與醫師極盡迫害，所以這些體系外的異類只好在墨西哥邊界行醫。

以色斯與希爾布藍登先生讓我待在醫院與病人為伍，並且依他們的作息表生活，所以我跟病人一起吃喝，不過當時很可惜並未學會咖啡灌腸，只有耳聞，每天早餐過後1小時，病人就消失回房灌腸，留下我一人靜靜在餐廳思索。所幸其中一天我得到難得的機會，與以色斯醫師和其他醫師群會診所有住院的癌症與罹患疑難雜症的病人，目擊大師診斷病人下治療處方。

以色斯醫師告訴我，他與葛森醫師在50年代碰過面交談後有計畫地整合療法，可惜葛森醫師沒幾年就過世，該聯手計畫就遲遲未付諸實行，直到90年代以色斯醫師退休搬到聖地牙哥郊區，才得以跟希爾布藍登先生合作進行。希爾布藍登先生雖非醫療體系出身，但因故受益於葛森療法而致力於分析病人檔案，一共發表了兩篇科學文獻證明葛森療法的療效，他傳授我葛森療法的學理基礎。

葛森醫師是一個好的臨床醫師，注重的是療效，他一直非常成功的實驗增強療效的個別方法。此種實驗方法，從治療好自己的偏頭痛，到嚴重的紅斑性狼瘡，最後進入癌症領域，一直是他依據的試驗方式。他最初失去了好幾個癌症病人，之後獲知希波克拉底的排毒湯藥，才理解排毒的重要性，因而踏入排毒領域。他啟用歐洲當時即有的咖啡灌腸排毒，同時也添加口服與從肛門注入蓖麻籽油的排毒法。雖然咖啡灌腸的目的是排毒，不過它也能促進維生素A的吸收，維生素A的吸收需要膽汁的分泌，也讓病人因此能吸收入蔬果汁與肝的大量維生素A。但是批評葛森者不明就裡，往往喜歡戲稱咖啡灌腸的雕蟲小技，不了解維生素A如此吸收能支持免疫功能，或許幫助Helper T型細胞生產更多的細胞間質2，或加強殺手細胞的前驅細胞之活化，讓細胞更具殺傷力，或者去除Suppressor T型細胞的抑制作用。蓖麻籽油也有排毒的作用，也有殺菌除蟲的功效。

葛森又發現咖啡灌腸有止痛作用，可以大大減少癌症病人使用嗎啡劑與止痛藥的機會，這些藥物對肝都是沉重負擔，特別是病人的肝僅存少量的運作功能，需要提撥給免疫系統與排除腫瘤殘遺毒素來使用。

透過試驗，葛森慢慢加入幾樣新藥物到療法上，其中之一是菸鹼酸（維生素B3），他認為有助恢復細胞內正常電位差，增加肝臟醣酐和鉀的貯量，並幫助蛋白質代謝。

其實，菸鹼酸也有幫助疏通血管的作用，特別是腦部血管。另一項藥物是碘，他原本只用於低代謝者，但是他發現有最佳的自癒力需要較高的血碘量，而且碘有消弭荷爾蒙的助癌生長力，所以他讓每個病人皆服碘。碘最初是以甲狀腺萃取物提供，後來改取非有機的Lugol溶液（碘加鉀化碘）。有其他學者發現甲狀腺可以增強細胞的力量與增加抗體產生，從而提高自然抵抗感染的能力，所以這也支持葛森在治癌上採用碘的策略。

這些臨床的實際嘗試明顯地顯示，葛森醫師在臨床上非常努力依據學理與實證去提升高鉀低鈉飲食療法的功效，而且被其他與他毫無關係的科學家所證實。

首先，提供葛森療法細胞生理學有力的解釋是一名中國籍的科學家凌寧（Gilbert Ling）博士，國立中央大學生物系畢業（1943），是一位生物物理學家。他是楊政寧的同學，同年得到庚子賠款的獎學金去了美國，對細胞的鈉鉀平衡有獨特的見解，和當前的細胞膜上的鈉—鉀泵理論完全不同。有人認為他將和愛迪生、愛因斯坦、波爾等人並列為科學史上的歷史性重要人物，他將被未來的科學家當作「細胞生物學之父」。

他的理論其實是說，鈉鉀平衡的細胞運作就像現今電腦的晶片的特質一樣，具有特殊分子結構以利訊息傳導，晶片要無塵不受汙染才會運作無礙，同樣地，細胞愈乾淨運作愈是消耗能量少，而且是以電磁波共振的方式啟動細胞運作，不是傳統生化的鑰匙理論採分子撞擊方式啟動細胞作用。今天汽車的開啟以遙控器，比傳統的鑰匙要來得有效率多了！想想看，假如每個細胞的所有生化反應都是採隨機撞擊才發生的，能源效率一定很低，累都累死了，哪有時間做任何事情。

我們的細胞像浸泡在血清中，而血清的鈉離子濃度高、鉀離子濃度低，況且血清不斷地經過細胞，然而一般的細胞卻只有血清的鈉離子濃度的7%，鉀離子濃度卻是血清的32倍之高，完全相反。為了解釋這個特殊現象，生物

學家創立了「鈉泵浦」（Sodium Pump）理論，該論說每個細胞有個泵浦的機制能夠排出過多的鈉離子順便吸入鉀離子，該論又說泵浦的能量供應是由ATP提供的，而ATP則是由糖解作用提供的。

跟葛森的處境一樣，凌博士的真實實驗數據挑戰傳統生化理論而不被見容。所以，他的理論至今仍然存在爭議。對細胞的鈉鉀平衡有興趣的人可以去看看http://www.gilbertling.org/網頁的連結（英文論文）。

其次，1970代時，弗里曼·寇普（Freeman Cope）醫師採納凌博士的理論，認為細胞受損與狀況惡化後，會產生像癌症、冠狀動脈心臟病、關節炎等退化性疾病。此時，受損的細胞再也無法保住鉀離子，終而被四周包圍的鈉離子淹沒掉。這個　滅過程，假如在初期就干預，是可逆轉的。因此，寇普醫師就到處尋找有療效的高鉀低鈉的飲食法，他找到了葛森療法，自己也運用到臨床上獲得證實。寇普醫師於1978年，在Physiol Chem Phys發表他的論述（第10冊：第449～464與465～468頁）。

葛森療法本來就有特定療效，在科學學理上，透過凌博士與寇普醫師繞了一圈才證實葛森療法的療效是有所據，不過這種證實也因此更增強了我們對此療法的肯定與信心，卻改變不了很多醫師的偏見。所以我自己平常就採納部分的療法當保健用，預防細胞受損與生病。

——陳立川，毒理學博士、《癌症會消失》作者

走出醫療誤區

我是誠摯地推崇葛森醫師的醫界人士，不僅因為史懷哲的一番話，說葛森醫生是二十世紀最偉大的醫學奇才，而是本人是直接受益者。葛森醫師的著作讓我在18年前找到調整體質、化解腫瘤的方法，救了自己一命；也讓我在這些年能倡導防癌長鏈、勇往直前，並逐步地探索出良醫的真諦。1958年葛森醫師的大作《大成功！葛森醫師癌症療法》英文版就已出版；日本今村光一醫師翻譯其著作，嘉惠許多日本醫師；華人圈終於在民國100年有了葛森醫

師較完整的訊息，何其有幸？！祝願同胞們從此不再聞癌色變，徬徨迷惑。而醫界的同仁們能受益於本書，走出醫療誤區，惠及自己及家人也。

——梅襄陽，全球華人防癌長鏈倡導人

成為自己身體的主人

由於葛森博士的親身體驗，讓自己困惱多年的偏頭痛，只因停止食用鹽就可輕易消失，甚至其他醫學上無法醫治的病，也因不食用鹽而都得到了痊癒。在現今社會已經有太多的病痛，實際上是吃出來的，人工化學食品添加劑，動輒多達7、8,000種之多。在每一個食品華麗甜美的糖衣下，到底藏有多少的健康問題，身為這個時代的生活者，真的不可不知道。坊間很多排毒淨化說法，大都缺乏理論性、系統性，更缺乏醫學實證性，在葛森博士的親身實踐下，從細胞排毒到組織淨化，到改善病體確實可行，而且自己可以成為自己身體的主人，相當值得一看。

——詹益清，綠色小鎮有機事業創辦人＆海力捷兩岸綠色平台倡導人

讓人生黑白變成彩色！

初看這本書的目錄，內心就莫名地興奮起來！因一路來我都在鑽研自然療法，內行人尤其識貨！讀到內文就更加高興、激動！天助我也，今日賜我這本經典，讓我得以深挖食療的奧祕，日後更能精準地去幫助身邊極需救援的病人！

自從1981年開始，我就用包吃包住的方式，採用食療臨床照顧病人，這些病人80%以上屬於癌症，迄今臨床食療工作已近30年。

我的食療方法偏向美國的安・威格摩爾（Ann Wigmore）博士的「生食療法」，並融合「生機飲食」，經常採用小麥草汁、天然蔬果汁……，也是

天天要求病人做「咖啡灌腸」,但1天只灌1～2次。我認為「葛森療法」當中有3點是我必須向它學習的,相信它的療效一定更強!

1. 無鈉高鉀的排毒飲食:「無鹽飲食」。
2. 富含酵素的無脂肪飲食:「1天喝13杯新鮮現榨的『有機蔬果汁』」。
3. 幫助肝臟排毒:不分日夜每隔4小時,進行1次「咖啡灌腸」。

　　還有一些非常具體的飲食禁忌,諸如:

1. 食用油要以「亞麻仁油」為主,其他油不宜。
2. 勿吃鳳梨、莓果、堅果、酪梨和黃瓜。
3. 主食以燕麥為主,避免小麥。
4. 1年半內,勿吃蛋、魚、肉、牛油、起司和乳品。
5. 勿吃胡椒和薑,可吃洋蔥、大蒜、荷蘭芹。

　　以上所述乍看之下,似乎不容易理解,但我十分相信,這就是寶貴的食療經驗!這些都是針對重病者,在療程期間必須嚴格遵守的要訣。
　　這本書更進一步地將為何不能吃的理由,也一一詳細敘述。
　　語云:「要用非常的方法,才能創造出非常的結果!要用全新正確的飲食,才能創造出全新健康的體質!」
　　我深信,所有受病痛折磨的朋友,只要決心嚴格跟隨「葛森療法」一段時間,病痛就一定可以短期見效,從今以後與病絕緣,永不復發!
　　感謝柿子文化將這本書帶進台灣,造福許許多多的病人,真是功德無量!衷心盼望有緣人獲得這本寶書,在認真執行受惠復健之餘,必須能夠秉持人溺己溺的博愛精神,快快傳播這個福音,給正受病痛折磨的親朋好友,幫助大家都能夠早日脫離病痛的苦海,讓人生黑白變成彩色!

　　　　　　　　　　　　　　　　　　——歐陽英,歐陽英樂活生機網網主

讀者好評

　　我的妻子因為她的第4A期惡性黑色素瘤，於2005年10月開始施行葛森療法，直至今日──2006年12月15日，她非常健康，每個月為了追蹤癌症的血液例行檢查，也得到非常好的結果。她至少實施完整的葛森療法10個月。「常規」治療的患者，5年間200人中只有1人能存活下來，而葛森療法則讓她有80%的機會，能成為從200人中逃脫的那個人。

　　葛森療法已有75年歷史，並獲全面的成功，雖然成功率並非百分之百。選擇正確的療法能讓你重獲新生，不要讓其他錯誤的療法掌控你的生命！

——Bobby R. Childree

　　我沒有嚴重的疾病，但我也感受到了葛森療法的奇蹟。我結婚後胖了18公斤；背部開始疼痛，工作超時，且愈來愈忙碌，我因生活緊張而生病，肌肉也變得緊繃。當我第一次接觸到葛森療法時，我沒有足夠的錢買高級的榨汁機，我只是吃得健康點，並吃大量的蔬菜，我停止喝汽水、冰淇淋。毫不誇張，我的體力比以前更好了，但我的體重下降得很緩慢，我想是因為我沒有運動的關係。最後，我決定買下榨汁機和這本書，以幫助我的身體。我希望這本書對大家都有益處！

——B. Sowul

　　得到退化性疾病對我來說猶如晴天霹靂，我做了檢查和傳統放射治療。後來我進行葛森療法，開始覺得身體反應強烈，便一頭鑽了進去。葛森，這本書作者的父親，我認為他的確是此療法的領導者，因此這本書能夠藉由傳承，不斷革新。以我個人的經驗，若你需要買本書籍，讓退化性疾病能夠好一點，這就是首選；同樣的，癌症對這種療法的反應也非常強烈。

葛森療法立基於營養學與解毒，這本書提供許多資訊有關為什麼，以及何時該怎麼做。他們不賣維他命、昂貴的出版物，只有簡單的真理。

——D. Etheredge

　　當我發現我不幸得了癌症，葛森療法便成為我唯一想使用的治療方式。40年前，我的壽命大概只剩3個月——如果幸運的話；動脈硬化在當時被認為是不可逆的不治之症，但40年後，我依然在這裡，有人說，有可能是因為我選擇了葛森療法而挽救了自己的生命。

　　我買了好幾本書，因為我們生活在如此讓我們疾病纏身的社會，而葛森療法可以在不同的時機點幫助你！

——Gene Birkeland

　　我在2009年5月決定依照葛森療法改變我的飲食習慣。吃得更健康後，我也順利減掉了多餘的體重。美國醫療協會總是想用一顆藥丸來搪塞你，千萬不要讓只想循簡單方式治療你的醫生控制你的生活方式，讓有害的藥物毒害你！

——G. R. Williams

　　我的喉嚨裡有一個腫塊，使我吃東西時總是感到吞嚥困難。買了書，我開始飲用果汁，現在，大部分的時間我可以順利吞嚥，並期待有朝一日我的病症可以完全消失。

　　另外，使用葛森的方法，血壓也下降了（從154/114下降到127/68）。喝果汁讓我感覺神采奕奕，身體也更強壯，比任何藥物所帶來的效果更好！你會發現生活比以往更充滿希望。

——Jake

　　葛森療法救了我一命！它治好了我的紅斑性狼瘡！

　　我還未進行療法前，病情嚴重——噁心、頭髮大量掉落、皮膚潰瘍、關

節嚴重疼痛、腎臟衰竭。我持續施行葛森療法2年半的時間才完全痊癒，至今超過15年，從未復發。

——NuevoMexico "B."

這本書詳細化了葛森療法，是一本新的使用葛森療法的書籍，但這其中卻包含著最基本的葛森理論。

我的合夥人就是施行葛森療法1週，癌症指數就從180下降到80。

——P. R. Wolton

這本書內容非常豐富。我女兒持續偏頭痛了6個月，最後她決定嘗試葛森療法，看它是否能幫助她改善頭痛問題。書中榨汁養生和飲食的建議，減少了頭痛的強度和頻率。短短1個月內，她看到了結果。

該書建議的榨汁機成本過高，所以我們採用別的，但結果同樣令人驚嘆。此外，書中建議只使用有機蔬菜，這同樣成本太高，所以我們使用自家清洗乾淨的蔬菜。我高度推薦這本書，因為它的重點是協助身體自然自癒。

——Sage

在接受化療治療我的乳腺癌後，我閱讀這本書幾個月。我開始拼湊並發現我接受化療的3年間對我的身體所造成的損害，是我先前完全沒有意識到的。在過去數個月中，它已成為不可或缺的信息來源，除了從中了解我應該怎麼做，也幫我釐清我需要什麼協助，不僅讓我的身體回復療癒後帶來的損害，我也能糾正錯誤的習慣，以防止癌症再度復發。

葛森療法是非常嚴格、明確且強烈的——尤其如果你是第4期的癌症病患。雖然我沒有這樣的困擾，但是我時常重翻這本書籍，複習葛森的基礎理論，選擇正確的生活習慣及飲食。

現在我覺得好多了。當我立即使用葛森的方式，長期困擾我的問題消失了，我現在睡得比較好，並有體力可以開始做運動、園藝、木工等活動了！

——Sally S. Walker

強烈推薦這本關於慢性疾病與癌症的自然療法的書籍。

我覺得我之所以有資格提出這樣的論點，是因為我在3年前被診斷出罹患癌症。在大量蒐集資料以後，我決定採用葛森療法。在18個月後，癌症獲得緩解，伴隨癌症的其他問題也獲得解決，我不用回頭去做藥物治療了。

是的，葛森治療可能難以遵循，特別因為它是高度限制的食品，每天需要時間做出新鮮蔬菜汁好幾次，還需要額外做排毒。而且由於鹽和脂肪的限制，食物的口味也變得很有限，然而，為了沒有副作用及永久治癒疾病，這是非常值得的改變……自然療法並不容易，這需要注意細節與持續研究，以避免有任何閃失而壞了整個計畫，而這本書籍則能提供新的葛森療法訊息，幫助決定及給予正確的施行方針。

——William Brazier

作者簡介

夏綠蒂・葛森（Charlotte Gerson）是馬克斯・葛森（Max Gerson）博士暱稱為「小綠蒂」的么女，她幾乎從不間斷地擔任父親工作中的助手。葛森博士在其著作《大成功！葛森醫師癌症療法》的第1版中，特別感謝她「以極大的興趣與帶有同理心的鼓舞，在她能力所及的任何地方」提供協助。

夏綠蒂・葛森出生於德國，並在此完成早年的學校教育。之後為了躲避納粹的大屠殺，葛森家從德國逃往奧地利，夏綠蒂則就讀位於維也納市郊的學校。後來葛森博士認為法國較為安全，於是舉家遷移至法國，夏綠蒂也跟著學習法語，在法國的教育體系下繼續高中教育。葛森博士僅在法國利用另一位醫師的執照短期行醫。

接下來，葛森一家移民到英國，以躲避法國維琪政府的統治。夏綠蒂在倫敦接受短期的學校教育，並在此地學習英文。直到遷移至紐約市之後，葛森家終於感覺到這是個安全而可以定居的地方，夏綠蒂也在這裡拿到了高中文憑。葛森博士最終在曼哈頓的公園大道，以及位於紐約北部薩芬和尼雅克之間的小鎮納紐埃特設立診所，開始執業。

夏綠蒂進入了史密斯學院。她通曉西班牙文，日後因此獲益匪淺，因為葛森療法有將近25年的時間，主要是在距離加州聖地牙哥邊境不遠處的墨西哥提華那市施行。

夏綠蒂拜訪在葛森療法醫院中，遵循醫學的監督而接受葛森療法的患者。她諮詢這些患者的醫師，研究他們病情好轉的進度，替病人和陪伴他們的人解答許多問題，講解葛森療法繁複的細節，並且鼓勵所有的人。

這些善良和人道主義的作為是出自夏綠蒂的天性，因為她一直對父親的工作深感興趣。從年輕時起，她最大的樂趣之一就是閱讀醫學文件。她空閒的時間大多花在協助父親，翻譯和撰寫父親的論文。她聆聽並評論父親對醫

護人員和醫療消費者的演講。夏綠蒂經常為父親安排醫院迴診，並在他位於紐約納紐埃特區的橡樹莊園癌症診所擔任醫療助理的工作。

事實上，為了成為更有價值的助手，夏綠蒂就讀並完成了醫療助理的正式課程，讓她有資格在葛森診所協助病患的護理工作。當葛森醫師因演講、諮詢或渡假而缺席時，則由她一肩挑起提供診所患者電話指示的工作。

婚後，她的名字變成了夏綠蒂‧葛森‧史特勞斯（Charlotte Gerson Straus），並且花了數年的時間在丈夫的進出口企業工作，讓她熟悉許多商業技巧。但是這段婚姻最終以離婚告結。

1959年葛森博士過世時，夏綠蒂接手父親的工作，出版了他的最後一本書，也是一本經典著作——《大成功！葛森醫師癌症療法》。後來出於社會大眾的要求，也為了銷售該書的3,000本印刷量，她開始演講葛森療法。這些演講一開始只在附近舉辦，後來遍及全國，讓葛森博士的著作及療法得到初步的推廣。

夏綠蒂也因此獲邀至數百個與健康相關的機構演講葛森療法，包括：

- 癌症控制學會——演講在加州兩個地點舉行，帕薩迪納和洛杉磯，25年來年年獲邀
- 全國健康聯盟——巡迴全美國18個地點
- 另類與輔助療法大會，地點在維吉尼亞州阿靈頓市，由紐約市拉奇蒙特的臨床期刊出版社Mary Ann Liebert, Inc.舉辦
- 國際抗癌勝利者與友人協會——10個城市
- 加拿大消費者健康組織——加拿大安大略省的多倫多市
- 澳洲健康團體——雪梨、墨爾本、布里斯本和黃金海岸
- Fit fuers Leben（健康生活）——Waldthausen出版社，慕尼黑和波昂
- 市立醫院——奧地利格拉茨
- 葛森支持團體——英國倫敦
- 威勒爾健康診所——英國曼徹斯特
- 葛森醫師訓練團體——加州聖地牙哥與亞利桑那州喜多那

除此之外，夏綠蒂還多次在葛森研究所規劃的會議中舉辦研討會。這些研討會在美國和加拿大的各大城市舉辦，包括夏威夷檀香山市，以及加拿大蒙特婁、多倫多、渥太華、卡爾加里、愛德蒙頓、維多利亞和溫哥華。

葛森療法的訊息也透過眾多電視節目傳達給民眾，包括歐普拉‧溫弗瑞（Oprah Winfrey）在加入全國電視網之前，曾經在巴爾的摩和芝加哥的節目中介紹過2次。夏綠蒂出席過基督教廣播公司、三一傳播網、美國公共電視公司、有線電視台以及全國廣播的節目，例如她經常在WBAI廣播電台接受蓋瑞‧耐爾（Gary Null）的訪問，聯合廣播專欄節目主持人詹姆斯‧溫納（James Winer）醫師的訪問，以及雜誌專訪。

1977年，她和同伴一起在墨西哥的提華那市，監督第一座葛森療法醫院的成立。從當時到現在，她專心致力的目標，都是為任何想要撐過致命疾病的人使用和教導葛森療法。

為了完成這項工作，她協助訓練醫師、護士、廚房工作人員和患者，以及其他人士，讓他們學會營養治療的要素。美國有大約100名整體醫療師接受過夏綠蒂和葛森研究所的訓練，能夠執行葛森療法，作為專業醫療者逆轉病情的醫療工具，而全世界接受過訓練者更是遠超過此數。

這位看起來永遠活力飽滿的女性，教授、指導並訓練過墨西哥醫院的護理工作人員、廚房工作人員、為可能的患者解答疑難的接待員，甚至醫院的客車駕駛。

過去5年內，雙月刊《葛森醫療通訊》中的新聞報導大多出自她的手筆。她還另外創作了許多文章，發表在健康雜誌上。

精力充沛和行動力並非夏綠蒂唯一令人驚嘆的特點，高齡79歲的她看起來比實際年齡年輕。她忠實遵守葛森療法的預防飲食，從不需眼鏡或隱形眼鏡，牙齒俱在，也完全沒有任何肝斑（老人斑），沒有罹患關節炎或骨質疏鬆症，臉龐光滑，毫無瑕疵。由於她拒絕染髮和使用任何種類的化妝品，因此一頭白髮，皮膚看起來白皙剔透，保持著強健的身體和一副好身材，心智依舊敏銳。夏綠蒂優雅地邁向高齡，她也是父親醫療哲學的真實反映。

莫頓‧沃克（Morton Walker）博士原本是足科醫師，曾經執業達17年之久，近30年則是全職的自由職業醫學記者。他一共有73本由大型出版社發行的著作，而在他的著作中，有12本是銷售量在15萬到200萬本之間的暢銷書。

沃克醫師曾在大約50份期刊上發表過2,250篇臨床期刊或雜誌文章，包括在《健康產品業界》、《醫師與病患的湯森通信》、《健康自然》、《營養科學新聞》、《探索專業期刊》，1份英國雜誌和2份澳洲雜誌。他的作品曾在39個國家被印製成11種語言，這個數字還在持續增加中。

種種傲人成績為他帶來了23座醫療報導獎項及獎章。美國癌症控制學會在1992年頒發人道主義獎給沃克醫師，稱他是「專精於整體醫療的世界領導性醫療記者」。他也因為「在分子營養矯正教育上的傑出成就」，而獲得美國預防醫學研究所1981年的分子營養矯正獎。

沃克醫師還獲得擁有1,250名醫師會員的美國醫學進步學會，評選為1979年的人道主義獎得主，因為他「告知美國民眾另類的醫療方式」。他更兩度獲得美國商業出版公司頒發耶西‧尼爾編輯成就獎的殊榮，因為他在1975年及1976年皆創作出所有受審核的美國雜誌中最佳的雜誌系列文章。

身為專精研究和撰寫整體醫療及另類療法領域的醫藥記者，沃克醫師曾經接受過不少電視脫口秀節目主持人的特別介紹，或是受邀擔任來賓，例如歐普拉、傑‧雷諾（Jay Leno）、莎莉‧傑西‧瑞芙（Sally Jessy Raphael）、莫夫‧葛瑞芬（Merv Griffin）、麥克‧道格拉斯（Mike Douglas）、雷吉斯‧菲爾賓（Regis Philbin）以及凱西‧李‧吉福德（Kathie Lee Gifford），還有其他幾十位主持人，在媒體上亮相至少2,000次。例如NBC的晨間節目「今日秀」就以專題介紹他，討論他由Avery出版集團出版的著作《色彩的力量》。Avery出版集團已經給了他一個專屬的標誌（書系），標題是「沃克醫師健康書籍」，並且已經以這個書系出版了12本書。

序言

> 葛森博士奉獻自己的一生，致力於控制癌症帶來的苦難，任何人都應該尊敬他傑出的貢獻。
>
> ——可敬的美國參議員克勞德・派伯，於佛羅里達選區

本書中的文字資料，能夠協助讀者逆轉幾乎任何與免疫系統或重要器官功能異常有關的疾病，無論是急性或慢性疾病。然而我們必須先告知讀者，葛森療法的要求很嚴格，並不容易遵守。這套療法確定能夠拯救末期患者的性命，但是食譜的準備相當費力，而且你不了解整體醫療與另類療法的親友可能會感到難以接受。

葛森療法是自然的現代生物學療法，利用身體本身的療癒機制，消除令人身體衰弱的疾病，可以在家中自行準備，或在醫師的監督下施行，最初由葛森博士（1881～1959年）在西方工業化國家首先推出，至今已有超過60年的歷史。這套革命性的飲食療法在當時由於過於領先時代，以至於沒有科學理論能夠解釋它何以能夠逆轉慢性與感染疾病的病情，但因為它真的治好了嚴重的結核病、糖尿病、偏頭痛、心臟病、癌症、關節炎、皮膚病，以及其他許多危及生命的病症，因此葛森療法早已建立起重大醫療貢獻的地位。

葛森博士治療了數百名患者，並且持續改進療法，一直到他1959年以78歲的高齡過世為止。他最有名的患者是醫療傳教士暨哲學家艾伯特・史懷哲（Albert Schweitzer）博士。史懷哲博士75歲時，只接受了6個星期的葛森療法，就完全治好了他的成人糖尿病。此後史懷哲博士又回到法屬赤道非洲的加彭蘭巴雷內市，照顧了數千名非洲患者，獲得1952年的諾貝爾和平獎，並持續工作至90歲以上。在擺脫了糖尿病之後，史懷哲博士活到93歲。

葛森博士也順便為史懷哲博士垂死的妻子海蓮娜（Helene）治好了結核

病，讓她繼續活了28年。他也治好了史懷哲博士19歲的女兒雷娜（Rhena）的嚴重皮膚病。夏綠蒂・葛森和雷娜・史懷哲曾是青少年時期的好友。

史懷哲博士曾經悲傷地寫下這段話，以哀悼他的摯友：「葛森博士是我看過，在醫學史上最名聞遐邇的天才之一。他的許多基本想法都已經被人採納，卻被使用在不會提及他的名字的地方。他在逆境之中，達成了看似不可能的成就。他留下了遺產讓我們關注，也確保他將會得到應有的地位，他醫治好的人現在都會為他的想法的真實性作證。」

目前葛森療法最完整的說明見於葛森博士的著作《大成功！葛森醫師癌症療法》，這本書出版於1958年——也就是葛森博士逝世前1年，目前已經重刷38次，英文版銷售量超過25萬冊。這些書是由葛森博士的女兒夏綠蒂・葛森（小綠蒂）以及葛森研究所散布，其他還有88,000冊是以另外4種語言印製，流傳到世界各地。

葛森研究所的代表——夏綠蒂，執行她父親的教育工作，並推廣他的治療步驟，以消滅所有類型的慢性疾病，特別是惡性腫瘤[1]。你正在閱讀的這本書，是葛森博士過去著作的進一步補充。

逆轉癌症的曙光

1946年7月1日至3日，美國參議院利用為期3天的時間，向全國知名的癌症研究者諮詢，又稱為「派伯—利尼抗癌提案」的美國參議院第1875號法案。在該法案中，參議員派伯與利尼建議美國政府撥款1億美元的預算給癌症研究者，以期找出一勞永逸解決癌症問題的方法。

參議員克勞德・派伯（Claude Pepper，佛羅里達選區）在華盛頓有2名研究人員，分別是醫師和律師，向他回報葛森博士確實提出了史上第1個成功的癌症療法，接著美國參議院就邀請葛森博士展示具體的癌症治療方法。因此，葛森博士帶著5名由他治癒的癌症患者，以及另外5名患者的記錄，在第79屆參議院外交委員會的派伯—利尼抗癌小組委員會進行簡報。

這位抗癌專家及其患者令人印象深刻的證詞，讓派伯參議員舉行記者招

待會，希望媒體能夠認識到葛森療法的資訊。然而，財力雄厚的製藥工業同業公會（PMA）、美國醫學會（AMA）和美國癌症學會（ACS），以大量說客說服記者們忽視葛森博士的記者會，轉而參加提供免費食物和酒類暢飲的雞尾酒會。唯一一個想聽葛森博士簡報的記者，是美國廣播公司（ABC）的新聞播報員雷蒙德‧葛蘭‧史溫（Raymond Gram Swing）。二次大戰期間，史溫就已經是個和愛德華‧蒙洛（Edward R. Murrow）齊名的知名戰地記者。他參加了這場參議院的記者會，記錄下資料豐富的筆記，並且使用於1946年7月3日他在美國廣播公司主持的廣播節目中。下文即為史溫當時向全美國廣播的內容：

　　我希望我的價值觀是正確的：今天晚上我要談的不是美國外交部在巴黎達成有關特里亞斯（Trieste）的協議，不是華府不斷延燒的OPA危機，也不是杜魯門總統簽署了霍伯反勒索法案。我要談的是在華盛頓的參議院小組委員會，昨天舉行了一場值得關注的聽證會，內容是有關於癌症，以及新領域中的癌症研究需求。

　　……國會中有一項法案，派伯—利尼法案，要求撥出1億美元進行癌症研究，用我們當初研究釋放原子能的熱忱和規模，把這項工作交給科學家，讓他們有充足的資源完成這項工作。

　　這本身就足以成為廣播節目的好主題，單純只是偉大的民主國家運用自身才智以及財富的範例。舉辦本法案的聽證會，並且由派伯參議員擔任主席的委員會中，昨天舉行了一場空前的活動，讓這個主題更加吸引人。

　　他邀請了一位證人，目前居住在紐約的流亡科學家葛森博士。葛森博士一連串介紹了5名患者上台。選擇這5個人的理由，是因為他們代表主要的常見癌症類型，而每一個案例都顯示，若以保守的說法來講，葛森治療表現出「疾病進展過程中令人樂見的效果」。這件事本身就已經很驚人了，但是更驚人的是，葛森博士的治療方式，主要是使用一套他以畢生研究和實驗結果開發出來的飲食。在醫學上，我們不能說葛森博士已經用飲食療法治癒了癌症，因為我們必須等到5年後癌症仍然沒有復發才能如此宣稱。葛森博士曾

經用他那套飲食治好結核病以及其他疾病,不過他在美國治療癌症的時間只有4年半……

但是,不管說得再怎麼保守,任何事物只要能夠為這個國家現有的40萬癌症患者中的至少一部分,提供成功治療的可能性,就已經是個振奮人心的大消息了。如果現有的研究能夠解決這個需求,就不會有要求撥款1億美元的派伯—利尼法案。

……我在談論到這件事的時候說得非常謹慎和抽象,輕描淡寫帶過我昨天在派伯小組委員會的聽證會中感受到的震驚和愉悅。談論醫學中的化學、飲食、維生素和其他要素是一回事,但是像昨天在委員會中那樣,看到一個曾經因為大腦基部長了個無法動手術切除的腫瘤而癱瘓的17歲女孩,那又是另一回事了。昨天她不需要協助就能夠走到證人席上,清楚地說明自己的案例和治療。

有一個健壯的男人,曾經是軍中的士官。他長了惡性腫瘤,也是在大腦基部,動了手術之後,還需要深層的X光照射治療,但是他無法接受這項治療,因為這會對大腦造成危險。昨天的他就如同他的證詞中所說的,簡直就是健康的化身,而且毫不意外地對於自己顯著的復元感到很自豪。

有一名婦女曾經罹患乳癌,而且已經擴散。昨天她身體情況良好,並且平靜而自信地作證。

光靠一些顯示出如此改善的個案,還無法影響專業醫療人士的見解,但這些個案是受到證明的事實而非僥倖,而且必須加以探究。除此之外,還有很多、很多可以引用的案例。

看來接下來就輪到醫學研究利用這些事實,將一切有希望的線索轉變成最後的結論……

因此,支持派伯—利尼法案的人可以指出,除非我們知道如何應付癌症問題,否則數百萬現在生活在這個國家的人注定會死於癌症,1億美元只不過是美國避免死神大獲全勝的象徵性支出,而且他們接著還能夠指出,葛森飲食法是最有希望的研究領域……

葛森博士在前希特勒時代的德國,就是享有盛名而備受爭議的人物。

他注定會受到爭議，因為他挑戰既有的作法，以飲食治療結核病。他曾經是布列斯勞市偉大的神經學家佛斯特的助手，也曾經為歐陸的傑出醫師之一紹爾布魯赫擔任助手多年。用於治療皮膚結核病的紹爾布魯赫—葛森飲食療法在歐洲醫界十分有名，其背後的原理也已經刊載在廣為接受的醫學文獻中。葛森博士告訴派伯委員會，他最初是在治療自己的偏頭痛時碰巧發現他的飲食理論。之後他以此方式治療其他人，其中包括一名同時患有皮膚結核病的人。葛森博士在德國威瑪是位公認的營養權威，並且在那個只有脫水食物而沒有罐頭的年代，負責德國軍隊的飲食[2]。

被封殺的葛森療法

接下來史溫繼續進行他的廣播節目，又播報了幾條新聞，在他的節目結束之後，紐約市的美國廣播公司電話總機亮了起來，民眾從全國各地打電話來，詢問有關葛森療法的問題。但是另外還有更黑暗、更強大的商業與政治力量，同樣也聆聽著這個廣播。

那些生產細胞毒性癌症治療藥劑的製藥公司——也就是製藥工業同業公會會員的執行長們，威脅取消所有成藥的廣播廣告合約，這會讓美國廣播公司1年損失幾千萬美元的收入。在播出這次決定命運的廣播節目，告知民眾癌症的可能治療方式之後，已經擔任美國廣播公司廣播電台新聞播報員達30年之久的史溫，就被解除了現職。

你可能也想要知道，1946年那份篇幅長達277頁的參議院派伯—利尼抗癌法案，也就是第89471號文件，結局到底如何。在說客們和4名同樣也是醫師的參議員努力之下，這個法案遭到否決。第89471號文件現在正塵封在美國政府出版局的箱子裡。

在此同一時間，由於派伯—利尼法案遭到封殺，每年罹患癌症的人數惡化到超乎任何人想像的地步。腫瘤學家、順勢療法醫師暨內科醫師道格拉斯·布羅迪（W. Douglas Brodie）博士曾在他的著作《癌症與常識》中指出，癌症每年的發生數量已經從1946年的40萬2千人，增加到1996年的190萬

人[3]。也就是說，在派伯參議員提出抗癌法案遭到挫敗後的半個世紀以來，癌症在美國民眾之中的每年發生人數成長至超過4倍[4]。更令人擔憂的是，醫藥記者暨作家麥可·卡伯特（Michael Culbert）清楚地指出，在世紀之交二十一世紀到來的時刻，每45秒就會有1名美國公民死於癌症，這相當於每天1,900名美國人[5]。

深諳營養學的腫瘤學家預估，若以充滿蔬果的飲食取代脂肪和動物性蛋白質，再加上大量運動、更嚴格的體重控制，且避免吸菸，可降低癌症發生機率達40%。這套方案總計能在全球減少每年將近400萬個惡性腫瘤案例。

而若是依照葛森博士50多年前鼓吹的方式，改善美國人的飲食和生活型態，對於預防美國最常見的4種惡性腫瘤尤為有效。據1998年11月30日出刊的《新聞週刊》指出[6]：

1. 依照預測的結果，1999年至少會出現184,500個「攝護腺癌」案例。時下的美國男性中，有17%的人會在有生之年被診斷出罹患攝護腺癌。但若改善飲食、營養以及一般生活型態，這個比率可以降低至13.6%。
2. 據估計，1999年至少會出現180,300個「乳癌」案例。在現今的美國女性中，14%的人會在有生之年被診斷出罹患乳癌。但若改善飲食、營養以及一般生活型態，這個比率可以降低至7%。
3. 1999年預計至少會有171,500個「肺癌」案例發生。目前所有的美國人中，有略高於7%的人會在有生之年被診斷出肺癌。同樣的，只要改善飲食、營養和一般生活型態（特別是停止暴露在菸害之中），可以把這個比率降低至0.35%。
4. 結腸癌／直腸癌預計會在1999年至少出現95,600個案例。在美國的人口中，6%會在有生之年被診斷出結腸和／或直腸癌。但若改善飲食、營養以及一般生活型態，可以將這個比率降低至1.5%。

第一環醫療公司是一家位於明尼蘇達州明尼阿波里斯市的抗惡性腫瘤高溫設備重要廠商，他們的正式人員表示：「即使化學療法和手術已經有許多

進步，但是在北美、歐洲和日本，每年仍然有超過180萬名患者，死於散播性的肺癌、攝護腺癌、乳癌和黑色素瘤。」

在你閱讀本書時，可能會合理地推想到3個問題：

1. 為什麼半個世紀以前，美國參議院沒有採納送到該院的抗癌預算計畫？
2. 我們對美國人罹患癌症的預防或治療工作是否並不足夠？
3. 在參議員們得到機會時，為什麼抗癌專家沒有受到要求，至少測試一下葛森療法？

最後，你是否知道下列額外的重要統計數據？從1946年到今年（編註：2001年），所有受癌症所苦的美國居民人數平均起來，可能有39,697,000人可以免於罹患或死於癌症。使用葛森療法，或許就能完成這項偉業。即使在現在，它還是有這等威力。

夏綠蒂・葛森　加州波尼塔市
莫頓・沃克博士　康乃狄克州斯坦福市

1. Gerson, M. *A Cancer Therapy: Results of Fifty Cases*, 6th ed. Bonita, Calif.: The Gerson Institute, 1999.
2. Quoted in Dego, G. *Doctor Max: The Story of Pioneering Physician Max Gerson's Acclaimed Cancer Therapy and His Heroic Struggle to Change the Way We Look at Health and Healing*. Barrytown, N.Y.: Station Hill Press, 1997, pp. 513~516.
3. Brodie, W. D. *Cancer and Common Sense: Combining Science and Nature to Control Cancer*. White Bear Lake, Minn.: Winning Publications, August 1997, p. 46.
4. Rugo, H.S. "Cancer." In *Current Medical Diagnosis and Treatment 1997*, 36th ed., ed. by L.M. Tierney, S.J. McPhee, and M.A. Papadakis. Stamford, Conn.: Appleton and Lange, 1997, p. 69.
5. Culbert, M. *Medical Armageddon*. San Diego, Calif.: C and C Communications, 1995.
6. Cowley, G., with Underwood, A., Springen, K., and Davis, A. "Cancer and diet: eating to beat the odds: what you need to know." *Newsweek*, November 30, 1998, pp. 60~66.

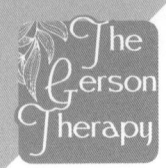

強力推薦

　　醫學史上的天才｜艾伯特・史懷哲......004

　　這是一項了不起的成就｜柯林・坎貝爾......004

　　更重要的事｜查爾斯王子......004

　　降低癌症死亡率至少50%｜安德魯・索爾......005

　　我因葛森療法而康復｜星野仁彥......005

　　不少癌症末期病患因此而得救｜新谷弘實......005

　　我非常尊敬葛森博士｜濟陽高穗......006

　　疾病療癒的祕密就在其中｜于建華......006

　　現代人健康的救星｜王明勇......008

　　自然療法經典大作｜王康裕......008

　　醫學的一道曙光｜李秋涼......010

　　我所認識的葛森療法｜陳立川......011

　　走出醫療誤區｜梅襄陽......014

　　成為自己身體的主人｜詹益清......015

　　讓人生黑白變成彩色！｜歐陽英......015

讀者好評......017

作者簡介......021

序言......025

引言......035

就是那麼有效！

Chapter 1　營養能治病......042

Chapter 2　醫學天才葛森博士......053
Chapter 3　葛森療法的原理......064
Chapter 4　葛森療法的核心......075
Chapter 5　癌症怎麼消失的......083
Chapter 6　打敗致死黑色素瘤......094
Chapter 7　逆轉可怕疾病......105

Part 2　葛森療法的6堂必修課

Chapter 8　能吃和禁吃的食物......118
Chapter 9　13杯蔬果汁......133
Chapter 10　抗病的無鹽飲食......148
Chapter 11　用對營養補充品......158
Chapter 12　咖啡灌腸排肝毒......173
Chapter 13　咖啡灌腸的施行......185

Part 3　各式各樣的葛森療法

Chapter 14　癌症病患的救星......196
Chapter 15　化療期的修正療法......213
Chapter 16　極虛弱患者的療法......228
Chapter 17　非癌症患者的療法......241

Part 4　葛森療法的必備指南

Chapter 18　心病也靠葛森醫......270
Chapter 19　在家進行葛森療法......282

Chapter 20　葛森檢驗項目說明......289

Chapter 21　他們都成功了......313

Chapter 22　超營養菜單......336

Appendix 附錄

附錄 1　葛森療法飲食準備概要......394

附錄 2　病患每日時間排程......400

附錄 3　震撼全世界的《救命飲食》......402

附錄 4　葛森療法中的抗癌食材......404

附錄 5　小心毒物：居家化學物質......406

附錄 6　化妝品：又一種毒素來源......407

附錄 7　小孩也要抗憂鬱？......408

附錄 8　免疫力與疫苗......410

附錄 9　小心牙齒根管及汞合金填充物......413

附錄 10　葛森療法費用及聯繫資訊......416

附錄 11　葛森療法供應來源......419

附錄 12　葛森療法支持團體......426

引言

> 葛森療法能將癌症病患的緩解成功率提升到42%，且其中絕大多數是末期癌症患者。

紐約斯傳癌症預防中心的腫瘤內科主任米切爾·蓋諾（Mitchell Gaynor）博士，當初在完成康乃爾醫學中心的癌症專科訓練時，對癌症了解得很多，但也承認自己對飲食、營養，以及它們對預防與治療退化性疾病的重要性知道得很少。

癌症，是由一群對細胞分裂、複製失去控制之特定體細胞組成的腫瘤，正是退化性疾病惡化的終極範例。

當蓋諾博士在1986年拿到分子生物學的博士後獎學金，而來到聲譽卓著的洛克斐勒大學時，他很訝異地發現比較開明的腫瘤科同事，全都一致鼓吹**球芽甘藍、花椰菜、包心菜，以及其他某些富含蘿蔔硫素的十字花科蔬菜，具有抑制癌症的性質**。蘿蔔硫素會讓體內phase II酵素的生成量大幅增加，這些酵素可以帶走危險的殘餘前致癌物，也就是會傷害細胞DNA（去氧核糖核酸）、導致癌症的前驅物質（詳細說明請見第3章）。

在1986年間，實驗室裡的研究人員開始從常見的蔬果中，發現幾十種新的化學物質。在試管與動物實驗中，這些我們一知半解的化合物，展現出干擾惡性及良性腫瘤形成的驚人能力。時至今日，我們對這些植物性化合物的了解已經有爆炸性的成長。科學家愈了解植物和其他食物的化學性質，愈是感到有希望拯救癌症患者。蓋諾博士曾說：「我們已經看到了未來，未來就在於食物。」[1]

雖然攝取營養、完整、天然的食物對健康和治療的重要性，最初是在大約60年前由葛森博士發現並教導，但我們現在終於注意到他教導的事實了。改善飲食、營養和一般生活型態，正是擊敗所有類型退化性疾病的未來趨勢，這是牢不可破的事實。

營養、排毒代替化療

葛森博士的治療計畫，旨在讓病患接受大量營養，同時一併採用其他治療方式，使生病的身體再生，重拾健康。這些營養素是來自蔬果原汁，加上大量生鮮及烹煮過的固體有機素食。從本書中引用的文獻可知，葛森博士這套基礎營養觀念已經獲得臨床研究證實，也就是**血液中缺氧會導致退化性疾病，而他的治療總能絲毫不爽地將循環系統的含氧量增加為2倍。**

葛森療法也能刺激代謝，排除毒素，並使患者肝臟和腎臟中去除廢棄物的機能重新恢復活力。因此，使用大量高品質的營養素，增加患者能夠獲得的氧氣，以運作良好的代謝功能令整個身體重獲新生，並促進細胞排毒，就能讓一個人受到抑制的免疫系統、有缺陷的生理功能、思慮不清的心靈和效用不彰的大腦，以及其他重要的器官一齊受到鼓舞，而重新產生恆定性。

葛森博士治療計畫的優勢在於能夠克服幾乎所有的病理症狀，遠勝過化學治療。例如在統計上，發現於初期和中期的癌症患者中，**化療會使癌症的緩解率平均增加12%（結腸癌為7%，胰臟癌為1%），但是葛森療法能夠將參加者的緩解成功機率提升到42%，而且其中絕大多數都是末期癌症患者。**

不僅如此，葛森療法的營養計畫還是永久有效的，效果比其他所有已知的療法都更加明確，包括細胞毒性療法（化療）、免疫療法、藥物療法、照X光（放射療法），以及傳統對抗療法提供的其他常見療程，因為葛森療法的目標是讓所有重要的器官復元。

美國癌症協會也不得不認同的營養方案

葛森療法中最具有代表性的就是飲食部分，**推薦患者食用低脂無鹽的食物，以提供體細胞容易吸收的營養素，強化患者天然的免疫防禦力。**為了預防或治療目前已知的1,500種退化性疾病中的絕大部分，葛森療法提供理想的飲食方法。現代社會的加工包裝食品中，經常含有防腐劑、食品添加物、色素，有時甚至公然含有致癌物，媒體大量的宣傳與廣告，強迫我們與這一切

為伍。在這種情況下，我承認葛森療法是難以遵守的飲食方案，但是如果患者渴望能夠康復，採用葛森醫療技術可以確保恢復健康。

葛森療法的核心在於飲食，其中包含有機栽培的新鮮蔬果，以及**每天13杯新鮮現榨的果菜汁，每小時飲用1杯**。新鮮的有機蔬果能夠提供患者更多礦物質、酵素、β-胡蘿蔔素、維生素A和C，以及可清除自由基的其他抗氧化劑，和自然形成的植物性化合物。科學家已經發現，這些才是真正能夠預防慢性退化性疾病的成分。同時，也建議這些食物中不要含有任何殘留的殺蟲劑或殺菌劑。

肉類則在禁止之列。葛森療法中，**患者在治療的最初6到12個星期不會攝取任何動物性蛋白質，之後則是盡量減少攝取**[2]。

這份飲食中幾乎不含脂肪，但包含了某些脫脂且未經調味的優格、脫脂且未加鹽的鄉村起司、卡達起司，並視情況提供發酵的白脫牛奶（編註：又稱酪奶，是一種帶酸味的低脂乳製品，喝起來有點像原味優格）──沒有的話則改以脫脂優格代替──以及亞麻仁油。德國法蘭登施塔特7度榮獲諾貝爾獎提名的醫學博士喬安娜‧布德維格（Johanna Budwig），曾經發表研究結果，顯示亞麻中的Omega-3脂肪酸，能夠殺死組織培養的人類癌症細胞，而不會摧毀同一個培養基（編註：人工配製適合微生物生長、繁殖，或積累代謝產物的營養基質）中的正常細胞[3]。

早在布德維格博士發表她劃時代的研究之前，葛森博士就已經收集了有關脂肪和油脂的營養知識，並一再將這些知識應用於治療患者的疾病──先是在德國，然後在奧地利，最後在美國。現在，葛森療法的菜單已經為美國癌症學會所採用──沒錯，就是那個曾經詆毀葛森博士，將他的治療菜單列入黑名單的美國癌症學會。不僅如此，美國國家癌症研究院（NCI）和美國心臟協會（AHA）也都鼓勵使用修改過的葛森飲食方案。

葛森博士不像1930和1940年代的醫護人員那樣普遍抱持著錯誤的見解，他相信癌症是全身而非局部的疾病，強調應重新建立患者整體的生理平衡。他的著作指出，他希望能夠讓治療程序逆轉所有支持惡性細胞生長的條件，讓功能不全的細胞從其他的病理形式中恢復過來。

咖啡排毒

在體內排毒部分，葛森博士使用咖啡灌腸，病人一天可自行施行數次。我們在後面的章節中會更深入地討論到（請參閱第12和13章），癌症患者以及為危及生命的代謝疾病所苦的其他患者，在腫瘤塊受到葛森療法影響而快速縮小，以及原本功能不全的細胞對治療產生反應時，會排出有毒的分解產物，這些都可以用咖啡灌腸的方式排除。依照葛森博士的觀察，飲食、果汁以及一些補充營養品，如果沒有搭配使用咖啡灌腸，患者可能會死亡。這時患者並不是死於疾病本身，而是死於肝臟無法以足夠的速度進行排毒。

從直腸攝取的咖啡因，能夠刺激肝臟的活動，促進膽汁的流動，並開啟膽管，讓肝臟更容易排除有毒廢棄物。咖啡灌腸是極佳的預防性醫療，同時也有治療的功用，可以顯著降低疼痛[4]。

葛森博士的療程中，患者必須每天或每隔1天自行口服食品營養補充品，作為排毒的進一步輔助，同時也是治療的一環。使用的補充品有甲狀腺萃取物、碘化鉀、肝臟萃取物、胰臟酵素，以及菸鹼酸（維生素B3）。

葛森博士在美國參議院的證詞

我們已經在本書的序言中，一字不改地抄錄了1946年7月3日史溫在美國廣播公司的新聞節目中的廣播逐字稿，其中描述了葛森博士在當天稍早的時候，出席華盛頓特區的美國參議院外交委員會所舉行的派伯—利尼小組委員會。有關癌症和其他退化性疾病的飲食療法說明，葛森博士的證詞內容中關連最為密切的是底下這一段[5]：

我的診所和住所位於紐約市公園大道815號。我是美國醫學會、紐約州醫學會，以及紐約市醫學會的會員。

這套多年來稱為「葛森飲食」的飲食療法，最開始是為了抒解我自己的嚴重偏頭痛症狀而發展出來的。接下來，它又成功地應用在患有氣喘等過

敏症狀，以及腸道和肝臟、胰臟疾病的病人身上。一名尋常狼瘡（皮膚結核病）的患者，碰巧使用這份飲食而痊癒了。在這次成功之後，我將這套飲食療法使用在所有類型的結核病患身上，包括骨結核、腎結核、眼結核、肺結核等。這套飲食療法在治療許多其他的慢性疾病時，都得到十分正面的效果，例如關節炎、心臟病、慢性鼻竇炎、慢性潰瘍，包括結腸炎、高血壓、牛皮癬、多發性硬化症等。而最驚人的結果，則是見到各種在目前的治療方式下並無起色的肝膽疾病患者，都借助飲食療法康復了。

在飲食療法治療下能夠收效的慢性疾病數量如此龐大，清楚顯示出人體失去了一部分的抵抗力和治癒能力，因為許多世代以來，人體已經偏離了自然的營養方式。

根本上的破壞來自於使用化學肥料種植蔬果以及飼料。因此，經歷化學轉變的蔬菜和肉類養分，會使人體的器官和功能往錯誤的方向轉型，一代一代日益嚴重。

另一個基本的缺陷在於城市排出的廢棄物。這些廢棄物並沒有被用作天然肥料，回歸孕育果實的土壤，而是進了河流，殺死水中的生物。這樣破壞了自然的循環，人類必須為此冒犯的舉動深受痛苦。森林和野地裡的生物會教導我們這一課。但是，只要我們盡可能地回歸創造出抵抗力和治癒力的自然法則，就能夠重新獲得這些力量。飲食療法為此打下了基礎，而且它的濃度很高，使得收效快速。

第一個癌症病人（膽管）是在1928年接受治療並獲得成功。下列7個有正面效果的個案，是從總共12個治療案例中選出，而且最長連續7年沒有任何症狀出現了。我的經驗讓我相信，對這些病況驚人好轉的患者而言，肝臟是復元過程的中心。如果肝臟受損太嚴重，治療就無法發揮效果。

我知道葛森飲食療法和其他任何一種理論一樣，都有其不完美的地方，然而，我還是會努力試著解釋它的最終結果。這套飲食法可以濃縮成3個卓越的步驟：

1.排除毒素和毒物，以及復元被置換的「細胞外」鈉群，也就是讓毒素、毒

物、水腫以及毀滅性的發炎，從它們不屬於的組織、腫瘤和器官，進入它們所屬的血清和組織——膽囊、結締組織、甲狀腺、胃黏膜、腎髓質，以及腫瘤等處。

2. 恢復細胞內流失的鉀群，並讓維生素、酵素、發酵產物、糖等物質，重新回到它們所屬的組織和器官，也就是肝臟、肌肉、心臟、大腦以及腎臟皮質等處。

3. 在先前腫瘤和轉移病灶因去分化、失去彈性、氧化、失去抵抗力而成長之處，使用活化的碘使其回復分化、彈性、張力、氧化等特性。

到了1991年，距離尼克森總統在1971年12月23日信心滿滿地宣布要向癌症宣戰，並承諾在1976年美國建國200週年之前找出療法，已經又過了近20年。但是60位知名的醫師和科學家，卻在此時共同表示他們對醫療專業的失敗感到不悅，特別是腫瘤科學家。他們召開記者會，發表下列聲明：「癌症機構一再以各種（假造的）說法混淆大眾視聽，聲稱我們已經戰勝癌症⋯⋯我們治療和治癒大多數癌症的能力，並沒有實質的改善。」

而**解決癌症問題的最佳方式，卻是透過改善飲食、營養、全身排毒，以及整體的營養治療**。

---

1. Cowley, G. with Underwood, A.; Springen, K.; Davis, A. "Cancer and diet: Eating to beat the odds: what you need to know." *Newsweek*, November 30, 1998, pp. 60~66.
2. Walters, R. *Options: The Alternative Cancer Therapy Book*. Garden City Park, N.Y.: Avery Publishing Group, 1992, pp. 189, 190.
3. Budwig, J. *Flax Oil as a True Aid against Arthritis, Heart Infarction, Cancer and Other Diseases*. Vancouver, B.C., Canada: Apple Publishing, 1994.
4. Moss, R.W. *Cancer Therapy: The Independent Consumer's Guide to Non-Toxic Treatment and Prevention*. New York: Equinox Press, 1992, p. 189.
5. Gerson, M. Testimony during hearings on Senate Bill 1875, conducted July 1, 2, 3, 1946 by Senator Claude Pepper (D-Florida), for the Pepper-Neely Subcommittee of the Foreign Relations Committee, the 79th Congress of the U.S. Senate, July 3, 1946.

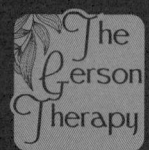

Part 1

就是那麼有效！
How the Gerson Therapy Works

1 營養能治病
How Nutrition Heals

葛森療法是最佳的自助醫療，
特別適用於逆轉十分嚴重的退化性疾病。

　　1992年，任教於日本北部福島縣立醫學大學的醫科教授星野仁彥（Yoshihiko Hoshino），得知自己罹患了結腸癌。在進行腫瘤切除手術時，星野博士的腫瘤醫師發現癌細胞已經轉移到肝臟。在手術後的醫療照護期間，這位動刀的醫師，同時也是星野博士的私人好友和昔日同窗，建議他進行多個療程的化學治療。

　　湊巧的是，能夠挽救急性與慢性退化性疾病（例如癌症、糖尿病、中風、關節炎和其他危及生命的病症）的葛森療法，在歐洲和亞洲的工業化國家中享有盛名且備受推崇。愈來愈多醫護人員知道葛森博士宗備的著作《大成功！葛森醫師癌症療法》（日文譯本），以及這種治療方式在醫學上的功效，而星野教授也是其中之一。

　　由於以化療醫治結腸／直腸癌有明顯的不良副作用，失敗率也過高（93%的結腸／直腸癌患者會在接受化療後死亡），肝癌轉移的預後則更不樂觀（97%的患者在接受化療後死亡），因此這位醫學教授拒絕接

受細胞毒性藥劑。相反的，星野教授擁有廣為流傳的葛森博士著作日文翻譯本，他遵循這些書中的指示，自行著手實施葛森療法。

現在距離星野教授最初被診斷出癌症已經將近9年了（編註：指至2001年時），他和他的腫瘤醫師都宣稱，他的結腸癌和肝臟的轉移都已經「治癒」。以下是夏綠蒂‧葛森最近收到星野教授的來信：

「如你所知，我在1992年罹患了結腸癌和轉移的肝癌，然後使用葛森療法而康復。我已經寫了一本書，向日本的醫療消費者介紹葛森療法。我的書在1998年8月出版，同時也是日本第一本由醫師撰寫的葛森療法書籍。這本書在日本引起很大的迴響，因為另外12名癌症患者也使用葛森療法而痊癒。我的書不只描述我的康復，還包含這12名完全擺脫癌症的日本患者的故事。」

逆轉重症的強大威力

在運用治療技術時，所有的醫療從業人員都承認一個共同的真理：這世上有一套人類免疫科學，掌控特定的生化定律。然而在醫療專業中，有兩個不同的實務派系或原則，彼此互不相讓——疾病導向的常規醫學，與患者中心的整體醫學。兩派唯一共同承認的只有生化學與免疫學的現有事實，其餘的看法則大相逕庭。

疾病導向醫學致力於尋找一般化的公式，以治療各式擁有相同症狀的人；患者的分類是尋找治療方法時不可或缺的步驟。為了找出效果最好的療法，經常會用到單盲或雙盲（編註：單盲試驗進行時，僅受試者單方不知道自己是實驗組或對照組；雙盲試驗則是連研究人員都不知道哪些受試者是實驗組，哪些又是對照組）的安慰劑控制組臨床試驗。一旦發現患者的生理出現什麼問題，對抗療法（使用藥物）的醫師就會嘗試使用美國食品藥物管理局（FDA）核准的藥物、化學療法、手術、免疫療法、放射線治療或其他形式的高科技，試圖矯正該項健康問題。疾病導向醫學這一套系統，主要是以使用藥物的方式，嘗試讓身

體產生與疾病症狀完全相反的效果，藉此緩和疾病的症狀。使用化學療法醫治癌症，正是疾病導向醫學實踐的完美範例[1]。

患者中心醫學則是尋求一切可行之道，使一個獨特的個人達到最佳的健康狀態，藉此建立醫療程序。這種治療方向也被華盛頓州吉格港的醫療專業教育者傑弗瑞‧布蘭德（Jeffrey Bland）博士定義為「功能醫學」，它要求必須依據整體醫療師、整脊治療師、順勢療法師、自然療法師、針灸師、「某些」護理人員、營養師，以及其他種類的醫療人員的判斷來作出決定；此外，這種療法也要求患者自身必須密切地參與療程。醫師花在教導患者的時間，往往和花在施行治療上的時間差不多。即使非例行的實驗室檢驗結果顯示患者症狀相當輕微，奉行患者中心療法的醫療者仍然會致力於實現下列3項特定生理反應：

1. 讓患者得到生化上的和諧。
2. 讓被壓抑的免疫系統提高效能。
3. 矯正重要器官的功能異常。

開立正確的順勢療法（編註：利用極少量藥物來刺激人體啟動自癒力的療法）處方，正是患者中心醫學實踐的完美範例[2]。葛森療法則是另一個患者中心醫學的範例，它是最佳的自助醫療，特別適用於逆轉十分嚴重的退化性疾病。葛森療法主要是運用營養，以求一併達成整體、生物學、患者導向醫療這3項要求。這是終極的自然療法，也是盛行於時下所有工業化社會中極度不自然生活方式的強力解毒劑。

本章會大致討論癌症病灶中典型的組織與細胞病理變化。這些正常生理發生改變的描述，能讓我們深刻了解其他退化性疾病中存在的異常現象。

這套1926年由葛森博士首次提出、威力強大的營養療法，在對抗療法的醫學團體中始終得不到一席之地。例如1946年美國參議院第1875號的派伯—利尼抗癌法案遭到否決時，投下4票具有決定性的反對票者，就是4名轉戰參議員的醫師。在那個時候，以飲食治療患者來減輕退化性疾病，實在是件太

過容易的事，這樣會讓醫療專業人員失去許多決策權力，所以這4個當時擔任美國參議員的醫師，就投票封殺了派伯參議員的法案。於是，當時和往後的癌症患者，就成為這種追求特殊利益、短視投票下的犧牲者。

葛森博士孜孜不倦，不斷地把向他諮詢的病人從鬼門關前帶回來。而在這位先驅已經走了超過40年的路途之後，現在他的女兒和葛森研究所接下了教育大眾的工作。

美國政府實質認可

我們已經在引言中暗示過，對抗退化性疾病的醫學研究中，最具革命性且最有希望的領域正是化學預防：利用微量營養素或巨量營養素、植物性化合物、保健食品，以及其他食品中常見的有機成分來預防、阻止或減緩疾病的歷程。從1995年年初開始，美國國家癌症研究院就一直在追蹤40項在營養領域中涉及酵素、纖維、脂肪、微量營養素、維生素和植物性化合物的全新和既有研究。

到了1999年，他們完成了40篇摘要，簡略說明這些從1995年開始的癌症與營養研究，並且寄送給美國政府的美國癌症研究協會。這些研究現在為人類抗癌飲食中應該加入和排除哪些飲食，提供了關鍵的資訊。你可能不會感到訝異，幾乎所有葛森療法的食材，都在這些植物性化合物成分中扮演極為重要的角色。透過這套採用程序，葛森療法實際上已經被認可為對抗癌症和大多數其他退化性疾病的可行療法，它已獲得美國的實質認可，但是並沒有法律的授權，因此在名義上並非正式療法。然而，葛森療法的成分仍然被證明為十分有效，且被用於拯救生命，它們甚至被癌症產業的營利單位，例如美國癌症學會、美國國家癌症研究院、斯隆—凱特林癌症診所，用來當作提供建議的依據，許多藥廠也在企業結構中新增了營養品製造公司。

我們已經在序言中提過，美國每年至少有190萬人被診斷出患有某種類型的惡性腫瘤（不包括皮膚癌和子宮頸原位癌）。我們也引用過內華達州雷

葛森療法被用於拯救生命，甚至被美國癌症協會、美國國家癌症研究院用來當作參考依據。

諾市的整體腫瘤學家、內科醫師暨順勢療法醫師布羅迪博士的發言，美國每年至少有70萬人死於癌症。

現在，幾乎所有的醫護人員和大多數醫療消費者都知道，**超過70%的惡性腫瘤或多或少與飲食有關。事實上，經過變質處理的食物是乳癌和結腸／直腸癌的主要來源，也是非吸菸者的肺癌主要來源。**每一年都會累積更多的醫學和科學證據，顯示我們吃下的食物深深影響到我們罹患癌症與否，以及我們在惡性腫瘤症狀出現後能否痊癒[3]。

這是一個令人極為振奮的科學探索領域，傳統醫學團體現在才剛剛開始要認真地加以研究。但是，有一位謙遜的醫師，已經在他始於1919年的德國比勒費爾德，止於1959年的紐約市，長達40年的職業生涯中，為癌症和其他退化性疾病開發出一套飲食與營養的解決方案，領先他的年代大約有半個世紀之久。然而在美國，葛森博士卻因為美國醫學會，特別是其期刊編輯莫里斯・費須本（Morris Fishbein）博士，以及與此人交好的醫師、政客朋黨，而遭受無情的詆毀、騷擾和迫害[4]。

當葛森博士於1946年在美國參議院的委員會中展示治療案例，並獲得全國媒體的關注之後，又遭到《美國醫學會期刊》的編輯為文抨擊。受到抨擊的理由是有關於美國國內普遍的醫療政策，以及長年為美國醫學會服務的政客，同時也是《美國醫學會期刊》編輯和非執業醫師的費須本博士當時強制施行的各種財務政策。

為什麼組織完整的對抗醫學需要花這麼久的時間，才終於認可飲食和癌症之間的關連？為什麼像葛森博士這樣的腫瘤科學先驅，在嘗試使用營養作為治療工具時，會遭到詆毀、汙衊，乃至面臨心碎的結局？在這些一針見血的問題中，本書的作者們至少能夠為第一個問題提出4個明確的答案：

1. 美國對先進醫療科技的偏好，超越其他任何治療方式。在對抗癌症和其他健康問題時，我們這個國家傾向於將焦點放在科技上。但是依照葛森博士的建議食用蔬菜，幾乎不會使用到任何科技。
2. 美國藥物產業管制了藥物獲得使用許可的方式，它的影響範圍不只在美

國，還遍及全世界。如果某種治療藥物或方法無法申請專利——無法從合成的藥物獲得利潤，通常就會被忽視，或是被排擠和禁止。因此，沒有任何一家醫療導向的商業公司，會被說服將研究時間和經費，投資在推廣這種療法上。

3. 承認我們吃的食物和罹患癌症與其他疾病之間有密切關連，就等於把我們自身疾病來源的矛頭指向2大族群：❶把營養失調的合成物或其他非天然包裝食品賣給我們的食品加工商人，以及❷我們自己。雖然我們可能會承認這樣的指責的確是事實，但這確實是令人不舒服的心理負擔[5]。

4. 大多數醫師接受的營養科學教育極為不足。目前使用營養作為治療的醫師，其知識主要來自於自修。

　　過去這世界上沒有葛森博士的容身之處，但是現在可不同了。現在醫師們面臨的醫療環境有很大的改變，不只是財務方面，還包括營養方面。比較有良知的醫師們已經發現，在對抗癌症、關節炎、心血管疾病、糖尿病、中風，以及其他失能性的退化性疾病時，他們必須尋求營養療法作為最後一道防線。為什麼呢？這完全是因為在標準、傳統的腫瘤科學和對抗療法藥物下，他們有太多患者完全不見起色。醫師們逐漸開始正視癌症等危害人類的疾病的真正病因，並且認定自己長久以來治療的只是症狀，而不是背後的疾病源頭——他們以往根本不知道什麼才是疾病的源頭。

5大類癌症生長類型

　　在腫瘤學（研究和實踐腫瘤治療的科學）中，通常會把150種不同的癌症生長類型分為5大類型，分類時依據的是表現出異常狂野和細胞過度增長的組織所屬的類型。下列分類方式則是引用自《癌症替代醫療終極指南》一書，由內華達州雷諾市崔艾德醫學中心的主任約翰‧戴蒙（W. John Diamond）醫學博士，以及擔任德州理查森市保守醫療研究所顧問的腫瘤醫

葛森博士是史上第一位明確指出癌症是由「多個相互依存的因素」所產生的醫師。

學家李・寇登（W. Lee Cowden）醫學博士共同著作，伯頓・葛德寶（Burton Goldberg）贊助，Future Medicine出版社發行[3]。

- **上皮癌**形成於皮膚、嘴巴、鼻子、喉嚨、肺部呼吸道，以及泌尿生殖道和胃腸消化道，或覆蓋在乳腺和甲狀腺等腺體內表面的上皮細胞。侵犯肺臟、乳房、攝護腺、皮膚、胃，及結腸／直腸的實體腫瘤均屬於上皮癌。
- **肉瘤**出現於骨骼和圍繞著器官及組織的柔軟結締與支持組織，例如軟骨、肌肉、肌腱、脂肪，以及肺臟、腹部、心臟、中樞神經系統和血管的其他內表面。
- **血癌**發生於血液和骨髓中。這些組織產生的不正常白血球，會行經整個血流的範圍，損壞脾臟及其他組織。這些白血球不會形成實體的腫瘤，應視為惡血質症（血球不平衡）較為妥當。
- **淋巴瘤**是淋巴腺的惡性腫瘤，由不正常的白血球（淋巴球）聚集在頸部、鼠蹊部、腋窩、脾臟、胸口中央與腸子周圍，形成實體的腫瘤。北美人口中最普遍的兩種淋巴瘤類型，就是非何杰金氏淋巴瘤和何杰金氏症。
- **骨髓瘤**很罕見，發生於產生抗體的血漿細胞或造血的骨髓細胞。

　　癌細胞事實上是以寄生方式維生，而且不會死亡。它們無法發展出特化（編註：指因為功能、潛能、適應力等方面的限制，讓細胞產生改變，進而使個體能針對某種功能發揮更大的效益）的功能，卻能夠建立起自己的血管網路，吸取正常細胞的營養，還可以成長到足以殺死自己宿主的程度。癌細胞並未被纖維包裹，因此可以侵犯鄰近的正常細胞。如果它們沒有向外侵犯，就會被視為「局部」腫瘤；若擴散到身體其他部位，則會被視為「轉移性」腫瘤。

癌症發生的原因

　　1958年，葛森博士成為史上第一位明確指出癌症是由多個相互依存的

因素所產生的醫師。他在41年的行醫生涯中，找出了數種致癌因素。現在又過了41年，葛森博士提出的原始清單也補充了新資料。**環境汙染物進入空氣、土壤和水中，形成大量的新致癌物質（依據最近統計結果已超過52,000**

表 1-1　49種助長癌症產生的日常生活因子

下列為本書的共同作者們取材自醫學、科學、環境文獻，以及我們的日常生活經驗，列舉出49種令人容易罹患疾病，而且會持續存在的一或多種癌症起源助長因素，能夠影響人體的酵素、荷爾蒙、免疫和其他防禦系統，使其更加衰弱[5]：

01. 大氣中的宇宙射線和X光
02. 陽光中的紫外線
03. 長期暴露於電磁場中
04. 地球輻射、地極負能量
05. 病態大樓症候群
06. 游離輻射
07. 微波爐輻射
08. 來自家電用品的非游離電磁輻射
09. 高架電線
10. 核輻射
11. 殘餘的農藥／除草劑
12. 工業毒物
13. 飲用或沐浴受汙染的水
14. 飲用或沐浴含氯的水
15. 飲用或沐浴含氟的水
16. 菸草與吸菸
17. 荷爾蒙療法
18. 免疫抑制藥物
19. 食用經輻射照射的食品
20. 攝取食品添加物
21. 來自任何來源的水銀中毒
22. 毒性金屬症候群
23. 牙科銀粉補牙
24. 牙科根管治療
25. 牙科空洞（拔牙時處置不當，因而在顎骨留下空隙）
26. 任何種類的牙科植入金屬
27. 經常性使用毒品
28. 經常性使用處方藥物
29. 經常性使用非處方藥物
30. 干擾神經傳導的場域
31. 飲食或營養缺乏
32. 攝取合成的「非食物」
33. 長期的身體或心理壓力
34. 毀滅性的負面情緒
35. 甲狀腺活動低落
36. 腸道毒性與消化不良
37. 寄生蟲
38. 病毒
39. 細菌感染
40. 真菌感染
41. 解毒途徑遭到阻斷
42. 自由基致病
43. 細胞缺氧
44. 細胞功能不良
45. 致癌基因（將正常細胞轉變為癌細胞的細胞基因）
46. 遺傳素質
47. 病蔭（上一次生病的殘餘能量）
48. 物理刺激物質，例如石棉
49. 攝取酒精

近半個世紀以來，我們一直採用錯誤的方法來治療癌症。

種），成為削弱人類免疫功能、抑制我們維生所需酵素的新因素。時至今日，世界上至少存在49種壓力來源，會助長身體、心理及情緒的急性或慢性惡化（請參閱 P49 表1-1）。

雖然葛森博士率先指出其中某些壓力來源，但是他的洞見卻持續被傳統的腫瘤醫師忽視。結果，這些人診治的病患都會無可避免地受罪。將近半個世紀以來，我們一直採用錯誤的對抗療法來治療癌症、攻擊腫瘤，卻不去矯正刺激腫瘤發展的背後原因。

致癌前驅物質的多重「攻擊」

即使可能的致癌前驅物質一共有49種（甚至更多），但只要能夠避開其中大多數的「攻擊」，那我們可能畢生都不會出現癌症的症狀。然而，**目前北美和歐洲每3人就有1人罹患癌症，而且這比率正逐漸朝向每2人就有1人罹癌邁進**，因此你自己或親友受到某種形式的惡性腫瘤危害的機率相當高。

依照「多次攻擊理論」，所有的癌症都是由2次以上的細胞基因改變或「攻擊」而引發的。這些雙重攻擊可以隨時間累積，或是互相影響，最後達到一個臨界點（也就是諺語所說的：「壓斷駱駝背脊的最後一根稻草」），而啟動腫瘤的生長。這類攻擊傾向於來自表1-1中引用的致癌前驅物質。

最重要的則是致癌物攻擊的次數和種類、頻率，以及攻擊強度。有些致癌物攻擊是癌症的「發起人」，有些則是「推動者」[4]。

這些致癌前驅物質（腫瘤醫師通常稱它們為「前致癌物」）中，任何一種都可以成為腫瘤的發起人和推動者。可能致癌的變化會在前致癌物2次毀滅性的攻擊之後，從細胞的DNA受損揭開序幕。接下來，受損細胞不受控制的成長會在適當的時機出現，最終惡化為可被注意到的惡性病灶，伴隨著可能入侵其他組織的腫塊或腫瘤。

- **起始期**：癌症發生的第一個步驟，也就是「起始期」中，前致癌物的攻擊可能會產生大量毒性物質，稱為「自由基」。自由基會啟動損壞細胞DNA

的病理程序,而肝臟則會啟動一套稱為「第一期」的酵素反應。這套反應使得前致癌物轉變成完全成熟的致癌物。此外,肝臟還會產生「第二期」酵素,把第一期酵素留下的危險殘餘物清走。**肝臟在癌症形成的過程中扮演很重要的角色,在引發致癌作用的同時又予以中和。**

- **增長期:**在癌症形成的第二步驟「增長期」中,肝臟的中和作用沒有達到預期的水準,受損細胞改變了有絲分裂(正常細胞分裂)的模式,細胞開

表 1-2　葛森療法成功逆轉52種常見疾病

01. 青春痘	27. 肝炎
02. 成癮症	28. 高血壓
03. 愛滋病	29. 過動症
04. 過敏	30. 低血糖症／高血糖症
05. 貧血	31. 免疫缺乏疾病
06. 僵直性脊椎炎	32. 不孕症
07. 關節炎	33. 腸道寄生蟲
08. 氣喘	34. 腎臟疾病
09. 癌症與白血病	35. 肝硬化
10. 念珠菌感染	36. 萊姆病
11. 化學物質過敏症	37. 紅斑性狼瘡
12. 慢性疲勞症候群	38. 眼球黃斑部病變
13. 便祕	39. 偏頭痛
14. 克隆氏症	40. 單核白血球增多症
15. 庫欣氏症候群	41. 多發性硬化症
16. 憂鬱症／恐慌發作	42. 肥胖
17. 糖尿病	43. 眼部組織漿菌症
18. 肺氣腫	44. 骨髓炎
19. 子宮內膜異位	45. 骨質疏鬆症
20. 癲癇	46. 靜脈炎
21. 類纖維瘤	47. 經前緊張症候群
22. 纖維肌痛症	48. 牛皮癬
23. 生殖器疱疹	49. 帶狀疱疹
24. 痛風	50. 中風
25. 心臟與動脈疾病	51. 結核病
26. 痔瘡	52. 潰瘍性大腸炎

所有可能造成癌症或其他急性、慢性疾病的致病因子，都能透過飲食來預防或治療。

始大量分裂。這個時候免疫系統會開始採取行動，將這些細胞視為外來者並予以毀滅。但如果免疫系統失敗了，受損細胞就可以形成腫瘤病灶。

- **惡化期**：在癌症達到完全成熟階段的第三步驟「惡化期」中，腫瘤會嘗試自行建立血流供應系統，以持續提供養分。接下來腫瘤可能會入侵周圍的組織。群聚的腫瘤細胞經常會釋放某些必要的生長因子，以促進新血管的建立，稱為「血管新生」，使其得以侵犯周圍的組織[6]。

身心都能獲得療癒

所有列在表1-1 P49 中，可能造成癌症或其他令人衰弱的急性、慢性疾病因素，都可以藉由飲食來預防或治療。有些食物甚至能夠擊敗癌症和其他退化性疾病，或是帶來生理上的逆轉。葛森療法中的每一種食物成分，都能夠有效對抗為數眾多的身體與心理疾病。

到目前為止，已有將近10,000名患者受益於葛森飲食療法，其中許多成功的故事刊載在葛森研究所的雙月刊《葛森醫療通訊》之中。 P51 表1-2顯示數百種經過證明，能以葛森療法永久有效治癒的疾病中的一部分範例。

---

1. Baker, S.M. *Detoxification and Healing: The Key to Optimal Health.* New Canaan, Conn.: Keats Publishing, 1997, p. 157.
2. 同上，p. 158。
3. Diamond, W.J.; Cowden, W. Lee. With Goldberg, B. *An Alternative Medicine Definitive Guide to Cancer.* Tiburon, Calif.: Future Medicine Publishing, Inc., 1997, pp. 518, 519.
4. Dollinger, M.; Rosenbaum, E.H.; Cable, G. *Everyone's Guide to Cancer Therapy: How Cancer Is Diagnosed, Treated, and Managed Day to Day.* 3rd edition. Kansas City, MO.: Andrews McMeel Publishing, 1997, pp. 6, 7.
5. 參前述資料，*An Alternative Medicine Definitive Guide to Cancer.*
6. Cowley, G. with Underwood, A.; Springen, K.; Davis, A. "Cancer and diet: Eating to beat the odds: what you need to know." *Newsweek*, November 30, 1998, pp. 60~66.

2 醫學天才葛森博士

A Brief Biography of Dr. Max Gerson

即使在治療相當晚期的癌症時，
葛森療法也能讓最多50%的患者康復。

　　馬克斯‧葛森在1881年10月18日出生於德國的馮格齊。成長於德裔猶太家庭的他，在9個健康長大的孩子中排行老三，是第2個男孩。他早年就表現出追根究底的精神，比方說在6歲半時，他很好奇要是把母親庭院中花床的肥料換掉會有什麼後果，於是便進行了實驗。像他這樣粗魯地嘗試更換土壤，通常會導致花朵死亡，因此他的母親當然也就在馬克斯想更換她的植物營養素時，迅速阻止了他的好奇心。

　　在他準備從高中畢業時，所有學生都被要求通過數學的紙筆測驗。馬克斯的畢業考題目中，包含了一題他印象中完全沒有見過的數學題型，但是他仍然寫出了方程式，求出這道難題的答案。他的老師從來沒有看過這麼繁複的解法，無法判斷答案是否正確。為了求證，這份試卷被送到一位任教於柏林大學的知名數學教授手上。後來他們得到的回答是，馬克斯回答出全新而原創的解答，又說他是數學天才，這個學生絕對應該研讀數學。

　　高中畢業之際，全家舉行了一次家庭會議，將馬克斯的未來放在父母

與兄弟姊妹面前討論。由於全德國沒有任何一名猶太數學教授，因此他們一致認為，如果馬克斯學習數學，未來最多也只能成為高中數學老師。所有的人，包括這位新科畢業生，都同意他應該轉而研讀醫學。

顛沛流離的醫師生涯

為了學習醫學，馬克斯・葛森就讀位於布列斯勞、玉茲堡、柏林、弗萊堡等地的大學。1907年，他在緬因河上的赫斯特市完成實習，隨後擔任艾伯特・法蘭科（Albert Frankel）教授的助手。從1909年一直到第一次世界大戰開始，他都在柏林的弗里德里希海因醫院，隨著克朗尼（Kronig）教授和博洛塔（Borottau）教授工作，也曾在兒童診所中隨著明可夫斯基（Minkowsky）教授短期工作。

葛森博士身為德軍醫療部隊的上尉，在將近5年的時間裡都和傑出的神經外科醫師奧特弗里德・佛斯特（Ottfried Foerster）博士關係密切。1928年，也就是1919年在比勒費爾德開業之後10年，葛森博士治療了3名為癌症所苦的絕望患者，其中一人因為無法動手術的胃癌而生命垂危。連飲食療法開發者本身都感到訝異的是，這3個人全都康復了，而且還告訴許多其他的癌症患者，成功的療法其實就在身邊。同樣的，由於葛森博士注意到某些退化性疾病患者可以康復，有些人則不行，因此他在未來10年中選擇接受葛森療法的患者時相當謹慎。

1933年，葛森博士猶太人的身分使他幾乎無法逃過納粹死亡集中營的逮捕和囚禁，因此他帶著全家遷移，首先來到奧地利的維也納，他在這裡完成了一本有關結核病的著作。1938年，全家移民到紐約市。葛森博士通過了紐約州委員會的醫學考試，在公園大道上開設診所，他持續發展他的療法，成功治療所有類型的嚴重健康問題，尤其是癌症。葛森博士醫治了數百名接受過手術和放射治療（當時仍未發明化療）之後仍然無法痊癒的患者。經過這些年的研究，**即使在治療相當晚期的癌症時，葛森療法也能讓最多50%的患**

者康復（在腫瘤科學界推出化療之後，葛森博士的自然治療法在醫治受過化療的患者時，成功率就下降了）。

1946年，葛森博士成為第一位在美國參議院小組委員會展示康復癌症患者的醫師。該小組委員會在派伯參議員的贊助下，為尋找癌症治療和預防工具的法案舉辦聽證會。但是，支持手術、放射治療和化學治療的美國醫學會說客擁有太多資金，使得參議院的法案以4票之差被否決。若當時通過這個法案，就能在1946年支援廣泛的葛森療法研究，並將這套療法流傳開來。

最初的發現

在馬克斯‧葛森還是大學生時，受到一項重大健康問題折磨：他罹患極為嚴重的偏頭痛，整個大學生涯都受到病痛苦惱。在馬克斯成為醫學生之後，頭痛實在過於痛苦和頻繁，使得他有時必須每週花3天的時間待在暗室裡，忍受噁心、嘔吐、眼睛敏感，以及頭骨彷彿要裂成兩半似的嚴重偏頭痛。他向醫學教授們諮詢，卻發現他們愛莫能助，甚至還要他「學著與疾病共處」。這位年輕醫師無法接受這樣的痛苦，只能自己尋求解決之道。

於是馬克斯著手進行研究。他閱讀大量的書籍和醫學論文，並且詢問過許多權威，但還是毫無頭緒。最後他偶然在義大利的醫學期刊中看到一個案例報告，有個患有偏頭痛的女人，在改變飲食之後獲得舒緩。文中沒有描述細節，但葛森博士認為這個想法合理。他的結論是，帶有噁心、嘔吐感的疾病發作，很可能是因為他的身體無法消化某些食物而引起的。現在，他必須找出這些食物是什麼。

他首先想到所有的嬰兒都能消化牛奶，他的身體應該也能應付這種食物。因此接下來的10天中，他只靠牛奶維生，但是偏頭痛卻未見好轉，沒有絲毫的改善。然後他想到動物在斷奶之後就不再飲用乳汁了，而且人類的身體構造比較類似草食動物。馬克斯認為，如果這是對的，健康出現問題的人可能應該只靠水果、蔬菜和穀物過活。

葛森療法不是在治療疾病,而是在協助身體治療自己本身的功能障礙。

他嘗試只食用蘋果餐——生的蘋果、烘烤的蘋果、蘋果醬、蘋果汁、蘋果泥。他康復了,偏頭痛不再發作。接下來,他慢慢在菜單中逐一加入其他食物,如果某些吃下的食物不適合他的身體,就會造成敏感反應,也就是短短20分鐘的偏頭痛。

神奇的「偏頭痛飲食」

葛森博士在食用烹調過的食物時,遇到了進一步的敏感性問題,於是他假定問題不是出在烹調過程,而是因為加入了鹽。在馬克斯去除了飲食中的鹽之後,不但可以食用烹調的食物,而且可以吃任何種類的蔬菜、馬鈴薯、穀物等食物。他將這套令他免於頭痛困擾的飲食方式稱為「偏頭痛飲食」,攝取新鮮水果和蔬菜,其中大多是生食,但有些也經過烹煮,而且完全不加鹽——**葛森認為鹽是與飲食相關的疾病來源。**

此時,他也遇到主訴偏頭痛的病人。雖然依照課本,偏頭痛應該無法醫治,但是葛森告訴病人,自己也曾經為偏頭痛所苦,直到開發出並遵循一套抗偏頭痛的無鹽飲食為止,然後這位年輕醫師建議病人嘗試看看。

遵循這份飲食計畫的患者,只要誠實無欺地確實履行,回來複診時都會報告頭痛已經痊癒,屢試不爽,且一旦重新開始吃鹽,頭痛就會再度復發。

意外根絕皮膚結核病

葛森博士有一位短期使用抗偏頭痛飲食的病人,報告自己的皮膚結核病(醫學上稱為尋常狼瘡)也隨著偏頭痛一起消失。這位新手醫師告訴患者,狼瘡是「無法治癒」的疾病,他的皮膚病應該不是狼瘡,但是患者卻擁有細菌檢驗報告,可以證明狼瘡的診斷。因此,葛森博士成為醫學史上第一位看見皮膚結核病因治療而痊癒的人。

看到患者的診斷報告,這位年輕醫師幾乎不敢相信自己的眼睛,不過他

很快就深信他的偏頭痛飲食對皮膚結核病的治療有幫助。他詢問患者是否認識其他的皮膚結核病患者，患者給了他肯定的答覆，並且帶來了一些他以前被留置的醫院中的其他病友。幾個星期過去之後，這些結核病患者也因為葛森博士的抗偏頭痛飲食而痊癒了。

葛森博士成功治療尋常狼瘡的新聞，吸引了在慕尼黑執業的世界知名肺結核專家費迪南德‧紹爾布魯赫（Ferdinand Sauerbruch）教授的注意。在與葛森博士就飲食的概念進行一番長談之後，紹爾布魯赫教授決定使用葛森療法進行臨床試驗。這位教授花了很長一段時間，以葛森博士的方式治療450位「無法醫治」的皮膚結核病患者，其中有446位完全康復。紹爾布魯赫教授大表讚賞，這位知名的肺病專家在他的自傳《醫療大師》中，記錄了這項成功的葛森飲食試驗和正面的結果。

但是葛森博士並不就此滿足，他了解到如果皮膚結核病能用飲食治好，那何妨用這種方式治療其他種類的結核病，例如肺結核、腎結核、骨結核？他開始醫治這些案例，並發現飲食療法同樣有效，治癒了這些病人。

這些肺結核病例中，有一個就是史懷哲的妻子海蓮娜，她早年在熱帶染上了結核病，在她丈夫帶她來看葛森博士時，病情已經進入末期。史懷哲夫人後來完全康復，安然活到80多歲。

在治療各種偏頭痛和結核病案例的過程中，葛森博士發現許多患者還同時患有其他疾病，例如高血壓、氣喘、過敏、腎臟受損、關節炎、中風後遺症和動脈硬化等，這些急性或慢性退化性疾病也跟著消失了！毫無疑問地，葛森療法幾乎能夠矯正任何退化性疾病。

因此，葛森博士了解到他並不是在治療疾病，而是協助身體治療自己本身幾乎所有的功能障礙。當然，這意味著他治療的不是症狀，而是患者根本的問題，他走的方向和常規醫學常用的方式──抑制症狀──完全不同。

鈉鉀平衡，水腫掰掰

葛森博士在治療結核病患者的過程中，了解到疾病的基本問題之一，就

> 長期攝取過多鹽分，會破壞人體的酵素系統、免疫系統和肝臟等。

是鉀離子從組織細胞中流失，以及鈉離子滲透到細胞內（這在醫學中稱為組織傷害症候群，簡稱TDS）──細胞為了試圖維持本身完整性，會讓水和有毒的鈉離子結合。這種出現在病人身上的情況，稱為「水腫性體液滯留」。

葛森博士死後6年，一本由馬爾科姆・狄克遜（Malcolm Dixon）和愛德溫・偉柏（Edwin C. Webb）共同撰寫，書名為《酵素》的教科書中，提供了鈉滲透引發問題的進一步證據。這本書證實葛森博士的初步發現，兩位作者研究身體如何製造酵素，並指出**在大多數情況下，鉀在酵素形成中的作用類似催化劑（活化物質）；而相反的，鈉通常扮演抑制劑或阻斷物質**。因此，鈉一旦滲透進入細胞，繼而進入組織，將使得酵素功能受到抑制，干擾到正常的組織活性，最糟的情況下，還會將組織活性完全阻斷。

身體只需要最少量的鈉即可正常運作，這種無機物質也被認為是「細胞外」礦物質，因為它必須留在細胞外的液體之中。而鉀則是細胞內的礦物質，為體細胞內代謝所需。如果細胞內外的平衡受到干擾，就會因為細胞受損而產生健康問題。在一般的植物性營養素中，一切種類的植物物質都含有相當充足的鈉，足以滿足我們的需求。問題在於裝罐、封瓶、保存、冷凍和所有其他的食物處理形式，以及一般的烹調程序中，鉀會被耗盡，而食鹽（氯化鈉）則必定會被添加進食物中，這樣的添加就會造成過量。身體通常可以將過量的鈉透過腎臟和糞便排出，但如果每天的量過於巨大，年復一年，終究有一天身體排泄多餘的鈉的能力會減弱或喪失，這麼一來，就會損及個人的諸多酵素系統、免疫系統，最後則是肝臟。後果就是出現疾病症狀，造成病態的功能障礙。

我們之前已經觀察到，葛森博士所做的第一件事，就是排除自己和病人的飲食中所有添加的食鹽。接下來他又在病人的無鹽素食餐飲中，加上新鮮現榨的有機蔬菜汁，每小時喝1杯，1天總共喝13杯。此外，葛森博士還檢查病人的尿液，發現在**治療的第1週，即使他們吃的是無鈉飲食，每天通常還是會排出6到8公克的鈉**！

食用無鹽飲食之後，參與的患者腳踝和腿部的腫脹（水腫）會消退，恢復正常。不僅如此，腹部過度累積的液體（腹水）也同樣減少了。這些隨身

帶著這麼多累贅水分的患者，毫無例外地排出大量尿液。讓患者的身體恢復鈉／鉀組織平衡，成為葛森博士的關鍵代謝治療程序。

排毒不生病

葛森博士發現，在身體的防禦崩潰之前，我們可以在外在壓力因素中找到更多的致病問題。比方說，用來培育食物的土壤中，含有只提供3種特定礦物質──氮、磷、鉀（分別以其字首N、P和K表示）的人工肥料，但是正常的植物需要52種不同的化學物質，才能維持良好的健康並成長茁壯。**以人工肥料施肥的土壤，也就是用來栽培作物的土壤，會導致生長在上面的植物產生營養缺陷。**人類也同樣需要這52種礦物質存在於食物之中，如果土壤中缺乏這些營養素，導致食物也缺乏這些營養素，我們便會同樣產生缺陷。

不僅如此，植物就像人類，也會因缺陷致病而喪失抵抗力。因此，真菌或細菌疾病以及昆蟲就會趁虛而入，摧毀這些虛弱而有缺陷的植物，這使得農民被迫對植物噴灑殺真菌劑、除草劑和殺蟲劑，以避免作物的損失。所以，全世界農業培養出有缺陷又有毒的商業栽培作物，導致人體出現缺陷、衰弱、帶有毒性，最終產生疾病。

有了這些葛森博士教導的基本認識，我們可以看到健康是如何流逝的。這些有關土壤和植物的說明中，還不包括我們以香菸、酒精、抗生素、安眠藥、殺蟲劑、殺真菌劑、除草劑、成藥和醫師處方藥，以及更多其他物質戕害自身所造成的額外傷害（參閱第1章）。很明顯，為了逆轉病情，恢復健康，我們必須排毒，並讓有生命、新鮮、有活力的營養素密集地流過身體。

咖啡灌腸排廢物

葛森博士又進一步發現，細胞系統和身體組織也會排除因為吸入不新鮮的空氣、骯髒的飲水、食品添加物、病毒、病菌和其他有毒物質，而經年累

月堆積的廢棄產物。為了不讓負責過濾血液中有毒物質的肝臟負荷過重，他找到了一個開啟膽管、協助肝臟釋出身體累積毒素的方法，也就是他知名的咖啡灌腸。

他發現若不用這種方法去除廢棄物，肝臟會無法處理所有功能異常細胞排出的毒物量，而造成中毒。葛森博士從末期癌症患者身上，觀察到他們的毒性實在太嚴重，讓他決定每4個小時就進行1次咖啡灌腸──灌腸用來作為主要的排毒工具（更多咖啡灌腸的資訊請參閱第12章）。

而他的病人也回報了一件額外的好消息：隨著肝臟排出細胞毒素，他們的疼痛也迅速減輕。因此，遵循葛森療法的無鈉高鉀排毒飲食，還有一個很大的好處，那就是葛森博士幾乎可以立刻停開止痛藥的處方！

高血壓通常也會在大約5天之內降下來，使得降血壓藥物可以停用。現在我們可以看到患者的免疫系統開始運作，而**在某些案例中，會出現有治療功能的發燒。發燒可以協助摧毀腫瘤組織，因此除非溫度過高（即超過攝氏40.3度），否則不應設法退燒。**

等到身體所有的抵抗力都恢復，就再度能夠摧毀腫瘤組織，將腫瘤分解並排出。最具侵略性的腫瘤種類──黑色素瘤、卵巢癌、小細胞肺癌、高惡性度淋巴瘤──治療的速度最快，你幾乎可以看到腫瘤消退下去。而成長較慢、比較不具侵略性的腫瘤，治療速度也會比較慢──腺癌（乳癌、攝護腺癌、骨轉移等）消失的速度緩慢，卻穩定。同時，富含酵素的無脂肪飲食也有助於溶解動脈粥狀硬化的斑塊和清掃動脈，因而改善血液循環和呼吸。這樣一來，我們就能了解為什麼整個身體都能重獲新生，無論病人罹患的是關節炎、肺氣腫、結腸炎、多發性硬化症、高血壓、心臟病、糖尿病，或任何其他眾多的急性、慢性退化疾病，都能受到治療。

果菜汁「洗腎」，灌腸排肝毒

葛森博士發現，所有慢性疾病背後的基本問題有二：「缺乏」和「毒性」。他顯然必須同時解決這兩個問題，才能治療他的病人。要克服缺乏的

問題，可以每個小時飲用以有機栽培蔬果製作的多種果菜汁，利用其中極為豐富的營養素來彌補身體的不足。

飲用這種果菜汁也有助於沖洗腎臟，但會導致病人的組織將累積的毒素釋放到血流中。這些毒素會被肝臟過濾掉，不過如此大量的毒素會造成肝臟的負擔。葛森博士了解到，如果他不協助身體迅速排除這些毒素，肝臟就會嚴重受損，而這些釋出的毒素甚至可能造成肝昏迷。**在治療初期頻繁到每4小時進行1次的咖啡灌腸，可以解救肝臟，在大多數案例中甚至還能減輕疼痛。**此外，隨著病人持續復元，他們的身體還會溶解腫瘤組織，毒素會從這些死亡組織釋放到血流中。此時，增加咖啡灌腸是很重要的事。通常得要花上2、3個月，才能把咖啡灌腸的次數減少到1天3、4次。

這十多年來，咖啡灌腸受到較密集地研究，如奧地利格拉茲市地區醫院第二外科部門的彼德‧雷希納（Peter Lechner）博士，就對葛森療法感興趣。他將這套療法應用在許多門診病人身上，並進行一些咖啡灌腸運作方式的科學研究。他在臨床報告中寫道：「咖啡灌腸對結腸確實有效，這可用內視鏡觀察到。此外，李‧華頓柏（Lee W. Wattenberg）和他的共同研究者還在1981年證實，咖啡中的棕櫚酸可以提升gluthathione s-transferase酵素和其他配體的活性，使其比一般常態提高數倍。這類酵素主要負責的正是與膽囊此時釋放之親電性自由基結合的反應。」

如果**患者有成癮症狀（例如香菸中的尼古丁、海洛因、嗎啡和古柯鹼等），經常飲用蔬菜汁可協助他們迅速克服對藥物的渴望，而咖啡灌腸則有助於清除一切戒斷症狀。**

在處理幾乎任何一種退化性疾病時，除非患者的肝臟和重要器官功能都完全恢復正常運作，否則治療並不能算是完成。對大多數患者而言，要恢復到這個地步，必須完全遵守葛森療法至少2年，包括每天攝取13杯新鮮現榨的果菜汁，食用有機栽培的素食，固定進行（但逐漸減少次數）的咖啡灌腸，以及服用鉀和消化酵素補充劑。

有一名叫作MB的患者，住在加州的坎東鎮。她罹患了廣泛轉移的黑

飲食營養治療是絕對必要的，因為使用藥物或手術的傳統、標準療法，有太多病人都沒好。

色素瘤，也患有白內障，無論戴不戴眼鏡都無法看電視或閱讀。除了這些問題，據MB自己的說法，她「所有的關節」都有骨關節炎。這位女性同時也過胖，還有高血壓和糖尿病。MB在醫師的監督下接受葛森療法，拯救了她的生命。黑色素瘤消退時，這位病人身上其他的問題也跟著消失。她可以閱讀和看電視，精力充沛，即使現在已經高齡84歲，仍然是其他家人身邊的活躍人物。就連她的聽力也都改善到家人認為「她的耳朵比我們認為的好」的程度，也不再需要以胰島素控制糖尿病。

醫學的奇蹟

葛森博士還添加某些消化酵素，並搭配甲狀腺激素和碘，以活化免疫系統，對抗多種健康問題。此外，由於病人的體力已消耗殆盡，因此葛森博士在原本就含有大量鉀的飲食中，另外補充更多的鉀。他還用肝粉膠囊和肝臟注射液支援病人的肝，用額外的維生素B12協助病人生產充足的紅血球。

值得注意的是，**使用完整的葛森療法，身體所有系統都可恢復完整功能。葛森博士是治療整體的代謝，而非單獨醫治疾病的特定症狀。**

許多患者除了危及生命的主要病症以外，還患有多種相關的疾病——例如除了癌症，還有糖尿病、心臟病、高血壓、關節炎、動脈粥狀硬化和腿部抽筋、眼球黃斑部退化、白內障等。等到身體真正痊癒，消失的將會是這些和整體生理退化相關的所有健康問題，而不是單單一種病症而已。進行真正的治療時，我們不能選擇性地治療。所有的醫學症狀都會穩定地改善，最後完全消失，夏綠蒂‧葛森引述了一名病人的案例。

這位病人罹患攝護腺癌，以及經常發作的腎絞痛、高血壓，還有3處椎間盤突出，造成他的劇痛和左大腿肌肉萎縮。使用葛森療法治療2年後，他擺脫這一切的毛病。他的攝護腺完全好了，不再有腎絞痛，不再服用任何藥物，過高的血壓也降回正常數值，而且保持穩定。受損的

椎間盤重新形成，讓他的大腿肌肉同樣獲得改善。這位病人原本因為諸多健康問題而幾乎完全殘廢，但現在卻完全恢復正常活動的能力。

只要遵循50年前描述的葛森療法，今日的人們也能同樣恢復健康。

有一位患者GF女士，得知自己的動脈已經阻塞了90%，必須立刻接受冠狀動脈繞道手術，不然可能活不到週末！她拒絕進行手術，而來到位於墨西哥提華那市的葛森療法醫院。當時GF的狀況十分危險，即使睡眠時也需要氧氣，幾乎無法在沒有協助的情況下走過一個房間。

她在醫院人員的監督下忠實地遵循葛森療法，返家後自行實施治療。2年後再度接受檢查時，之前那位醫師發現GF的動脈100%暢通，而她也可以正常地活動。醫師宣稱這是發生了某種醫學上的奇蹟。

為什麼醫師們都不知道？

有組織的對抗醫學花了太久的時間，才終於認可飲食與退化性疾病之間的關連。然而，就如同加拿大蒙特婁市麥基爾大學的流行病學與生物統計教授約翰・巴萊三世（John C. Bailar III）所說，我們輸掉了對抗癌症的戰役[1]，醫師及其病患在體認到這一點之後，現在也改變了想法。醫師們最後終於接受了飲食與所有類型的疾病都有關連的想法。

醫療專業人員幾乎到最後關頭，才求助營養療法來對抗退化性疾病，尤其是癌症。使用飲食和營養治療絕對必要，因為在使用藥物和腫瘤學——也就是常規疾病導向醫學的標準、對抗、傳統療法時，有太多病人的病況完全沒有好轉。現在我們應承認，飲食是治療過程中強而有力的夥伴。

1. Bailar, J.C.; Smith, E.M. "Progress against cancer?" *New England Journal of Medicine*. 314:1226, 1986.

3 葛森療法的原理
The Biological Basis of the Gerson Therapy

> 病人會開玩笑指出療法有些好「副作用」，像是改善高血壓、關節炎消失、椎間盤突出獲得矯正、氣喘患者的肺部改善……

　　由於葛森博士開發的癌症和其他慢性病治療方式，具有十分紮實的生理學和營養學原理作為基礎，因此直到今天，這套療法在臨床上仍然和最初問世的10年間同樣有效。或許有人會認為將近70年過去了，我們可能已經發現新的科學見解和臨床治療程序，葛森博士的方法早就被其他療法取代，但事實並非如此。

　　葛森療法能夠管理身體的鉀、鈉（食鹽）、蛋白質和水分攝取。在本章中，我們會詳細說明葛森療法的生物學（代謝）概念工具，及其能夠促進治療的方法和原因。想要抵擋任何種類的退化性疾病，限制動物性蛋白質的攝取都是絕對必要的作法。想要逆轉癌症和其他慢性疾病，還必須補充鉀、極端限制鈉、限制卡路里、節制蛋白質，以及添加甲狀腺激素。

　　任何一位參加葛森療法的人都知道，療法當中特有的咖啡灌腸，是藉由擴張膽管和清潔肝臟，來去除循環系統之中的毒物和部分代謝物。葛森博士

相信，肝臟是維繫身體的生化，以常保健康和克服退化性疾病──尤其是癌症──最重要的器官。

葛森博士的**治療以「超級營養」作為藥方，使用素食的食物，包括有生鮮水果、煮熟的蔬菜、沙拉、特製的湯品、燕麥，還有蔬菜汁**。這些「超級營養」的「藥方」，經證實能夠非常有效地提供營養，其中含有極為複雜的分子組成，以及細緻的化學物質，而病人的身體也可以輕易地全部吸收。大量攝取這些食物，可以毫無例外地讓不健康的身體康復，以及預防運作正常的身體失去健康。

因此，本章是使用第22章中食譜的預備知識，食譜說明的是能讓你享受完整健康的特定食物調理方式，本章則是提供採用葛森療法作為個人生活方式的生物學基礎的完整描述。

重新啟動自癒力

葛森療法是一種密集的營養治療，為了復元和重新活化一切身體系統而設計，能夠特別強化人體的免疫系統、酵素系統、荷爾蒙系統，以及矯正所有重要器官的功能，讓身體進入恆定狀態。這套療法的創始者於1930年代發現，在慢性退化性疾病中，大多數的器官系統都會受損且運作不良，達到停擺的地步。葛森的結論是，身體與生俱來的「療癒機制」最終會停止活動，使得衰弱的身體失去對抗入侵的疾病和治療的能力。

想要成功治療慢性疾病，需要飽滿的營養，尤其是病人，必須食用有機且新鮮準備的素食。另一項必要措施就是每天喝13杯生鮮蔬菜汁，借重其酵素的效果。**所有的食物都不能添加鹽和油脂，唯一的例外是亞麻仁油**（含有豐富的亞麻油酸和次亞麻油酸）。這麼一來，生氣蓬勃的營養素就會湧進受損的器官系統，這些營養素容易吸收，能夠進入缺陷的組織之中。要求食用的食物中含有豐富的鉀，這正是葛森博士發現病患長期缺乏的元素。

等到活性的礦物質和酵素回到組織之中，這些營養素就會把營養不良的

肝臟是維護身體生化機能、克服退化性疾病（尤其是癌症）最重要的器官。

歲月中累積的過量毒素和鈉釋放出來。此時，我們勢必要協助身體（尤其是肝臟）稀釋並去除釋出的毒素。為了達到緩解效果和解毒的功能，葛森博士發現透過直腸給予的咖啡因，毫無疑問地能夠協助肝臟及膽管將累積的毒素釋放到腸道中，藉此予以排除。

從直腸注入臭氧也有很大的助益，因為這樣能夠提高血液的血氧濃度、能量，並使器官系統能夠以更高的效能運作。大多數住宿在經過認證之葛森醫療設施中的患者，還可呼吸在房間內運作的臭氧產生器供應的空氣。該機器可藉此提供患者更佳的血氧濃度，並克服抗原（編註：指進入身體後能引起免疫反應的物質）的氣味。住家中也可以安裝類似的臭氧產生器。

超級營養與排毒

葛森療法的基礎哲學——**完整食物提供的超級營養和排毒**——**是讓身體發揮正面運作效果的普遍通則**。如前文所述，這些通則包括去除一切衍生自添加物、香水、化妝品、調味劑、染料、除草劑、氟化物、氯化物、金屬毒物、殘留的殺蟲劑、清潔劑等有毒物質，不管是天然還是合成的，同時盡量避免環境中許多的其他污染物。

在施行葛森療法時，必須依照身體出問題的個別部分及其引發的疾病和症狀進行調整。這些疾病包括念珠菌症、糖尿病、結腸炎、末期癌症患者的腹水、心血管疾病，以及高劑量的化學治療、放射治療、去氫可體松（prednisone）和其他的一般藥物，再加上其他種種疑難雜症。患者經常還會患有傳染病、輕微發燒、缺乏食慾、疼痛和許多其他併發症，其中有些症狀相當輕微——這所有的失能障礙都會在施行葛森療法時分別或一併處理；葛森療法能夠恢復並完全提升人體的生理。

在提供基礎營養和排毒的同時，葛森療法還會使用某些食品補充品，以克服維生素、礦物質、荷爾蒙、酵素和其他生理物質的不足。葛森療法有限度使用的營養補充品包括鉀化合物、消化酵素、甲狀腺激素、碘（魯格爾試

劑）、維生素B3（菸鹼酸）和維生素B12（鈷胺素），以及注射的肝臟粗萃取液和／或肝臟粉末和錠劑。這些「藥物」也會視患者的需求而調整。

化療？！先緩一緩

常規醫學中使用的某些治療方式可以和葛森療法相容，包括水療、氧氣、抗生素、某些情況下的放射線治療，以及某些手術（例如治療胃腸道阻塞或是腫瘤減積手術）。

化學治療完全不受到鼓勵，因為這種療法具有高度毒性，會抑制免疫系統，有時可以緩和疾病，但是鮮少治癒疾病。在採用葛森博士的療法前已進行過化療的人，免疫系統從一開始就屈居下風。葛森療法完全不贊同使用細胞毒性化學藥劑殺死癌細胞，因為這些化學藥劑經常將患者推向更嚴重的疾病和死亡。

> **注意！**
> 某些物理治療是有害處的，例如深層按摩、劇烈運動和鹹水游泳。

但即使如此，許多事先接受過化學治療的癌症患者，仍然在接受葛森療法時展現良好成效，尤其是罹患卵巢癌、淋巴瘤、腎臟癌和某些腺體癌，例如乳癌和攝護腺癌的患者。至於胰臟癌，葛森研究所曾經看過一些使用葛森療法獲得長期、完全康復的案例（請參閱第21章），但是我們必須很遺憾地說，胰臟癌患者如果之前施行過化療，會傾向於反應不佳。他們的胰臟被化學藥劑的細胞毒性損壞得太嚴重了。

逆轉末期癌症

證明葛森療法價值的最大宗證據，來自於葛森博士的原始文字，1958年出版的《大成功！葛森醫師癌症療法》。當時幾乎所有的患者都在開始進行葛森療法之前，接受過美國各地不同的常規醫療機構所進行的切片檢查。書

中描述的50個個案中,只有2個不是末期狀態。他們都存活了至少5年,至少有12人在首次接受葛森療法之後活了45年以上。

由於葛森療法在過去20年中,受到更努力的推廣,並且重新獲得肯定,因此也累積了更多復元患者的個案記錄。你可以在第21章中看到3個這種情況的案例;我們必須承認,目前唯一一種留下回溯分析統計記錄,並且經過同儕審核、發表在醫學期刊上的癌症類型,就只有惡性黑色素瘤(請參閱第6章)。至於其他癌症,葛森研究所記錄了許多個別的康復案例,全都是事先接受切片檢查並且長期生存,不過,確切數據尚未明瞭,因為葛森研究所無法追蹤病人。病人經常不再和研究所聯絡,繼續過著自己的生活,但葛森研究所的客戶服務部門現在已經建立了患者支援網路,為自行實施治療的人提供病友名單。

葛森療法在使用時並沒有惱人的副作用。葛森博士推薦的新鮮有機食物和蔬果汁——也就是他提供正常身體所需物質,和灌腸所構成的配方,絕不可能對身體造成傷害。**某些病人無法使用這種治療:器官移植者、洗腎患者,以及切除重要器官的患者。**某些一知半解的人會警告患者要注意脫水,或是其他想像出來的問題。他們不知道自己在說些什麼,對自己不甚了解的事大放厥詞。

相反的,有時葛森療法的病人反而會開玩笑地指出他們的療法有些「副作用」,不過卻是好的副作用。這些有利的副作用包括:解決了高血壓的問題、關節炎消失、青光眼患者的視力恢復、椎間盤突出獲得矯正、氣喘患者的肺部改善,以及許許多多健康問題的好轉。

請記住下面兩件事實,在閱讀過本書後,你可能會覺得這是顯而易見的事,但是在資訊不充分的人眼裡,卻看似難以接受:

1. 我們通常無法在身體持續遭受糖尿病、關節炎、心臟病和大多數其他慢性疾病困擾的情況下,單獨治癒癌症等特定疾病。
2. 在使用葛森療法治癒癌症的時候,我們最終會看到所有其他的病痛也都一起消失。

管理鉀、鹽分和水分的攝取

　　無論是在所有的腫瘤，還有患有關節炎的關節四周，或者是大多數慢性病毒疾病（例如生殖器疱疹），以及處於長期疾病之中，患者失去鉀的組織都會獲得鈉，並因為過多的水分而腫脹。目前這已經是現代醫學中確證的生理學事實。

　　葛森博士在研究結核病感染時，觀察到同樣的現象，並且記錄在他出版的著作中。在每一處結核病的空洞病灶周圍，他都看到一圈功能失調的浮腫鄰近組織，受到結核病菌釋出的毒素損害。這是疾病病灶中的部分代謝物造成的問題，它們僅僅是廢棄的物質，留在原地只會持續進行毀壞的程序；它們的存在干擾了其他方面並無異狀的組織，使其跟著遭受破壞。

　　葛森博士藉由限制鈉的攝取，以及透過提供患者新鮮蔬果飲食而以大量的鉀取代鈉，使得細胞的水腫得以被吸收。由於圍繞在結核組織以及腫瘤組織周圍的組織受損症狀消除了，患者的浮腫也跟著消失。

　　葛森療法建立了讓受損細胞緩慢回復正常狀態的生理狀況，能做到這一點，靠的是療法要求的無香料低鈉高鉀飲食。這套飲食能夠發揮療效──目前還沒有任何已知的藥物導向對抗療法、傳統的印度草藥按摩、中美洲巫醫、傳統中藥、整體療法、輔助與另類療法、整脊療法、自然療法、順勢療法，以及其他形式的醫療，能夠對受損細胞發揮相同的正面效果。我們再重複一次，這套由葛森博士開發的飲食，是葛森療法能夠有效對抗癌症和其他慢性疾病的主要原因。

　　新細胞生物學（以「乾燥」的物理為基礎，不像過去的現代對抗醫學建築在傳統「濕式」化學之上）之父吉爾伯特・凌寧（Gilbert Ning Ling）博士，曾經在1970年代初期，預言了高鉀低鈉的飲食攝取，對於消滅慢性疾病的價值[1]。凌寧博士的研究衍生自葛森博士的原創研究與治療，也就是他一開始用來消除偏頭痛，接著用來治療過敏、結核病和慢性疾病，稍後則用作抗癌療法的飲食方式。

只要為生病的細胞提供鉀，它就會好轉，再限制動物性蛋白質，則會更健康。

隨後，另一位醫療先驅、醫學物理學家暨研究人員——弗里曼・寇普（Freeman W. Cope）博士，在1978年發現了證據，能夠證明凌寧博士從葛森博士的研究衍生出的關連歸納假說正確無誤。寇普博士展示了受到一組相同事件毒害的細胞，這些事件通常包含缺氧、一或多種物理創傷，和／或某些類型的化學侵害，例如毒性金屬症候群[2]。

無論組織的功能障礙來源為何，全身任何一處的細胞反應全都相同：首先，受損的細胞會流失大部分的鉀，接下來細胞會接受大量的鈉，最後因為過多的水分（為了稀釋鈉）而膨脹。腫脹的細胞必須以三磷酸腺苷（ATP，一種能在細胞內傳遞能量的分子）的形式獲得維生的能量，而三磷酸腺苷必須透過氧化、消耗的方式燃燒糖類而產生。

沒有三磷酸腺苷，細胞就會死亡；死去的細胞太多，組織就會死亡；組織基質大幅減少，器官就會死亡；少了必要的器官，人就會死亡。寇普博士在兩篇重要的著作中，告訴生理學家這個病理現象[3,4]。

大約10年前，寇普博士的概念被受人尊敬的墨西哥生理學家暨心臟科專家德梅特里奧・索迪・帕拉瑞司（Demetrio Sodi-Pallares）博士的其他醫學研究證明為正確。然後雷蒙德・達馬迪安（Raymond Damadian）博士，診斷裝置核磁共振造影儀（MRI）的發明者，證實了人類細胞的行為不像是一袋水，而比較類似軟水器中的離子交換顆粒。在達馬迪安博士的理論發表前，「細胞是一袋水」的概念是幾乎所有醫學治療的基礎（直到現在），但是醫學科學正不斷地在進步當中。

我們按照年代簡要地作一個整體回顧，可看到達馬迪安博士、索迪・帕拉瑞司博士、寇普博士、凌寧博士和葛森博士打造出新的醫學基礎，進而解釋為何會演變出慢性退化疾病，以及如何逆轉這些疾病。這5位醫學家奠定的基礎告訴我們，細胞質其實是蛋白質和脂質巨分子構成的網格，電子流則在其間流通。儲存能量的三磷酸腺苷會和巨分子組成複合物，使其極化（編註：指物質在某些條件產生兩極分化，使其性質相對於原本狀態有所偏離的現象），並從中得到能量，形成許多偏好鉀勝於鈉的互動、合作關連部位。只要為生病的細胞提供鉀，它就能好轉。接著限制動物性蛋白質，它還能進一步更健康。

限制蛋白質攝取

　　為了讓受損的體細胞擺脫更多的鈉,葛森博士讓病患攝取不含動物性蛋白質的飲食至少6到8週。他引發了鈉外流的現象(他自己稱之為「Natrium Ausschuss」),將這種有害的礦物質傾倒進尿液中排出體外。這麼一來,水腫就會被細胞、組織和器官吸收。由凌寧博士的現代生物物理研究觀之,葛森博士的治療程序完全正確無誤。在埃及進行的研究中,斯隆—凱特林癌症研究中心的前主任羅伯・古德(Robert Good)博士證實,葛森療法中限制蛋白質攝取量的作法,似乎能夠刺激T淋巴球活性和細胞免疫。

　　從生物取得的蛋白質,來自馬鈴薯、蔬菜、蔬菜汁和燕麥。基本的葛森素食餐飲,加上部分添加的乳製品蛋白質,每天大約可以補充40克因廢棄物排出而失去的蛋白質。患者可以保持在正氮平衡狀態(編註:人體涉入的總氮量減去排出的總氮量為正值)。

　　除了降低蛋白質攝取量,葛森飲食還藉由限制脂肪的攝取而減少熱量,儘管患者每天會消耗9公斤的農產品。這套餐飲方式中,唯一允許的脂肪來源就是持續攝食燕麥(其中1.5%的熱量來自脂肪)、亞麻仁油,以及某些植物和水果中的脂肪酸,每天總共只有90大卡的熱量是由脂肪獲得。

　　葛森療法之所以完美,在於它補充鉀離子、幾乎排除所有的鈉離子、限制熱量、限制蛋白質攝取量,並且增加甲狀腺激素。除此之外,所有細胞的水分含量都經過重新整頓,以再次構築細胞質水分內的分子組成。

　　患者身體的活動速度也同樣加快了。這是刻意追求的效果,因為葛森療法正是專門刺激所有身體程序的代謝治療。

提高代謝速度

　　代謝是身體內進行的所有生化程序的總和,而代謝療法則特別著重在幫

限制蛋白質攝取量，有助於刺激T淋巴球的活性和免疫細胞。

助這些化學作用達成平衡，進而使正常細胞得以欣欣向榮，讓癌細胞耗盡養分而死或恢復成正常細胞。**葛森療法等代謝療法的治療目標，在於重建和重新活化身體所有維持生命的功能，藉此協助阻止或逆轉癌症病情，或是防止復發**[5]。

代謝作用分為2個基本階段，也就是同化作用（合成代謝）和異化作用（分解代謝）。

同化作用是建設性、構築的階段，促進生長與秩序，儲存能量，並生產酵素、荷爾蒙、抗體和細胞膜受器等有機物質。異化作用是破壞性的階段，此時物質會遭到分解，並將能量（三磷酸腺苷）拿來使用。所有的基本生化程序，本質上都屬於同化作用或異化作用，而葛森療法能夠同時刺激這兩者，讓身體達成必要的自我平衡[6]。

葛森博士期望細胞進行代謝，因此使用高初始劑量的碘、碘化物，以及最多5粒的甲狀腺激素，開啟細胞的代謝程序。攝取這些藥物後，患者代謝速度的加快會表現在脈搏速率上，每分鐘的心跳可能會超過100下。

甲狀腺激素會通知粒腺體（細胞質內的胞器，其中含有遺傳物質和許多對細胞代謝相當重要的酵素）進行增殖，並增加三磷酸腺苷的生產量，以提供細胞更多的能量。碘以及碘化物也能用同樣的方式，直接影響許多進行代謝的組織。

腫瘤組織一旦出現，就會把病狀擴散到環繞著腫瘤周圍、大小比腫瘤本身體積大上數倍的圓球區域中（類似太陽黑子周圍的半影區）。在這個球狀區域內，細胞組織因為湧入大量水分，遭到癌症毒素入侵和損傷，而導致功能低落。腫瘤釋放出代謝廢棄物，毒害原本正常的組織——這些功能完全失調的組織，只能在沒有良好免疫功能、血液循環不佳的情況下，坐困於自己的廢棄物中，毫無還手之力，忍受著排水不良之苦。即使以手術方式切除腫瘤，除非提供癌症患者修補組織損傷的方式，否則這個圓球區域的組織仍然水滿為患。使用葛森療法，可以讓腫瘤周圍的鈉離子環狀帶在數星期內消失，這就是使用葛森博士的治療方式，對抗這一類有如腫瘤周圍半影區的組織損傷症狀時，展現出的卓著效果。

咖啡灌腸清除自由基

咖啡灌腸能夠移除循環中的毒素和部分代謝物，具有使膽管膨脹的功效。這是因為以灌腸的方式施予的咖啡，可以刺激肝臟中移除血流裡各種自由基（親電子基）的GST（glutathione S-transferase）酵素系統。

親電子基是含有1或多個未成對電子的原子顆粒，對其他的電子擁有親和力，它們會在自己不該介入的地方參上一腳。這些自由基是帶有電荷的粒子，會損壞細胞膜，對細胞代謝造成干擾。

受到咖啡灌腸的影響後，GST系統的活性增為平常的650%，將血液中的親電子基移除。**沒有任何已知物質能夠像咖啡一樣，刺激自由基的清除達到這麼高的比例，即使是Q10輔酶或原花青素（OPC）都難以相比。**以咖啡灌腸清潔腸道後段，自由基會被GST酵素掃蕩一空，清除乾淨。

在咖啡留置於腸道期間，身體內所有的血液都會通過肝臟至少5次。血液每3分鐘就會循環經過肝臟1次（依照印度草藥按摩中信奉的觀念，肝臟每3個月就會重生並自行取代原有的肝臟）。咖啡中的棕櫚酸化合物以及咖啡因、可可鹼和茶鹼，能夠讓肝臟的血管和膽管擴張，平滑肌放鬆，刺激腸子蠕動，並提高膽汁流量；而那946毫升為體內提供治療用咖啡濃縮液載體的蒸餾水，也能協助這種種活動，有毒的膽汁會與膽鹽（編註：膽汁的重要成分之一）一起被沖走，形成有益的有效透析。

咖啡灌腸會帶走類氨產物、與毒素結合的氮、蛋白質衍生物、多胺類、胺基酸、凝固的團塊以及複合物，這些全都是代謝的廢棄產物，擺脫它們可讓身體免於受自身的廢棄物毒害。

超級營養療法

我們已經提到過好幾次，**素食、新鮮水果和蔬菜汁都是葛森療法患者**

葛森療法強調選擇在理想條件下自然生產的食物，供給身體最好的營養。

可以選用的「藥物」。這些攝取的食物全部加起來，會形成超級的營養。我們之前也強調過，這種有機栽培、新鮮準備的自然食物是相當有效、極為複雜、細緻的化學物質，治療的效果比人類發明的一切事物都更加出色。現在請接受我們的警告：若不攝取這樣的營養，你就得自行承擔風險。我們建議你盡可能地避免吃下合成的物質，包括處方藥物。

「巨量營養素」，也就是只選擇在理想條件下自然生產的食物，以供給身體最好的營養，正是葛森療法採用的治療方式。它可以有效地治療身體中健康欠佳之處，使其恢復恆定狀態。

如同我們再次重申的，葛森療法的生物學基礎是建築在限制鈉、補充鉀、限制蛋白質、避免攝取脂肪以減少熱量、以血液透析減少親電子基、巨量營養素、管理鹽分和水分，以及加速代謝之上。這種讓人重拾健康的療法來自葛森博士一個人的思考，只要勤奮地運用他從病人身上得到的臨床研究成果、他查詢的醫學文獻，以及他紮實的科學基礎，我們就能因此受益。

1. Ling, G.N. *In Search of the Physical Basis of Life.* New York: Plenum Press, 1984.
2. Casdorph, H.R.; Walker, M. *Toxic Metal Syndrome.* Garden City Park, N.Y.: Avery Publishing Group, 1995.
3. Cope, F.W. "Pathology of structured water and associated cations in cells (the tissue damage syndrome) and its medical treatment." *Physiological Chemistry and Physics.* 9(6):547~553, 1997.
4. Cope, F.W. "The Ling association-induction hypothesis: the high potassium, low sodium diet of the Gerson cancer therapy." *Physiological Chemistry and Physics,* 10(5):465~468, 1978.
5. Diamond, W.J.; Cowden, W.L.; Goldberg, B. *An Alternative Medicine Definitive Guide to Cancer.* Tiburon, Calif.: Future Medicine Publishing, 1997, p. 309.
6. 同上，p. 310。

4 葛森療法的核心
The Core of the Gerson Therapy

人體有逆轉和調整能力。最好的防禦裝置，是功能正常的腸道代謝和再吸收作用，搭配健康的肝臟。

活了58年，始終居住在英國德文郡的賽維爾・諾德（Xavier Naude），是一位獨立、富有而優雅的英國紳士。他致力於探索一切體驗人生的機會，包括沉溺於嚴重的菸癮中。1992年，諾德先生罹患了肺氣腫——這是他吸菸帶來的後果，而每抽1包菸，他的病情就持續地惡化。事實上，諾德每天要抽3包菸。

肺氣腫會讓肺臟中的小氣囊（肺泡）失去滲透性而受損，減少肺臟可用來交換氧氣和二氧化碳的表面積。這個疾病最嚴重也最可怕的症狀就是呼吸困難，而且可能會併發感染。截至目前為止，一直沒有專門治療肺氣腫的藥物或其他療法，病人通常必須依賴機械工具攝取氧氣，例如氧氣面罩和氧氣筒，以及吸入劑裝置。肺氣腫的形成方式十分難以理解，不過我們知道這種病在男性中特別常見。雖然肺氣腫和慢性支氣管炎以及老化有關，但是吸入香菸的煙霧是這個疾病最主要的病源。

諾德開始使用機械式藥物吸入器和血管擴張劑幫助他呼吸，但是卻

人體有能力維持細胞的正常運作，防止任何異常，葛森療法就是要幫身體恢復到此狀態。

發現自己愈來愈虛弱。1993年6月，他得知葛森療法的醫療效果，於是在同年9月抵達聖地牙哥，穿越美墨邊境，來到提華那市一間提供葛森療法的診所就診。

在參加葛森療法前，身在英國的諾德即使戒了菸，使用吸入劑，又服用其他藥物，胸口仍然感受到嚴重的壓迫感。他無法爬樓梯，時時刻刻都覺得呼吸極度困難，而他在英國的醫師告訴他，他失去了70%的肺臟組織。此外，他晚上睡覺時還有嚴重的腿部抽筋問題。這個可憐人的手指也患有關節炎，疼痛劇烈到讓他無法彎曲手指握住一杯果汁。

當他在墨西哥接受葛森療法時，這些症狀全都一一消失。諾德先生表示，其實在他參加飲食療法的第1個晚上，腿部就不再抽筋。過了幾天，他能握起拳頭，以前他無法做出這個動作，現在他的手指卻不再感到疼痛。1個星期過去之後，他胸口的壓迫感也減輕了。而在接受葛森療法的第2個星期結束時，他發現自己走路不需要停下來調整呼吸。

他在葛森療法醫院停留3星期，接著就在家繼續遵行這套療程，病情持續好轉。對諾德來說，葛森療法沒有什麼祕密，這是一套清晰易懂的自我治療方式，而且對任何願意研究飲食和排毒綜合療法的人敞開大門，讓他們都能了解其中的方法。諾德先生說：「我的病情獲得重大改善，也擺脫使我失去行動能力的肺氣腫，我對此感到完全滿意。」

諾德那位診所位於哈利街的胸腔科醫師，則以書面報告證實，他的病人的肺活量在相對很短的時間內，從30%增加到50%。這位醫師認為這相當驚人。肺氣腫已經不能被視為無法治癒的疾病了。

葛森療法的祕密

若說葛森療法有任何祕密存在，那就是接受此療法的患者治好的不僅是癌症，還包括幾乎所有的急性、慢性疾病——肺氣腫不過是其中之一。

腫瘤醫學中使用的細胞毒性毒物雖只用來攻擊癌細胞，但卻也會同時讓

正常細胞受損。葛森療法並不這麼做，相反的，葛森博士的基本概念正如他所說，是「正常人體有能力維持所有細胞的正常功能運作，防止任何異常的轉變和生長。因此，這套癌症療法的自然工作，就是讓身體回到正常的生理狀態，或是盡可能地接近正常生理狀態。」[1]

葛森博士的「祕密」營養療法逐漸且穩定地帶來改變，將病情嚴重、功能失常的身體變成症狀不顯著的狀況，進步到低度健康狀態，然後取得恆定性，再進展到表現出高度健康的境界，最後使我們能夠感受到生理狀態達到最高峰的喜悅。下一節中的文字摘自兩份資料，即《葛森醫療通訊》和葛森博士的原始著作《大成功！葛森醫師癌症療法》，可提供你葛森飲食的完整摘要。後面的章節將會涵蓋排毒的方法，從第9章的果菜汁，到第12、13章的咖啡灌腸。這所有的程序對病患的復元都同樣重要。

6大鐵則

從我們之前提供的資訊中，你已經知道在二次世界大戰前後，剛移民到美國的德裔美籍醫師葛森博士，提出一套依據經驗而建立的一般性飲食與醫療方式。他利用這些方式成功控制患者病情，從各種類型的身體系統惡化，特別是結核病、腎臟疾病、糖尿病、肝臟疾病、類風濕性關節炎、中風、膽囊疾病、幾乎任何種類的成癮，以及幾乎所有超過100種的惡性腫瘤。

葛森博士的治療技巧中，會讓每位患者使用一套整合的特定醫療方式與生理控管，並著重於下列目標（請參閱 P78 表4-1）[2]：

1. 透過限制礦物質鈉（Na^+）和補充礦物質鉀（K^+），以達到管理鹽分以及水分的攝取的目標。
2. 每個小時定時製備和飲用生鮮的有機栽培蔬果汁，極大量攝取（超級營養）巨量營養素和微量營養素。
3. 極度限制食物中的脂肪攝取。
4. 食用基本上為純素食的餐飲，藉此暫時限制蛋白質攝取量。

葛森療法可以成功控制超過100種的惡性腫瘤。

5.給予天然的甲狀腺補充劑。
6.頻繁地自我施行咖啡灌腸,讓肝臟產生(分泌)膽汁。

　　葛森博士的飲食治療方案甫確立,即獲得許多醫學作家的肯定和採納,他們以此方式治療偏頭痛和皮膚結核病(尋常狼瘡),複製了葛森博士的結果。發行至全世界的臨床期刊上還寫道,這套療法可以醫治許多種形式的肺結核、胃腸道結核和骨結核,心腎功能不全,以及許多種類的皮膚病,包括濕疹、扁平苔蘚、全身性紅斑性狼瘡(SLE)、乾癬和皮膚搔癢症、支氣管炎和支氣管擴張症,以及幾乎所有的肝膽疾病。

　　在修改療法之後,葛森博士將這套營養食療法應用在癌症、類風濕性關節炎和骨關節炎、心血管疾病、多發性硬化症、結核病、偏頭痛以及許多其他疾病上,並將成果發表在美國和德國經過同儕審核程序的期刊上。

　　表4-1揭示了葛森博士將患者的生理改變為健康生理狀態的明確作法。只要確實遵循葛森療法,患者逆轉病況、重拾強健體魄,並且長保健康的機率即可顯著提升。哈羅德‧佛斯特(Harold D. Foster)博士是加拿大卑詩省維多利亞市維多利亞大學的地理學教授,他表示:「葛森療法徹底改變了病人身體的礦物質平衡。任何進行這種治療的人,都會迅速流失鈉,同時體內鉀和甲狀腺的濃度則會上升。牛奶、起司和牛油都在禁止之列,特別是最初幾個月。鈣可以透過紅蘿蔔和綠色蔬菜汁取得,含量豐富到可以用葛森療法逆

表 4-1　葛森療法的核心

　　葛森療法是一系列調和及整合的醫療,據觀察的結果,可以治療許多人類的晚期癌症和其他重大疾病案例。

01. 治療包括對鹽分和水分的管理,降低Na+的攝取量,提高K+的攝取量。
02. 補充天然的甲狀腺激素,以刺激病人的代謝和細胞能量產生。
03. 每個小時飲用新鮮的生鮮蔬果汁,並食用基本上為純素的飲食。
04. 限制脂肪攝取,以減少攝取到的一切種類疾病助長因子。
05. 限制蛋白質攝取,患者的免疫反應會有提升的傾向。
06. 咖啡灌腸可刺激腸和肝臟的酵素,透過腸壁排除毒素——算是一種腸道透析。

轉骨質疏鬆症的程度。如此重視新鮮蔬果也意味著患者可以獲得大量抗氧化劑，特別是β-胡蘿蔔素和維生素C。」[3]

這樣吃就對了

以下是葛森博士親自以扼要的言詞說明自己的理論（原文刊載於《大成功！葛森醫師癌症療法》）[4]：

科學還沒有發展到足以了解所有酵素、維生素和許多荷爾蒙及礦物質的生物功能，因此如果情況許可，使用以有機方式栽培，遵循自然規律生產的食物會比較安全（在葛森博士寫下這段話之後41年的今天，他的觀念被證明是更加合適的想法）。遵循這個原則，幫助人類度過了科學發展之前的數千個年頭。我們用這種方式攝取到所有已知的維生素和酵素，無論目前是否已經被發現，特別是尚未發現的「刺激生命的物質」，它們的最佳來源是盡可能新鮮，沒有被精製和保存程序破壞，例如製成罐頭（煙燻、冷凍、冷凍乾燥、脫水、輻射線照射和其他粗暴加工）的食物。

（預防疾病）飲食中的¾應該包含下列食物：

任何種類的水果，大多數是新鮮水果，以及某些用不同方式加工過的水果；新鮮現榨的果汁（橘子、葡萄柚、葡萄等）；水果沙拉；水果冷湯；香蕉泥、磨碎的生蘋果、蘋果醬等。

任何新鮮準備的蔬菜，有些以自身的菜汁燉煮，另外的則可以生食或細細磨碎，例如紅蘿蔔、花椰菜或西洋芹；蔬菜沙拉、蔬菜湯等；某些乾燥的水果和蔬菜亦可，但不可使用冷凍蔬果。

馬鈴薯最好烘烤食用；馬鈴薯肉可磨碎後加上脫脂優格做成馬鈴薯泥，或做成不加鹽的湯；馬鈴薯絕對不可油炸，最好連皮一起煮。

綠葉蔬菜沙拉，或是混合番茄、水果、蔬菜等。

麵包應該含有完整裸麥或者部分（最多20%）的全麥麵粉，可以混合使用——這些原料的精製加工愈少愈好。燕麥片可以自由食用。可選擇是否食

> 所有蔬果都應該用自己的果汁燉煮，以免礦物質溶解在水裡而流失。

用蕎麥蛋糕和馬鈴薯煎餅，以及紅糖、蜂蜜、楓糖漿和楓糖糖果（不可以使用發粉或小蘇打，包括烹調的時候）。

乳品和乳製品，例如鄉村起司和其他種類沒有加鹽或香料的起司、白脫牛奶、脫脂優格和牛油。奶油和冰淇淋應該盡量減少攝取，只有假日才食用（冰淇淋是小孩子的「毒藥」）。

飲食中剩下的¼可自行選擇，採用的食物包括肉類、魚、蛋、堅果、糖果、蛋糕，或任何你最愛吃的東西。應該避免攝取尼古丁。烈酒、葡萄酒和啤酒應該減量至最低，多喝新鮮果汁。咖啡和茶應減量至最低，但下列花草茶除外：薄荷茶、甘菊茶、菩提花茶、橙花茶和一些其他花草茶。

鹽、小蘇打、煙燻魚肉和香腸應該盡可能避免，胡椒和薑等辛辣調味料亦然，但是應該要使用新鮮的田園香料植物——洋蔥、荷蘭芹葉、蝦夷蔥、西洋芹，甚至可以加一些辣根。

至於蔬菜和水果，我再重申一次，應該用自己的果菜汁燉煮，以避免烹調過程中，礦物質輕易溶解在水裡而流失——這些寶貴的礦物質在離開它們膠質的狀態之後，似乎無法被妥善吸收。所有的蔬菜（蘑菇和黃瓜除外）都可以使用。礦物質成分特別值得推薦的有紅蘿蔔、豌豆、番茄、牛皮菜（譯註：即恭菜，台語稱加末菜）、菠菜、四季豆、球芽甘藍、朝鮮薊、和蘋果同煮的甜菜、花椰菜和番茄、紫色包心菜和蘋果、葡萄乾等。

準備蔬食最好的方式，就是慢慢煮上1個半到2小時，不要加水。為了避免燒焦，請在平底鍋下面放一塊平均散熱的金屬板（以取代石棉墊）。你也可以在蔬菜中加入一些（特製的希波克拉底 P338 ）高湯，或是洋蔥、切片的番茄，這也有助於增添風味。菠菜汁太苦，無法使用，通常不受喜愛，應該要瀝掉。洋蔥、蒜苗和番茄擁有足夠的湯汁，可以在烹調過程中保持濕度（甜菜應該用類似馬鈴薯的方式，連皮一起在湯汁中烹煮）。請徹底沖洗和洗刷蔬菜，但是不要把皮削掉或刮掉。

烹煮蔬菜的時候，平底鍋的鍋蓋須蓋緊，以避免蒸汽冒出。因此，蓋子的重量一定要夠重，或是可以密合（請勿使用壓力鍋）。烹煮後的蔬菜可在冰箱中保存一晚。熱菜時，請加入一點湯或新鮮番茄汁，然後緩慢加熱。

葛森博士對自己營養療法的飲食摘要發表意見。最後又加上這一段[5]：

人體擁有優異的逆轉能力，以及許多調整的可能性，但是最好的防禦裝置就是腸道中功能百分之百正常的代謝和再吸收作用，搭配健康的肝臟。有的人可能會無謂地下定論，認為沒有必要這麼強調營養。在正常狀況下，如果這些人沒有遺傳、社會、疾病、創傷或其他日積月累（尼古丁和其他毒物）的損害，這句話可能沒有錯。

社會因素奪走了這些自然恩賜的一部分。假設一個分組測試的實驗，利用剝奪含有特定維生素的食物，使人體缺少各種不同的維生素，結果顯示：在美國有1/3的人會在大約4個月內開始缺乏維生素，2/3的人會在6個月內缺乏，只有5%到6%的人可以支撐10個月的維生素缺乏飲食。這些和其他的營養實驗顯示，只有少部分的人同時擁有完整的再吸收裝置，和調整逆轉生命中健康與不健康週期的能力。

健康的人不需要這麼擔心碳水化合物和蛋白質是否足夠或過多，也可以忽略卡路里數值。但是，如果我們在相對較長的一段時間中，忽略絕對必要的礦物質、維生素和酵素，沒有在它們最天然的成分中攝取充足的量，那一定會遭到懲罰。

礦物質必須待在它們原本隸屬的組織之中，因為它們是細胞中電荷的攜帶者，它們可以在該處讓荷爾蒙、維生素和酵素正常運作。這給予身體最佳的運作能量和逆轉能力，以獲得完好的代謝和生活。

葛森模仿旋風

現在市面上有大批通俗書籍，討論以葛森博士的飲食與營養觀念作為預防和治療癌症的工具，其中有些甚至還上了暢銷書排行榜。這使得醫學家和營養專家眼中可稱得上是革命性的觀念，擺滿了圖書館和書店的書架。對他們來說，這些是新資訊，然而這些書的作者皆未給予葛森博士應有的讚賞，

> 如果我們長時間未從天然成分中攝取必要的礦物質、維生素和酵素，就會生病。

像是鮑伯・阿諾特（Bob Arnot）醫師的《乳癌預防飲食》、《飲食防癌》，和《蓋諾醫師的癌症預防計畫》等書，就指出任何人都可藉由飲食減少退化性疾病的風險，例如癌症。這些書籍會列出養生菜單供人遵循，卻只是模仿葛森博士用來消滅所有類型疾病（特別是癌症）的原創飲食方法。

尤有甚者，有些原本在專業或政治上打壓葛森博士的人，現在重複別人的發明，談著食物可以當作治療癌症和其他慢性疾病的工具。社會大眾對尼克森總統輸掉「抗癌戰爭」而夢想破滅，使得他們不情不願、半推半就地開始相信飲食與營養對減少癌症的重要性。

在談到我們是要遵循葛森博士的教導改善我們的生活形態，還是吃著零嘴點心、丹麥麵包、披薩、起司漢堡、冰淇淋和其他垃圾食品度日時，美國癌症學會的攝護腺及大腸直腸癌計畫主任加百利・費爾德曼（Gabriel Feldman）博士承認：「我們用不著花上幾年的時間去研究，若人們能夠把目前已知的知識付諸實行，罹癌比率就會下降。這是很簡單的事！」

早在速食餐廳和超市、便利商店食物出現之前，葛森博士就在1958年發表了正確的醫學和營養文獻。時至今日，他的直覺甚至顯得更加正確。

---

1. Quoted in Walters, R. *Options: The Alternative Cancer Therapy Book*. Garden City Park, N.Y.: Avery Publishing Group, 1992, pp. 189, 190.
2. Hildenbrand, G. "Bread, propaganda, and circuses." *Gerson Healing Newsletter*. 4(18/19):1, March/June 1987.
3. Foster, H.D. "Lifestyle changes and the 'spontaneous' regression of cancer: an initial computer analysis." *International Journal of Biosocial Research*. 10(1):17~33, 1988.
4. Gerson, M. *A Cancer Therapy: Results of Fifty Cases. Summarizing 30 Years of Clinical Practice and Experimentation. The Powerful Nutritional Therapy that Has Healed Thousands*. Bonita, Calif.: The Gerson Institute, 1958, pp. 22~24.
5. 同上，pp. 27~28。

5 癌症怎麼消失的
Remission—How It Happens

「自發性」癌症消退最常發生在不吸菸的素食者，不食用鹽、白麵粉或砂糖，而且避免罐頭、煙燻、冷凍食品的人身上。

我們應給予那些出乎意料復元的「例外」病人更多關注，而非眼神空洞地盯著成群循一般模式死去的病人。用雷內・杜博斯（Ren Dubos）的話來說，就是「有時候比較可以預測的事反而會趕走最重要的事」。
——醫學博士伯尼・席格爾（Bernie B. Siegel）於《愛的醫療奇蹟》

現年66歲，自1955年起就在德州阿默立羅市掛牌執行整脊治療師業務的約翰・阿爾伯特（John Albracht），1963年動了第一次混合細胞淋巴瘤的切除手術。這項剖腹手術由梅約醫學中心的著名創辦人之子小梅約（Y. Mayo Jr.）醫師進行，手術中發現不規則的腹膜後腫瘤，頂入小腸的腸繫膜。阿爾伯特的腫瘤實在太大又分布太廣，因此被認為無法以手術治療，小梅約醫師只是縫合手術切口，就把病人送去接受20次鈷放射治療。

「存活時間超出預期壽命至少10倍」的癌症病患，經常會提到葛森療法。

接受過放射治療之後，阿爾伯特剩餘的腫瘤體積急速萎縮。首次進行切片手術和剖腹手術時，他的年齡是30歲。

他的癌症持續緩解24年，但在1986年12月1日，再度出現許多惡性腫瘤的不適徵兆與症狀，包括嚴重的胃腸道出血、過度流汗（盜汗）、肌肉無力、胃腸脹氣、打嗝、消化不良、上腹部腫脹、腹瀉、心跳過速，血紅素讀數過低，只有8 g/dL（正常範圍為14～18 g/dL），血液中的堆積紅血球容積（血球容積比）也過低，只有26 mL/dL（正常範圍為40～54 mL/dL）。4天後，他在阿默立羅市的高原浸信會醫院，由腸胃科醫師格雷戈里奧·馬托斯（Gregorio Matos）為他進行小腸切除術，及端對端的吻合術。淋巴瘤侵犯⅓的小腸組織，並且擴及中皮層，包含整個空腸一直到近端的迴腸。事實上，從阿爾伯特體內取出的惡性腫瘤，連同2公尺長的小腸，體積相當於1顆哈密瓜。

接下來，腫瘤科醫師卡里姆·納瓦茲（Karim Nawaz）建議他從1987年1月11日開始，大量接受5種強效的細胞毒性藥物，進行至少8次化學治療。病患忍受了2次化學治療，但是副作用實在太強烈——噁心嘔吐、腹瀉、腹部痙攣、劇烈腹痛、皮膚紅腫刺激、聲音沙啞、胸痛、呼吸急促、咳嗽、下背痛、睪丸疼痛、兩臂接受化療注射的地方感到灼熱腫脹，以及3週內體重驟減25公斤，讓他自願停止治療。

阿爾伯特說：「馬托斯醫師拿我的案例作高原浸信會醫院午餐會議中的個案研究。他告訴研究小組，我可能只剩3到6個月的壽命。」[1]

這時，這位腹部滿是疾病的患者，在1987年2月17日進入了墨西哥提華那市的葛森療法醫院。馬托斯和納瓦茲醫師持續監控他的病情。他們觀察到他那正好位在肚臍右邊的腫瘤，體積穩定縮小，從7公分到4公分，一直到消失為止。到了1987年底，阿爾伯特仍然遵行葛森飲食療法，而且不管用哪一種醫學診斷方式，都已經檢測不到他的腫瘤了。這2位保守的阿默立羅市腫瘤專科醫師，使用淋巴管攝影、骨髓檢查、實驗室檢驗、身體檢查以及更多的方式，都認為他當時已經痊癒，現在也仍然如此。

馬托斯醫師告訴阿爾伯特：「過去你健康惡化的情況，就像一路滾落斜坡一樣。我認為你做了對的事，才能夠重新得到健康，得到體重和力量，以及得到一些光明。」直到現在，阿爾伯特仍持續葛森療法的飲食和排毒方法。他每5個月依舊接受馬托斯醫師例行的追蹤檢查[2]。

由於阿爾伯特使用葛森療法成功逆轉致命的惡性淋巴瘤，因此他現在將飲食和營養融入他的整脊治療中。他承認自己只靠著葛森飲食療法拯救了自己的性命。有些偏好藥物及放射治療的不知情醫療觀察者，可能會指著病人治好的癌症，不屑地說：「這只不過是癌症自發性消退的例子。」但阿爾伯特的生命已搖搖晃晃地回到平衡，他知道真相。他在1987年付出很大的努力才達到這個成果，現在也每天持續這麼做。

腫瘤不會沒事自己消失

在第4章中，我們簡單引述了有關病人改善生活形態而使癌症緩解的文章。這些資訊來自加拿大卑詩省維多利亞市的維多利亞大學中，地理學教授暨統計學家佛斯特所做的研究。1988年，佛斯特博士對一般所謂自發性消退的癌症病人，進行了一項透徹的電腦分析。

自發性消退（或「自發性緩解」）指的是癌症在沒有進行任何傳統治療的情況下縮小或消失（而且沒有長出新腫瘤）[3]。

聲譽卓著的病理學家威廉‧波伊德（William Boyd）在他1961年出版的著作中，收集了許多這類的案例，每個案例都附有極為詳細的記錄。他估計大約每100,000個癌症病人中，會出現1個自發性消退的案例。在他一系列的記錄中，超過一半經過確認的自發性消退案例屬於下列4種腫瘤之一：❶腎臟（腎細胞）癌，❷黑色素瘤（皮膚的色素癌），❸神經母細胞瘤（罕見的兒童癌症），以及❹絨毛膜癌（罕見的胎盤癌症）。至於在波伊德博士另外一半的案例中，幾乎所有其他癌症都有1、2個案例[4]。

腫瘤學家柯爾（W. H. Cole）曾經在與人合著的經典教科書《癌症的自發

現榨的紅蘿蔔汁對於幫助癌症的消退扮演著重要的角色。

性消退》之中寫道：「『自發性』一詞是錯誤的分類，因為消退一定有其原因。」[5]另外，葛森博士也在其發表的著作和文獻中一再指出，**癌症的消退不會自發性的產生，但是患者某些特定的生理改善，可以讓癌症發生我們想要的反應。**

佛斯特博士說：「我們所欠缺的，就是不夠了解健康發生重大改善所涉及的因素。」當然，他對自發性消退提出了各式各樣可能的解釋[6]。

癌症真的會好

佛斯特博士檢視了200名使用各種形式另類療法而康復的病人資料，這些療法包括葛森療法、霍賽（Hoxsey）的草藥、凱立（Kelley）飲食療法、長壽飲食法、摩曼（Moerman）飲食，以及傑森‧溫特斯（Jason Winters）的藥草茶。他發現這些復元的慢性疾病患者（其中大多數罹患癌症）之中，有超過一半的人曾經接受某種形式的營養和生活形態改變，包括排毒，例如咖啡灌腸、蓖麻油灌腸、結腸灌洗、乾熱桑拿浴，或是斷食。88%的患者採用素食作為日常飲食，65%的人服用每日所需的礦物質補充劑量，最常服用的是鉀和碘。他們攝取的其他營養素還包括菸鹼酸、消化酵素、生物類黃酮、紅花苜蓿，以及維生素A、B12和C。

佛斯特博士寫道，「自發性」癌症消退「傾向於最常發生在不吸菸的素食者，不食用鹽、白麵粉或砂糖，而且避免罐頭、煙燻、冷凍食品的人身上。一般來說這樣的人多會避開酒精性飲料、茶、咖啡和可可，而飲用新鮮現榨的果汁和／或蔬菜汁。許多人服用維生素和礦物質補充劑，以及各種藥草。病人食用這些特殊飲食的時間間隔從1個月到15年不等，其時間長度的中位數為41個月。」[7]

由於佛斯特博士肯定了癌症消退必有其原因，因此他同意葛森博士的原創發現，說道「事實上並沒有所謂的自發性消退過程」。資料也支持他的觀點，顯示大幅緩解的發生「和重大的飲食改變有關，這些改變必定會影響到免疫系統及腫瘤能夠取得的巨量與微量元素」。

佛斯特博士肯定「存活時間超出預期壽命至少10倍」的癌症患者經常提到葛森療法。他們之中有人遵循葛森療法的步驟，在佛斯特博士的研究中，從腦癌、淋巴肉瘤、基底細胞癌、腎臟肉瘤、散播型黑色素瘤、乳癌、脊髓腫瘤、轉移的睪丸癌到腦下垂體癌，幾乎每一個分類都列舉了遵循葛森療法而復元的患者[8]。

美國國家癌症研究院和加拿大癌症學會（CCS）正在推廣他們認為能夠減少癌症發生率的飲食。有趣的是，**佛斯特博士研究的200名癌症消退的患者中，有許多人遵循的飲食方式完全就和葛森博士提倡的一樣**。他們的飲食方式，就是美國國家癌症研究院和加拿大癌症學會所代表的常規醫學，目前推崇之飲食方式的極端形式[9,10]。

這樣吃，讓癌症消失

這些接受研究的自發性消退患者，使用了另類治療方法（在現代腫瘤學標準下被視為不合常規的療法）。

在記錄的病人之中，有175人（87.5%）在飲食上作了重大改善。P88 的表5-1列出他們通常會避免哪些食物。你可以看到，這些現在已經恢復健康的人，確實地遵守葛森療法的飲食建議（請參閱第7、8和10章）。

他們的飲食中**排除了酒精、脂肪、油脂、乳製品、罐頭食品、冷凍食品、煙燻食品、甜食、加了鹽、加了香料和醃漬的食品；80%自行治好各種癌症的人停止食用這些食物**。除此之外，79.5%後來經歷「自發性」癌症消退的患者，不再吸菸、食用肉類和砂糖。下方的資料則指出，超過50%的患者，同樣謝絕了香料、蛋、魚、油脂和脂肪、茶、咖啡、可可、巧克力、白麵粉、乳品和堅果。

相對而言，這些看似「自發性消退」的癌症病人，會大量食用某些食物。這些食物列於 P89 表5-2之中。結果顯示，**因為抗癌成分而受到推崇的最受歡迎食物是新鮮蔬菜，也就是紅蘿蔔、甜菜根、南瓜、綠色花椰菜、韭蔥（洋蒜苗）、白色花椰菜、洋蔥、豆類和球芽甘藍**。在癌症自發性消退

我們所欠缺的，就是不夠了解導致健康重大改善所涉及的因素。

表5-1　200名自發性消退癌症患者避免特定食品的百分比

食物或飲料類型	患者樣本百分比
所有罐頭食品	80.0
所有冷凍食品	80.0
所有煙燻食品	80.0
白糖	79.5
肉類	79.5
醃漬食品	75.5
食鹽（氯化鈉）	75.5
酒精性飲料	75.5
香料	75.0
蛋	70.0
魚	67.0
脂肪	65.5
白麵粉	65.5
茶	65.5
咖啡	65.5
巧克力	63.5
油	62.0
奶類	62.0
堅果	59.5
大豆	49.0
番茄	38.5
貝類	16.0

（摘自佛斯特"Lifestyle changes and the 'spontaneous' regression of cancer: an initial computer analysis." *International Journal of Biosocial Research*. 10（1）:17～33, 1988，經同意轉載）

的病人特意食用的食物中，只有這些蔬菜的食用者超過80%。另外值得注意的是，在這些幸運者（或消息靈通者）之中，有57%的人遵循葛森療法的建議，飲用新鮮現榨的蘋果汁、紅蘿蔔汁和柳橙汁。事實上，在所有取樣的病人中，有53.5%表示現榨紅蘿蔔汁在他們的飲食中扮演很重要的角色。葡萄

表5-2　200名自發性消退癌症患者攝取特定食品的百分比

食物或飲料類型	患者樣本百分比
綠色花椰菜	84.5
韭蔥	84.5
白色花椰菜	84.5
洋蔥	84.5
豆類	84.5
紅蘿蔔	84.5
球芽甘藍	84.5
甜菜根	82.5
南瓜	82.5
蘋果	81.5
梨子	81.5
杏桃	77.0
全麥麥片	75.0
哈密瓜	73.5
葡萄	73.0
番茄	72.5
扁豆	69.0
葡萄柚汁（現榨）	58.0
苜蓿芽和其他發芽的種子	57.5
柳橙汁（現榨）	57.0
蘋果汁（現榨）	57.0
葡萄汁（現榨）	55.0
番茄汁（現榨）	55.0
紅蘿蔔汁（現榨）	53.5
綠葉蔬菜汁（現榨）	51.5
肝臟	46.5
葡萄乾	46.5
杏仁	32.0
鳳梨	26.0
鄉村起司	24.5
白脫牛奶（經過攪拌，但「並未」發酵）	24.5
蛋	24.5
小麥草	22.0

改善飲食，加上排毒，有助於消滅癌症和其他表現出細胞整體惡化的疾病。

優格	21.0
橄欖油	20.5
葵花油	19.5
大麥苗	18.5
酪梨	18.5
克菲爾菌發酵乳（Kefir）	16.5
大蒜	14.0
亞麻油	7.5
味噌	4.5
日式溜醬油（Tamari）	2.0

（摘自佛斯特"Lifestyle changes and the 'spontaneous' regression of cancer: an initial computer analysis." International Journal of Biosocial Research. 10（1）:17～33, 1988，經同意轉載）

柚汁、葡萄汁和番茄汁也有超過一半的癌症消退患者飲用。其他受歡迎的食物還包括全麥、苜蓿芽、哈密瓜、番茄、扁豆、葡萄和杏桃。

骨癌卡拉延命至少42年

我們永遠有證據能夠證明，改善飲食加上排毒的生活形態，有助於消滅癌症和其他表現出細胞整體惡化的疾病。這些證據包括在接受葛森博士提倡的療法後，持續存活了40年以上至今的患者證言。下面這位就是這樣的案例，她接受葛森療法以對抗骨癌，在42年之後，依然活得健康自在。

現在（2001年），卡拉・蘇福德（Carla Shuford）距離15歲那年被診斷出罹患轉移性骨肉瘤，已有42年之久，但是她依然健康快樂。

「骨肉瘤」為骨骼組織本身的癌症，在原發性骨癌中屬於第二常見的種類。這種骨癌雖然最常在10到20歲時發生，但可以出現在任何年齡的人身上。大約有一半的骨肉瘤發生在膝蓋內部或附近以及大腿骨之

中，但任何一塊骨頭都可能是此病的源頭。它們傾向於散布到肺臟進行二次生長。骨肉瘤通常會在腫瘤的位置造成劇烈疼痛和腫脹[11]。

蘇福德是這疾病的受害者，但使用葛森博士倡導的強力營養與排毒療法挽回性命。為協助拯救其他兒童癌症患者性命，她寫下她的醫療病史，發表在1998年7、8月號的《葛森醫療通訊》雙月刊上[12]。

以下是她的陳述：

今年，也就是1998年9月4日，我即將要慶祝我生命中的第40個週年紀念日——生存週年紀念日！我被診斷出癌症，並在40年前的這一天左腿截肢到臀部。在發現腫瘤之前，我忍受7個月的疼痛，因此在醫師約翰‧培斯東（John Preston，進行切片的醫師）切片報告確認骨肉瘤的診斷時，預後並不樂觀。癌症已經散布到淋巴系統，讓我只剩下6個月的生命。

當時（1958年9月初）常規的治療方式有放射和手術治療。礙於腫瘤的位置，放射治療並不可行，醫師死馬當活馬醫，決定進行一項相當激進的手術，讓我有一絲機會能夠把死亡延後30到60天。

但是就在這一天，事實上就是在手術進行時，發生了一件看起來沒有那麼戲劇化，但其實更為重要的事，那就是我母親在葛森醫師位於紐約的診所中和他親自商談，同意讓我一出院就開始接受他的治療。

接下來5年是日以繼夜的葛森勞力密集生活，我父母奉獻他們的生命來救我。我們是居住在北卡羅萊納州西部山區的貧困酪農，唯一的生計是每早用手為我們那30隻澤西種乳牛擠奶，再把生乳送去給客戶。

雖然我比較想住在葛森博士位於紐約的診所，但是環境不允許。由於這套療法需要相當多的時間和精力，無毒的食物取得困難，再加上必須徹底、準確地遵循療法的要求，因此葛森博士不希望患者在家中施行治療，尤其是在初期階段。但是我母親的聰慧以及致力於細節的精神令他十分讚嘆。為了回報他的信任，我母親向他承諾，一定會遵循他信件中處方的飲食療法。

得了骨癌的卡拉在奉行葛森療法後，延長性命逾40年。

　　接下來，我母親、我父親和我開始了毫不妥協、確實遵循葛森療法的5個年頭。

　　那個時候，葛森果汁機非常的笨重（就像是一台千斤頂），另外還有榨汁機和布，用來將經過碾壓的食物榨汁，以避免任何氧化的機會。我們都很慶幸自己的手臂在長年的擠奶工作下鍛鍊得十分強壯，因為操作這台設備需要同樣大的力氣！由於果汁必須在每次飲用時研磨和榨取，因此每當我母親洗好機器和布，幾乎就是下一次榨汁的時間了。

　　同時，我還需要從未經冷凍的小牛肝臟碾碎、擠壓出的液體肝臟汁。離我們最近的肝臟來源，是約64公里外的阿什維爾。我父親的工作就是下午3點到我們當地的車站等巴士，帶回我們訂購的新鮮肝臟。

　　在我父親於1950年代初期改採有機農法耕種的時候，本地其他農人對此都興趣缺缺。但是，由於每天榨汁需要的生菜和紅蘿蔔數量過於龐大，而且處方的湯品中需要各式各樣的根莖和葉菜類植物，因此我父親需要鄰居的協助。許多農人答應保留一部分田地不噴灑殺蟲劑，他們就在這些區域上種植「卡拉的紅蘿蔔」、「卡拉的生菜」和「卡拉的某某作物」。

　　其他的事都已經成為歷史。葛森博士在1959年春天過世，距離我母親拜訪他還不到6個月。醫師們要求我每個月照1次胸部X光，每次都得到完全正常的結果，最後他們自己也厭倦了。斯隆－凱特林（癌症診所）每年都會寄1份調查，問我是不是還活著，出乎他們意料的是，每年都得到了回覆。1998年，我發現我存活的時間已經超出他們為期30年的研究期間了！

　　我的父親在1965年過世，母親則是在今年（1998年）的1月18日，就在她90歲生日的3天前過世。我現在已經達到官方規定的「高齡者」年齡，今年4月滿55歲。

　　我只吃有機、未經加工的食物，特別著重於水果、蔬菜和完整穀物。我每天早上游泳1.6公里，健康情況良好──除了用拐杖生活40年帶來的損耗。

我在書桌抽屜裡保存一份更新的「葛森資料夾」，讓我知道一旦我再度需要葛森博士的協助時該怎麼做。而或許最重要的，則是我期待在1998年9月4日慶祝我的第40個生存週年紀念日，讓我再一次感謝母親、父親和葛森博士給了我生命！

1. Hildenbrand, G. "Cure of a recurrent, inoperable, chemoresistant mixed cell lymphoma (retroperitoneal lymphocytic/histiocytic nodular diffused) through the Gerson cancer therapy." *Healing Newsletter*. 7(1-2):1~10, Jan./Feb. & Mar./Apr. 1992.
2. 同上，p. 10。
3. Bashford, E.F. cited by Rae, M.V. "Spontaneous regression of a hypernephroma." *American Journal of Cancer*. 24:839, 1935.
4. Buckman, R. *What You Really Need to Know about Cancer: A Comprehensive Guide for Patients and their Families*. Baltimore: The Johns Hopkins Univesity Press, 1997, pp. 242, 243.
5. Cole, W.H. "Opening address: Spontaneous regression of cancer and the importance of finding its cause." In *Conference on Spontaneous Regression of Cancer*, ed. by T.C. Everson, and W.H. Cole. Philadelphia: W.B. Saunders & Co., 1996, pp. 5~9.
6. Foster, H.D. "Lifestyle changes and the 'spontaneous' regression of cancer: an initial computer analysis." *International Journal of Biosocial Research*. 10(1):17~33, 1988.
7. 同上。
8. 同上。
9. Ross, Wk.S. "At last, an anticancer diet." *Reader's Digest*. 1222(733):49~53, 1983.
10. Canadian Cancer Society. "Facts on cancer and diet: Your food choices may help you reduce your cancer risk." 1985.
11. *The Merck Manual of Medical Information: Home Edition*. Whitehouse Station, N.J.: Merck Research Laboratories, 1997, p. 223.
12. Shuford, C. "Carla's story." *Gerson Healing Newsletter*. 13(4):5~6, July/Aug. 1998.

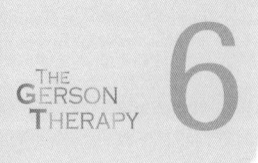

打敗致死黑色素瘤

Healing Melanoma with the Gerson Therapy

黑色素瘤第3期的5年存活率是39%。但以葛森博士的飲食療法來治療，存活率卻是71%。

當黑色素瘤──一種致死的皮膚癌──進入散布或轉移到全身的階段，就會被分類為第4期的癌症。這種情況十分嚴重，無疑會危及生命，而且在傳統的腫瘤醫師眼中，預後毫無樂觀的希望。

「黑色素瘤」（melanoma，字面意思是「黑色的腫瘤」）是惡性的痣，所有皮膚癌中最危險的一種，也是惡性最強的癌症之一。它可以散布到幾乎任何器官和組織，並且在跑到遠處重新出現（轉移）之後的1年內造成病人死亡。懷孕婦女的腫瘤散布給胎兒的情況相當罕見，但在會以這種方式傳播的腫瘤中，黑色素瘤可是名列前茅。

黑色素瘤最常發生在40歲到60歲的人身上，雖然目前還不算是最常見的癌症之一，不過它在全世界的發生率攀升速度卻超過其他任何癌症。光是在美國，1997年就發生了超過40,300個病例，1998年更超過此數。

所有的黑色素瘤都僅僅由一種類型的細胞組成──一種稱為「黑色素細胞」的惡性色素生成細胞，但是它們的形狀有一些差異，例如立方形或紡錘

形。在皮膚黑色素瘤中，這2種細胞的行為通常都很類似，但是在眼睛黑色素瘤中，細胞的形狀會大幅影響其行為[1]。

敏茲的第4期黑色素瘤

1993年6月，住在加州卡拉巴薩斯一位55歲的女性黛爾‧敏茲（Dael Mintz），帶著危及生命的第4期黑色素瘤，來到了墨西哥提華那市施行葛森自然飲食療法的醫院。

在常規醫學上，敏茲女士的生存機率可說極為渺茫。受過葛森療法教育、專精於以整體醫學治療癌症的艾莉西亞‧麥倫德（Alicia Melendez）醫師承認：「坦白說，最初我們在提華那市葛森療法治療中心的人員，認為她的預後非常不樂觀。她是黑色素瘤轉移的重症病例，在她肺臟和肝臟的腫瘤塊以及病灶，吞沒並壓縮了她的背部中段和頸椎。她最大的腫瘤寬度達到11.5公分，有一大團腫瘤緊貼在她胸部的皮膚下方，鼻子上也有個腫瘤。」

麥倫德醫師說道：「我們在動手術之後植皮，但是沒有辦法消除鼻子上的腫瘤，它很快就長到和葡萄一樣大。她全身上下一共可以找出20個腫瘤（包括腰部、脊椎、肝臟、骨骼以及腎臟），鎖骨也膨脹起來，清楚顯示出癌症的跡象。」

加州的常規腫瘤醫師已經放棄了敏茲太太。事實上，他們預測她的壽命只剩不到6個月。當黑色素瘤惡化到這個地步，藥物導向（對抗）療法已經幾乎無計可施了。第4期黑色素瘤能夠抵抗放射療法、免疫療法和化學療法，這些已經確立的療法沒有表現出任何長期的正面功效。所有的腫瘤醫師都會告訴你，第4期的皮膚癌是最難以克服的惡性腫瘤之一。但事實證明，敏茲女士的情況並非如此。

敏茲女士接下來在葛森療法機構停留3個星期，又回到家中繼續進

> 即使面對致死率高的黑色素瘤，葛森療法仍能展現相當良好的「5年存活率」。

行18個月的治療，這段期間中她遵循標準的葛森療法，食用特製飲食，飲用新鮮蔬菜汁，服用營養補充品，接受治療注射，進行排毒，並且自行實施咖啡灌腸。除此之外，她還接受局部臭氧以治療鼻子的病灶；每天以臭氧吹入直腸2次，作為一般的身體排毒。這3個星期結束後，患者的體內和外表仍然有一些病灶，但是她覺得自己有精神多了。整體而言，葛森療法的醫師和工作人員都覺得她正在走向復元之路。接著她就回到家裡，繼續自己的療程[2]。麥倫德醫師承認，一開始患者的病情造成她很大的疑慮。這位葛森療法的癌症醫師說：「她進入我們診所時的健康狀況，就像是一輛因為司機心臟病發作而從山上滾落的火車。黑色素瘤已經完全失控。我們得要讓火車停下，把它推回山上。」

在敏茲女士遵循葛森療法之後，她的鎖骨在6個月以內恢復正常的外觀。又過了6個月，她接受電腦軸切面斷層攝影（CAT）的掃描診斷，結果顯示她肝臟的腫瘤大幅縮小，其他器官的轉移腫瘤也大多消失了。又過了6個月（也就是開始以葛森療法自我治療之後的1年6個月），她再次接受CAT掃描，得知肝臟的腫瘤持續縮小，而且肺部的腫瘤也只剩下2個（最初總共有5個）。

1年之後，也就是1996年6月，她只剩下肺部左側的2個鈣化結節（編註：X光檢查發現肺部有不正常的不透光陰影稱肺結節，鈣化結節一般為良性，但也有少數例外）以及肝臟右葉上1個直徑1公釐的鈣化硬塊。她的癌症正在緩解，幾乎完全消退，第4期的黑色素瘤正朝著完全消失的最終階段邁進。敏茲女士求診於當地的腫瘤醫師，又到提華那市的葛森治療中心複診，一次又一次地證實這個在葛森療法患者中並非不尋常的結果。

接下來這一季中追蹤她的墨西哥籍醫師表示：「1993年6月到1996年6月間，她鼻子上的腫瘤消腫了，中央凹陷下去，顏色也變淺。儘管鼻子上的病灶仍在，敏茲女士還是覺得自己很健康。這個最後的病灶，同樣也比原先的大小顯著萎縮許多，她認為自己正逐漸康復。」

在病人接受葛森療法2年之後，麥倫德醫師已經可以宣稱她「幾乎完全擺脫了癌症」。要記得，絕大多數第4期黑色素瘤的病例，平均預

期壽命都不到1年，因此這位目前已經存活了7年的病人十分令人驚嘆。回到位於卡拉巴薩斯的家中後，敏茲女士向她的對抗療法醫師報告自己已經康復，據她說，那位醫師「大吃一驚，訝異萬分。他完全無法理解我原本被認為致命的黑色素瘤為何會發生這樣的改變。幸運的是，我的腫瘤醫師還有足夠的判斷力，要我繼續進行葛森療法」。她仍然定期向這位醫師求診，確認黑色素瘤已經遠離。

我們描述這個瀕死的第4期黑色素瘤案例歷程，是因為敏茲女士的皮膚癌加上多重轉移，比大多數廣泛回溯探討中研究的黑色素瘤案例更加嚴重。現在我們來討論一下這個研究。回溯探討或回顧，指的是探討某種療法過去成效的研究。這項研究回顧黑色素瘤患者中，究竟有多少人能夠存活超過5年（這是美國癌症學會的腫瘤科學家們認定為「治癒」的標準）。

我們在這裡報告的回溯性研究，比較了一開始在醫學監督之下開始接受葛森療法，然後像敏茲女士一樣，回家進行自我治療的黑色素瘤患者。我們剛才描述的黑色素瘤患者，以及另外152名熱心遵行葛森療法的研究參與者（一共是153人），展現出相當良好的5年存活率。在這些接受葛森療法的患者當中，有69%的人生存超過5年。我們將這些患者和醫學文獻中接受其他療法的黑色素瘤患者（一共16,229人）互相比較，可以明顯看出非葛森療法的患者的運氣比較不好，有較多人在達到5年的門檻之前就已經死去（多半是在1年以內）。

改變命運，活得比5年更久

這項黑色素瘤研究由葛森研究所和加州大學癌症預防與控制計畫的成員所進行。這2個機構都在聖地牙哥。這份回溯性研究描述所有病人，包括對治療無反應者、將黑色素瘤控制在第1和第2期（限於局部）者、第3A和3B期（區域轉移）者、第4A期（轉移至遠處淋巴、皮膚和皮下組織）者和第4B期

葛森療法中的各個要素,都是為了改善病患細胞結構的氧化過程。

(轉移至內臟)者。1995年9月,他們發表經過同儕審核的臨床期刊文章〈以葛森飲食療法治療之黑色素瘤患者的5年存活率:回溯性探討〉[3]。

該文章的作者:希爾德布蘭特(G. L. Hildenbrand)、克莉斯汀‧希爾德布蘭特(L. Christeene Hildenbrand)、凱倫‧布拉福(Karen Bradford)和雪莉‧卡文(Shirley W. Cavin),將使用營養方式的癌症療法,在治療黑色素瘤患者時的臨床結果,與醫療文獻上報告的結果比率互相比較,列出摘要。論文中以回溯的方式,評估在15年之中(從1975年到1990年7月),153名白種成人黑色素瘤患者接受由葛森博士(原本是1930年代在慕尼黑大學進行研究)開發之癌症營養療法的療效。雖然葛森博士是在歐洲發表飲食療法的結果,但是卻在1936年移民到美國之後,才更加廣為宣傳他的發現[4]。

接受葛森療法的黑色素瘤患者,年齡範圍為25到72歲。葛森療法的參加者以低鈉、低脂、低蛋白的奶素餐飲進行治療。他們從每個小時給予的約225公克生鮮蔬菜汁和／或果汁中,接受大量的鉀、液體和營養素。此外,亦使用甲狀腺激素加速代謝,每天攝取的熱量限制在2,600到3,200大卡,並視需要進行咖啡灌腸,作為排毒、抒解疼痛和促進食慾之用。

有些黑色素瘤患者由私人的執業醫師治療,但幾乎所有的人都住在墨西哥提華那市提供葛森療法的機構之中(患者記錄是在提華那市4間不同的醫院進行評估)。回溯性探討中發現:

- **第1、2期**:14名黑色素瘤第1和第2期的葛森療法患者,100%都存活超過5年,而腫瘤醫師貝斯(C. M. Balch)博士報告的15,798名黑色素瘤第1和第2期患者中,只有79%的人可以活這麼久[5]。
- **第3A、3B期**:17名黑色素瘤第3A期(區域轉移)的葛森療法患者中,有82%的人存活了5年,相較之下由德國健康機構霍恩海德診所醫治的103名黑色素瘤第3A期患者中,有如此成果的只有39%[6]。33名黑色素瘤第3A和3B期的葛森療法患者中,有71%的人存活5年,相較於霍恩海德診所的134名黑色素瘤第3A和3B期患者,5年存活率是41%[7]。
- **第4A期**:18名黑色素瘤第4A期的葛森療法患者中,有39%的人存活了5

年，相較之下美國東岸癌症臨床研究合作組織的194名黑色素瘤第4A期患者中，5年存活率僅僅只有6%[8]。

在排除了71名無統計記錄的葛森療法患者之後，所有153名存活達5年者明顯與癌症分期有關。某些病人失去追蹤，是因為他們死於與黑色素瘤無關的原因，或是遷移到研究人員聯絡不上的地方。

美國癌症學會的報告指出，黑色素瘤第3期的5年存活率是39%[9]。但是，以葛森博士的飲食治療的黑色素瘤第3期患者，存活率卻是71%。

第1、第2、第3A和3B期黑色素瘤的男性和女性患者存活率一致，但是在第4A期的黑色素瘤中，女性患者（例如敏茲女士）的生存機率超過男性。第4B期的生存影響則尚未評估。

葛森療法的許多面向，都曾被人當作理論上成功治癒患者疾病的可能原因，但目前還沒人能清楚定義明確的機制。基本上，葛森療法中的各個要素，都是為改善病患細胞結構的氧化過程（編註：這裡的「氧化」指的是細胞的正常呼吸【如分解葡萄糖、脂質轉化成醣類】，以及破壞不正常自由基的過程）。在這種療法中，為了妥善治療癌症和其他退化性疾病，必須大幅提升氧化功能[10]。

醫療消費者通常沒有注意到，1920年代時，慢性病取代傳染病成為主要的公共衛生議題，這時離抗生素的出現還有很長一段時間。慢性疾病與營養因子的錯誤給予間，存在著極為密切的全球模式。葛森療法能夠有效地矯正這些出錯的人體內部環境因素[11]。

1935年第一次進行的美國全國健康訪查結果顯示，22%的美國人與慢性疾病一同生活[12]。1987年，將近30%的人口（直逼9,000萬名美國人）受到一或多種慢性疾病困擾[13]。從前後數十年的趨勢來推測，在2000年結束前，大約會有50%的美國人口（或許有1億5,000萬人）加入慢性疾病患者的行列。這些值得關注的問題都與葛森療法直接相關。**葛森療法正是永久消除所有退化性疾病，特別是100多種癌症的主要療法。**

請注意，Medicare健康保險的財務狀況極端需要葛森療法，因為在Medicare方案中，超過10%的保險對象佔用了72%的醫療資源。在1998年，佔

當身體的防禦功能正常時，就算癌細胞產生，身體仍可以自然地摧毀、清除它們。

了很大比率的慢性疾病，耗費納稅人鉅額的資金，這個情況預計未來還會逐年惡化[14]。

海普娜消滅了黑色素瘤

茱莉・海普娜（Julie Hepner）健康的身體在1988年，也就是在她只有22歲時就宣告消失。她的皮膚科醫師取下她右肩上的一顆痣，進行切片，認定她罹患了黑色素瘤。接下來的4年中，海普娜接受了7次手術，移除頸部的硬塊、大腦的腫瘤、卵巢的囊腫、扁桃腺的肉，以及約15公分的結腸。每一次手術的切片診斷結果都是黑色素瘤。

結腸手術後，海普娜在母親的協助下開始進行葛森療法，並定期到住家附近施行葛森療法的代謝醫師診所就診。儘管1993年她搬進剛剛油漆過並鋪上新地毯的家中發生環境過敏時，病情稍微惡化，但她仍覺得好極了。這位原本的黑色素瘤患者，再沒有進一步復發，現在持續著較緩和的葛森療法（她現在距離診斷出黑色素瘤已有11年了）。

阿克蘇甩開黑色素瘤、關節炎和慢性C型肝炎

卡蘿・阿克蘇（Carol Askhew）求助於葛森療法，想要解決3種不同的疾病。首先是關節炎，這個疾病讓她的父親和姊姊都進行過多次髖關節置換手術。雖然關節炎確實對她造成影響，而且也用葛森療法治好了，但是她有個更嚴重的健康問題——黑色素瘤，這才是促使阿克蘇採用葛森飲食和排毒代謝療法的原因。

阿克蘇的癌症發生在父親被診斷出黑色素瘤後。她嚇到了，便用一塊之前冷凍過數次的病灶進行切片檢查。當黑色素瘤的結果揭曉時，她進了施行葛森療法的醫院，在那裡待了2星期。回家後她繼續遵行葛森療法，情況也始終良好。關節炎和黑色素瘤都消失了，再也沒有復發。

接下來，1995年12月，阿克蘇因為受到感染而必須進行肝切片，

結果顯示她罹患了第3期的C型肝炎，於是她又一次地按照葛森療法的要求自行實施治療。她肝臟的酵素隨即回復正常水準，而且一直保持到現在。她的健康持續改善。

阿克蘇寫下了這一系列促進健康的字句：「沒有任何事物比失去健康更能鼓舞你做出保住健康的行動」、「癌症只是症狀，我們該治療病因」、「葛森療法救了我一命」，以及「進行葛森療法時，我覺得自己的健康不斷好轉」。

擺脫最致命黑色素瘤的蒙納罕

在切除了右臂上的一顆痣和一些淋巴結之後，凱瑟琳·蒙納罕（Kathleen Monaghan）女士被診斷出患有第4B期的惡性黑色素瘤，也就是目前已知最為致命的皮膚癌。黑色素瘤在1年之內轉移到她的肝臟和腎上腺，又在這些地方長出新的腫瘤。於是她的醫師告訴蒙納罕一家人，她只剩下30天的壽命。

前述那篇5年存活率回溯性調查的4位作者，一點都沒有想要評估葛森療法在第4B期生存影響的念頭，因為他們在全世界的治療通報系統，都找不到任何能夠用來比較的治療團隊。換句話說，他們的確有黑色素瘤第4B期的患者，病症也全都進展到非常晚期，但是沒有其他的團隊能夠讓這樣的病人活得夠久，達到能夠互相比較的地步。儘管家人反對，蒙納罕女士還是在1993年10月，進了位於墨西哥提華那市的葛森療法機構。她在這裡充滿活力地接受飲食和排毒療法，立刻感到重獲新生。

拉娜的眼睛黑色素瘤

夏綠蒂·葛森最近接到一通女性打來的電話，對方說她和她女兒在1982年進入墨西哥採用葛森療法的癌症診所。這位母親是去照顧她當時

當3位醫師都說拉娜活不過5個月,葛森療法卻讓她存活超過15年。

26歲的女兒拉娜‧馬圖謝克(Lana Matuseck)。她女兒的身體因為1年前懷孕時長期營養不良而留下後遺症。她們在1982年跨越美墨邊境造訪時,還帶著她1歲大的男嬰。拉娜在懷孕期間和之後,被奧勒岡州波特蘭市聲譽卓著的健康科學中心診斷出左眼患有眼睛黑色素瘤。

拉娜很幸運,由於她正在懷孕,因此未接受化療,但在孩子1歲之前,她一共接受了7次手術,每次都切除了大量散布在左眼周圍的黑色素瘤。即使如此,她的眼窩中還是又出現其他的黑色素瘤組織,每一次手術都要設法切除更多黑色素瘤組織,成果相當有限,癌症一再復發。

聽到拉娜這種懷孕或育有年幼孩童的年輕女性罹患某種癌症,特別令葛森研究所的工作人員感到痛心,但不幸的是這種事並不少見。這種情況下存在的基本生理問題,就和所有惡性腫瘤的問題相同:身體缺陷和毒性。

相反的,健康的身體不可能產生癌症。當所有的防禦功能(特別是免疫系統)都能發揮功用時,癌細胞一旦發生,健康的身體就會自然而然地摧毀和清除它們。因此,**身體的主要免疫防禦先減弱或消失,腫瘤才能站穩腳步而冒出頭。**接下來,免疫功能會失靈,酵素系統受損,胰臟酵素停止摧毀外來蛋白質(腫瘤組織),荷爾蒙系統衰竭,同時產生礦物質缺乏。

拉娜和現今許多其他女性一樣,身體難以維持平衡,健康掉落到平均水準以下。然而在懷孕的時候,她們利用自身身體,在自己的器官內產生一個全新的人。這樣的需求會讓健康處在邊緣地帶、只能勉強維持功能的身體氣力放盡,準媽媽和胎兒都得要背負慢性營養不良的高昂代價。

如果攝取的食物包含必要的營養素(新鮮、生鮮的維生素、礦物質和酵素,而且必須是容易吸收的形式,而不是製作成藥物),懷孕的身體就可獲得額外的材料,以完成這件工作——就像過去數千年一樣。儘管如此,我們還是經常看到現代美國人的日常飲食中嚴重缺乏這些活生生的營養素,而且還會因為含有過量的脂肪、蛋白質和鹽,以及防腐劑、色素、乳化劑,甚至更糟糕的食品化學物質,而帶給懷孕婦女的身體更多壓力。

這下可遇到難題了:大自然永遠會以現有的維生素、礦物質和營養素,

為胎兒──嶄新的生命提供完美無缺的身體。如果母親無法藉由適當的營養獲得這一切，大自然會從母親原本就已經搖搖欲墜的身體系統中奪走這些必要物質，提供給胎兒。這下子孕婦體內的礦物質、酵素和營養素變得嚴重缺乏，免疫系統的抵抗力實質上已經消失，於是生理上最弱的一環就顯現出疾病。如果缺陷和毒性真的很嚴重，可能會造成惡性腫瘤，否則也可能「只是」造成妊娠毒血症、腎臟疾病、泌尿生殖器疾病，或其他的體內疾病。

拉娜原本的3位醫師（1位內科醫師、1位眼科醫師和1位腫瘤醫師）一致向她的雙親和丈夫表示，她的壽命只剩不到5個月，但拉娜排除萬難，活過了這個悲慘的預測期限。只是，這3位醫師仍然堅決地告訴病人的母親，她女兒的病情「沒有希望，他們完全沒有辦法阻止黑色素瘤危害她的性命」。他們又說，葛森療法鼓吹的治療類型是「浪費時間、金錢又讓家人受累」。

拉娜的母親在電話中進一步告訴夏綠蒂‧葛森，當她第一次到墨西哥的癌症診所向葛森療法的醫師求診時，病人患側的眼睛已經全盲，只能用右眼觀看這個世界。「但是之後，」拉娜的母親說，「女兒忠實地遵循葛森療法──這是她康復的唯一希望。」至今，1999年6月1日，也就是過了15年後，她已完全復元達12年之久。拉娜又生下了3個強壯健康的孩子，1男2女；而他們整個家族都遵守著葛森博士的生活原則。

原本是黑色素瘤患者的拉娜現在已經41歲，完全不需配戴任何鏡片，雙眼視力如常。她原本患側的眼睛視力回到1.0，因為她過去16年來拒絕接受3名傳統對抗療法醫師對預後的悲觀見解，轉而遵行葛森療法。

1. Mitchell, M.S. "Melanoma." In *Everyone's Guide to Cancer Therapy.*, rev. 3rd ed., by M. Dollinger; E.H. Rosenbaum; and G. Cable, Kansas City, Missouri: Andrews McMeel Publishing, 1997, pp. 568, 569.
2. Gerson, C. "Successfully reversing stage IV melanoma: the story of Dael Mintz." *Healing Stories of the Gerson Therapy* from the *Alternative Medicine Digest*. Issue no. 18, May/June 1997.

飲食是所有醫療的基本,但不該是「醫治」本身。

3. Hildenbrand, G.L.; Hildenbrand, L.C.; Bradford, K.; Cavin, S.W. "Five-year survival rates of melanoma patients treated by diet therapy after the manner of Gerson: A retrospective review." *Alternative Therapies*. 1(4):29~37, September 1995.
4. Gerson, M. "Dietary considerations in malignant neoplastic disease; preliminary report." *Rev. Gastroenterol*. 12:419~425, 1945.
5. Balch, C.M. "Cutaneous melanoma: prognosis and treatment results worldwide." *Semin. Surg. Oncol*. 8:400~414, 1992.
6. Drepper, H.; Beiss, B.; Hofherr, B.; et al. "The prognosis of patients with stage III melanoma: prospective long-term study of 286 patients of the Fachklinik Hornheide." *Cancer*. 71:1239~1246, 1993.
7. 同上。
8. Ryan, L.; Kramar, A.; Borden, E. "Prognostic factors in metastatic melanoma." Cancer. 71:2995~3005, 1993.
9. 參前述資料,Balch, C.M.。
10. Ericson, R. *Cancer Treatment: Why So Many Failures?* Park Ridge, Ill.: GE-PS Cancer Memorial, 1979, p. 100.
11. Sydenstricker, E. "The vitality of the American people. In *Recent Trends in the United States*. New York: McGraw-Hill Co., 1993, chap. 2.
12. Philband, C.T. *National Health Survey: Preliminary Results*. Washington, D.C.: National Institutes of Health and the U.S. Public Health Service, 1937.
13. Hoffman, C.; Rice, D.; Sung, H.Y. "Persons with chronic conditions. Their prevalence and costs." *Journal of the American Medical Association*. 276:1473~1479, 1996.
14. Health Care Financing Administration. "Medicare: a profile." Washington, D.C.: Health Care Financing Administration, February 1995, chart PS-11.

7 逆轉可怕疾病

Success with Other Diseases

> 大病初癒和任何身強體壯又想要長保健康的人，最好食用90%「防衛性」、高度營養的食物，只留下10%「任君挑選」的食物。

在本章中，我們會透過某些非癌症的葛森療法病人治療經驗，探討葛森博士的營養療法。

墮落的疾病──癲癇

癲癇是一種慢性病，患者的大腦會因為神經元過度放電而突發地功能失常，而且通常與意識的轉變有關。心智／腦部受到侵襲的臨床表現，從包含全身或局部抽搐在內的綜合行為異常，一直到瞬間的意識障礙，不一而足。醫療專家曾經用各種方式將這些臨床狀態分類，但是到目前為止還沒有一種分類方式獲得心理醫師、神經學家，和其他處理疾病中心理與神經程序的醫師普遍接受。

限制卡路里的攝取,有助於抗癌。

「僵直陣攣發作」會使患者無意識地摔到地上,肌肉陷入抽搐。由於缺乏呼吸,以至於皮膚和嘴唇會帶有藍色(發紺),這就是「僵直」期,接著會轉變為抽搐活動,此時患者可能會咬到舌頭和尿失禁(也就是「陣攣」期)。最後痙攣的動作逐漸消失,患者可能會迷迷糊糊地醒來,抱怨頭痛,或是睡著。

潔西卡的「聖經」

5年前,居住在德州達拉斯,當時只有16歲的女學生潔西卡·卡恩(Jessica Kahn),自行在家中使用葛森飲食療法,最後終於永久擺脫僵直陣攣發作。癲癇不再踐躪她的生活,讓她現在成為一位積極、活潑、完全康復的美麗年輕女子。

我們請卡恩描述她的病史,以下是她寫下的文字:

我在16歲的時候,開始出現僵直陣攣發作,起初每3到4個月病發1次,但我的病情迅速惡化,最後我會同時遇上2或3次癲癇發作,幾乎每個星期都會發生。當然,這讓我感到沮喪又難過。

我的父親在過去20年中曾經歷過1次輕微的癲癇發作,因此我認為我的癲癇是遺傳自他,而且無法根除。我看了多位神經科醫師,也做了EEG(腦電圖),想要找到疾病的原因和療法,但是沒有一個醫師能夠看出問題在哪裡。除了抗癲癇藥物之外,他們沒有提供我任何東西。家人和我沒有坐待常規醫學的路子拖垮我們或使用毒性治療,轉而尋找和試驗幾種替代療法。這些全都失敗了,我們決定試試葛森療法,因為我們看到它在我們幾位罹患癌症的朋友身上展現了奇蹟。

我徹底遵行葛森療法11個月。我可以調整我的學業和生活形態,也努力設法完成所有必要的榨汁和灌腸工作。雖然我的母親在電話中和夏綠蒂·葛森談過幾次,但我們還是拿著書「照本宣科」地進行葛森療法。葛森博士這部舊作長久以來一直是我的「聖經」,我記得書頁上的

每一個字。在我進行葛森療法的11個月中，癲癇只發作了3次。它們發生的時機都和我預期的好轉反應（編註：指身體狀況變健康的過程中，會有一些看起來像惡化的症狀，但其實是好轉現象）一致，例如我在開始葛森療法後6星期遇上的那一次。現在我停止治療已經超過4年了，而我有5年的時間沒有遇上任何癲癇發作！我非常感激葛森療法，也感激我的家人如此堅持，為我找到了癲癇症的療法。

卡恩今年春天從大學畢業，將要投身於醫療科學的職業。這位年輕女子用來當作指引，藉此擺脫癲癇症並恢復神經健康的一般營養資訊，將可提供所有想要克服任何疾病或作為預防醫療的人使用。

毒品與酒精

14歲的羅伯（化名）和他的手足參加過各種反社會活動，也使得這3個孩子因此都染上了酒癮或毒癮，過著不太有成就的生活。比如說，羅伯因為經常雙重濫用酒精與大麻，高二那年就離校輟學。他的母親（你可以在第14章看到她戰勝乳癌的故事）說，這個兒子從來沒有真正「健康」過。

羅伯不必忍受難熬的戒斷症狀

羅伯的母親在描述他虛弱的身體時，提到5歲的他曾經罹患一種叫作股骨頭缺血性壞死的罕見骨骼疾病。這種疾病會使得緊靠著髖關節旋轉的股骨（大腿骨）圓球形的一端穿孔。這位女士第一次帶著兒子去看醫師時，那位醫學博士輕忽了孩子的症狀，說這只是「母親擔心過度」。但是她堅持要為孩子的腿和髖骨做X光檢查，而確診了疾病。

醫師為了自己的診斷疏失感到羞愧，於是建議她帶羅伯去參加一項當時加州大學正在進行的實驗性治療計畫，但是她拒絕讓孩子成為白老

鼠。然而，羅伯確實必須從膝蓋以下到鼠蹊部完全打上石膏好幾個月。在羅伯接受治療的期間，這位母親說她「偶然」得知了營養療法、按摩療法和手足反射療法。她是在健康食品商店購物時閱讀到這些療法的資訊，它們和其他整體類型的另類療法隨後被用來治療羅伯的股骨頭缺血性壞死。飲食改變和不屬於常用「常規」藥物等另類醫療，讓這個小男孩得以拋開長腿石膏固定，自然而永久地康復。

因此，當羅伯和他的新婚妻子考慮生個孩子時，他想起這些有效醫治他的腿和髖骨的療法，而選擇使用另類療法的飲食和排毒技巧清潔他的身體。此時，他已經娶了一個同樣過度沉溺毒品和酒精的女孩。這對夫婦看到葛森療法治癒了羅伯母親的乳癌，兒子對母親個人為了治療付出的努力十分敬佩，因此進了位於墨西哥提華那市的醫院設施，使用葛森療法，但是他的妻子卻沒有和他同行。

短短幾個星期，羅伯就完全擺脫對酒精和大麻的依賴，而無任何戒斷症狀。他「煥然一新」地回到家中，並告訴妻子他已準備好作一個父親，但他的妻子卻還沒準備好；現在他嚴格遵行素食原則，過著極規律的生活，而她卻不然。她似乎無法忍受在每日例行公事中，沒有娛樂用藥品、沒有酒、沒有「樂子」的生活。因此，在一個令人難以遺忘的週末，她趁他不在時帶走家中所有財物──那全是他們兩人的共同財產。

羅伯無法承受心理與財務的打擊，又重新落入過去的生活之中。1995年夏天，他的體重驟降20公斤，從84公斤跌落到64公斤。他真的倒下了，躺在空無一物的公寓地板上，身體因全然的虛弱而動彈不得。

在某次神智清醒的時候，這個32歲的成癮者領悟到他正因為自己招來的悲慘命運而邁向死亡。他的疾病徵兆和症狀也十分詭譎多變──他罹患了後來被診斷出的急性和慢性汞中毒（水銀中毒），夜裡手指會腫脹到正常大小的2倍而且發青；他一再嘔吐，同時伴隨著嚴重的腹痛，還有腹瀉中帶有血絲、無法排尿、口腔潰瘍、牙齒脫落、喪失食慾，以及耳鳴等不適症狀。他的汞中毒原來是來自口腔中12顆牙齒內的補牙銀粉（含有50%的汞）──銀粉內含的汞滲透到他的身體和大腦之中。

這時羅伯終於振作起來，好不容易打起精神，來到母親位於聖地牙哥地區的家。母親了解到自己的兒子已經瀕臨死亡，加州大學的醫師也肯定了這一點。她讓他再次接受葛森療法，短短6個星期中，羅伯沒有運動就增加了9公斤的肌肉，讓自己擺脫對毒品的渴求，沒有經歷難以忍受的藥物與酒精戒斷症狀，而且靠著嚴格的素食長出結實的肌肉線條。這位年輕人水銀中毒的徵兆和症狀，都和顯著的成癮一起消失。

當然，除了葛森療法以外，羅伯還求助於使用無汞、整體、生物學方式補牙的醫師。這位牙醫除去了羅伯的銀粉，改以牙科用的複合材料填補。現在羅伯一切行動如常，而且成為葛森療法的熱烈支持者。身高188公分的他，又回到了84公斤的標準體重，而在1999年3月30日最後一次回報時，他在他的專業工作領域中活躍而有成就。

要命的中風和心臟病

1993年12月，羅伯高齡87歲的外公在家中心臟病發作（心肌梗塞）。羅伯的母親很快叫了救護車，但是當他在醫院急診室等待治療時，又經歷中風發作，癱瘓了他的整個右半身。他無法行動，而且喪失了言語（失語症）和咀嚼的能力。

羅伯外公從中風癱瘓重生

羅伯的外公進入位於加州沙加緬度住處附近的醫院，治療心肌梗塞和中風。在住院密集治療的3個星期中，他接受了許多藥物。他生活無法自理，出院的時候，心血管專科醫師建議他的妻子將這位生病的老人送進療養院，但是羅伯的母親不願意她深愛的父親遭受這種對待。

雖然看到父親縮在輪椅中委靡不振、癱瘓、失禁、無法言語、頭垂向一側又口水不止的樣子讓她感到震撼，但是羅伯的母親仍然不分晝夜

增加碘的攝取可以加速人體（病人的）的代謝。

照顧他。學會葛森療法之後，她讓他接受治療，起初只是餵他吃新鮮蔬菜和一些果菜汁——這時他仍然服用處方藥物。後來她緩慢而穩定地提高父親的飲食治療強度，用愛心為他準備蔬菜、生鮮有機蔬果汁和希波克拉底湯，並依照葛森博士的建議餵他食用。同時，她也慢慢減少他服用的許多藥物。

不到3個星期，她父親就能夠起身離開輪椅，在院子裡行走。3個月後，他可以穿越馬路到住家對面的公園散步。1994年8月，88歲的他（心臟病和隨後的中風發作之後8個月），他走進加州車輛管理局在伍德蘭的辦事處申請駕照，而且順利到手。他活到93歲，因為意外摔跤的併發症而入院，後來就在院中過世。

90%健康選擇，10%任君挑選

葛森博士很欣賞瑞士醫師及化學家——派拉賽色斯（Paracelsus，1493～1541年）的教導，他也引用派拉賽色斯的奧祕知識，其中強調：「飲食必須是所有醫療的基本，但飲食不應該是治療本身。」因此，**雖然葛森飲食療法是整體療效的基礎，但也同時納入其他的輔助治療，例如咖啡灌腸、蓖麻油熱敷、臭氧治療、泥漿外敷、水療、高溫浴池浸泡、活細胞療法、直腸臭氧吹入、以特殊營養素補充膳食營養，以及其他項目。**

在提供自己的營養食療法時，葛森博士相當仔細地考慮到病人甚至健康的人會面臨到的現代社會習慣、食物風味吸引力、家庭聚餐、節日、個人生活習慣、文化需求，以及經濟壓力。因此，他將葛森預防飲食分為2個部分：食用的食物中¼可以自行選擇，剩下¾則是為了保護重要器官——肝臟、腎臟、大腦、心臟等的功能。

葛森博士確實建議，為了預防疾病，必須食用良好的飲食，其中¾為素食、營養且能夠建造細胞的食物，其他¼則「任君挑選」。本書的作者們相信，葛森博士對於食物比例的自由放任態度，到了今天應該要予以節制。

多年過去了，由於現代人過量使用加工食品、醫師處方藥和成藥、有毒的殺蟲劑、除草劑、殺真菌劑和處理食物的化學藥劑，又添加更大量會致癌、產生動脈硬化、引發過敏、促進細胞分裂，以及其他的合成物質，因此我們認為葛森博士原本的飲食建議過於自由。

葛森博士完全沒有預期到會有多少的工業與商業產品毒害民眾，降低我們吃下去的食物的價值，因此他秉持人道主義所訂出的食物比例已經不再有效。我們強烈主張**大病初癒的人，以及任何身強體壯又想要長保健康的人，最好能夠食用90%「防衛性」、高度營養的食物，只留下10%「任君挑選」的食物。**

葛森博士提供給患者的一般飲食大綱的基礎，據他自己所言：「寫下這些是為了預防疾病，而不是把病治好。」他補充說道，若要達到完全的治療，還需要更大的努力。如同先前提過的，葛森博士還納入了類似藥物的營養補充品和肝臟排毒這2個必備療程，我們會在後面的章節中詳細討論。他宣稱：「以最自然的形式、最自然的組合使用食物，如果可能的話，採用有機方式栽培，以符合自然的規律，是比較安全的作法。」[1]

本章說明葛森博士的正確飲食哲學。這套哲學為我們立下了路標，指出可供選擇的食物中哪些是好的，哪些是不好的。然而，我們要到下一章才會提到葛森飲食每一餐中實際吃到的食物。

高鉀低鈉，增強免疫力

馬克斯·葛森在1930年代發展出來的「抗退化性疾病飲食法」，是第一個被慕尼黑大學正式記錄為經證實有效的治療計畫。它是透過巴伐利亞及普魯士兩個聯邦政府，所提供的特別實驗室基金資助來維持運作[2]。

葛森博士當時把焦點放在實驗性地使用純粹食物（未經加工的純天然食物）。他另外加入藥物作為附屬療法，以消除各種病症中發生的組織水腫，例如結核病、關節炎、心血管疾病和癌症。水腫的特徵是組織中鹽分和水分

> 暫時限制蛋白質攝取有助於改善水腫的狀況。

的改變，一直到1977年才終於定義並命名為「組織傷害症候群」[3]——細胞的鉀降低，鈉提高，水分提高（細胞腫脹）[4]。

提供細胞高鉀、低鈉環境的營養治療，可以改善水腫，增進組織的抵抗力和免疫力，這兩者加起來，能夠為結核病患等患者帶來更好的治療結果[5]。葛森博士後來為了控制退化性疾病，尤其是為癌症所苦的患者，而努力採取的所有措施，都可以追溯到這種組織傷害症候群的基本原理[6]。

葛森博士的抗退化疾病飲食經過個人化調整，以符合每一位患者的需求，但仍然有一致的部分。我們曾在第1、2、6章中提過，對於大多數患者，餐飲都會限制鹽、脂肪和蛋白質，提供大量多種營養素、酵素、植物性化合物，以及其他作用類似於保健食品的滋養成分。此外，每1天還提供13杯約225公克的生鮮果菜汁，每小時飲用1杯，為這套飲食方式的參加者帶來頂級的免疫系統強化。人類的心智再也想不出任何比葛森療法更健康、更能刺激醫療預防恆定性的方法了。

在1985年開始出現供應中斷之前，葛森飲食中一直都包含額外提供的生小牛肝。以小牛肝榨汁、食用的作法，因為反覆出現病原體胎兒彎曲桿菌的細菌感染，而於1987年停止。比較不同時期的患者可以發現，飲用無汙染小牛肝榨的汁液的患者，整體的存活結果較佳[7]。

葛森博士的飲食每天提供豐盛的三餐，使用的食物含有從2,600大卡到3,200大卡不等的熱量。這分量絕對不少，患者每天必須攝取大約7.7到9公斤的食物。除了三餐的固體食物，還有榨取13杯225公克果菜汁所需的生鮮有機植物性食材。同樣的，這些食物分量雖然龐大，但是熱量卻有限，因為它們都是天然食品，品質精純。

葛森飲食在德國於1909年首次證實限制卡路里有抗癌效果[8]，以及美國於1914年再次證實之後，就已經定型化了[9]。雖然這種天然的飲食方式——我們再次強調，其中大多都是蔬菜和水果——主要是為了矯正腫瘤疾病而量身訂製，屬於一種分子營養矯正醫學，能夠為任何健康惡化的人改善身體、心理和情緒的健康狀態。**它還可以讓體重恢復正常，讓過重者減輕體重，過瘦者增加體重。**

分子營養矯正醫學，是由已故的2度諾貝爾獎得主萊納斯‧鮑林（Linus Pauling）博士，在為亞伯拉罕‧賀佛爾（Abram Hoffer）博士和莫頓‧沃克醫師合著的《營養整合：新的分子營養矯正營養學》一書寫序時，在序文中所定義的，是一個相對來說很新穎的醫學詞彙。這個名詞意味著治療方式的設計，是專門為了提供適合身體機能的最佳分子環境。分子營養矯正的方法，特別關注於正常情況下，物質存在於人體生理中的最佳濃度，無論是在體內形成（內源性）還是從體外攝取（外源性）。

分子營養矯正醫學使用純天然的處方（維生素、礦物質、草藥、酵素、營養補品），不使用任何合成藥物或其他藥品。事實上，分子營養矯正醫學是最為健康，能夠治療所有類型疾病、獲得療效的方式。這完全不同於毒性分子醫學──大多數醫學院中所教導，目前普遍流行的對抗藥物治療[10]。

與眾不同的葛森飲食

有時會有些人好奇，葛森飲食和其他的營養治療方式是否有相異或相近的地方。在某些方面來說，各種療法或許有其相似之處，但是葛森飲食和任何其他療法都有所不同。比方說，長壽飲食建議大家只食用熟食，而且食物中又含有高鈉，這和葛森博士的治療基礎正好背道而馳。還有的飲食方式建議大量食用堅果和種子，或是強調食物酸鹼值平衡的重要性。安‧威格摩爾（Ann Wigmore）飲食則偏好生食，排除任何其他種類的調理方式，並推薦食用許多堅果和芽菜。

這種種飲食方式都有其支持者，也都成功治療過某些患者。關於飲食如何影響健康的思潮學派有很多種，達到整體完滿的路徑也有許多條。我們承認你「用來治療自己的方式必須出自於自己的選擇」，但是我們鼓勵你先選擇一種方式堅持下去，只有在知道兩種療法可以相容的時候，才能夠加入其他的治療技巧。**葛森療法的飲食準則如果和其他療法的飲食準則混在一起，通常就會失去效果**。雖然葛森療法和許多其他營養治療類似，而且也是許多

咖啡灌腸可以減輕疼痛、排毒，並改善營養狀況。

此類療法的基礎，但是其飲食準則能夠以獨特的方式，啟動促進治療的特定生化程序。

「葛森飲食中攝取的食物和果菜汁構成了主要的治療處方」，能夠與對抗療法中的藥物相提並論。對葛森療法的患者來說，飲食大幅偏差的嚴重性，相當於糖尿病患者少打了一劑胰島素，或是對抗療法的癌症患者錯過了一次化學或放射治療。

想要從葛森療法獲得最佳效果的人，需要知道的一切都已經包含在這本書裡了。我們觀察到，最佳成效都是透過嚴格遵守這些準則而達成。當然，我們知道有時候沒有辦法完全符合這些準則，無論是因為物流、財務或是其他理由，而許多必須「因陋就簡」的人也使用葛森的方法得到還算不錯的療效。些微地偏離療法，似乎不會對結果造成重大的影響。

你不會因為1個月錯過了幾杯果菜汁導致治療失敗；你不會因為偶爾必須以市售農產品取代有機食物導致失敗。如果無法取得有機農產品，你必須將市售蔬菜徹底清洗，除去表面一層層的農藥、除草劑和其他農業企業使用的標準毒物，然後才用來榨汁。不過，市售農產品在營養素方面仍有缺陷。若你因陋就簡太多次，就會降低治療成功的機率。這影響有多大？我們沒有準確答案，因為葛森療法對每一位患者、每一次診斷都有不同的回應。

另外，許多患者在沒有醫療協助下遵循葛森博士原始著作《大成功！葛森醫師癌症療法》中的準則，治好自己的疾病。同樣的，葛森療法不該被視為一個人玩的益智遊戲，有時努力治療的人會需要一些旁人提供的智慧。

提高成功率的附屬療法

患者的代謝會因為增加碘的攝取而加速[11]。葛森博士發現，**來自動物來源的天然甲狀腺激素，加上使用魯格爾碘試劑以及緩和的運動，三者加在一起，能夠顯著治療患者的代謝**[12]。另外患者還會接受菸鹼酸、鉀鹽（醋酸鉀、葡萄糖酸鉀和單磷酸鉀）以及肝臟粗萃取液和可注射的維生素B12，以

支援更快速的細胞能量產生。即使到了現在，這些維生素和礦物質營養素仍然用來當作葛森飲食的輔助營養品。

葛森博士1930年代在慕尼黑大學的實驗中，發現暫時限制蛋白質有助於水腫的吸收，並有利於患者改善整體健康狀況[13]。在他的抗退化疾病飲食中，特別是有關癌症的，鼓勵食用的充滿蛋白質、脫脂又以酵素預先消化過的乳製品，通常會在至少6星期後出現。因此，酵素修飾的脫脂牛奶，例如優格或無鹽脫脂卡達起司，可以出現在飲食治療之中。兒童和高齡患者的蛋白質限制期間，建議應該要縮短。

慕尼黑的研究展現出各種額外程序在治療上的效用，這些程序現在也被葛森療法的參加者所採用。比方說，下列為後面章節中會詳細探討的葛森退化疾病飲食的某些附屬療法：

- 蓖麻油，一種目前並沒有已知臨床副作用的通便劑，應該給予患有急性或慢性損害的人，特別是癌症患者，每隔1天給予1次，持續多個星期（請參閱第11章）。
- 病人會視需要以煮沸過的咖啡進行灌腸，頻率可高達1整天內每4小時就進行1次，因為咖啡灌腸可以減輕疼痛、排毒並改善營養狀況（請參閱第12章）。特殊情況下偶爾會建議進行夜間灌腸。

咖啡灌腸在克服發炎疼痛和關節炎、癌症的疼痛，以及其他身體退化疼痛方面功效卓著。1994年，彼德・雷奇納（Peter Lechner）博士在奧地利格拉茨市立醫院進行前瞻性配對控制組試驗時，觀察到咖啡灌腸在統計上有顯著的癌症疼痛緩解效果[14]。理論上，**所有類型的癌症疼痛緩解，都是因為咖啡灌腸經由腸壁的透析，帶走腫瘤組織分解的產物而產生，例如多胺類，與毒素結合的氮以及氨**[15]。

另外他還觀察到，這些接受咖啡灌腸、大量維生素C和葛森療法其他治療措施的癌症患者，更能夠忍受目前許多依常規方式執業又無知的腫瘤醫師所建議的細胞毒性藥劑積極治療[16]。

咖啡灌腸會經由腸壁透析，帶走腫瘤分解的產物，進而緩解癌症疼痛。

1. Gerson, M. *A Canser Therapy: Results of Fifty Cases and The Cure of Advanced Cancer by Diet Therapy*, 6th edition. Bonita, Calif.: The Gerson Institute, 1999, 22.
2. Ward, P.S. *History of the Gerson Therapy*. Washington, D.C.: Office of Technology Assessment, 1988.
3. Cope, F.W. "Pathology of structured water and associated cations in cells (the tissue damage syndrome) and its medical treatment." *Physiological Chemistry and Physics*. 9(6):547~553, 1977.
4. Evans, W.E.D. *The Chemistry of Death*. Springfield, Ill.: Charles C. Thomas, 1963, pp. 23~25.
5. Gerson, M. *Diet Therapy for Lung Tuberculosis*. Leipzig, Germany: Franz Deuticke, 1934.
6. 參前述資料，Gerson, M., pp. 164, 166, 184, 197。
7. 參前述資料，Evans, W.E.D., p. 31。
8. Moreschi, C. "The connection between nutrition and tumor promotion." *Z. Immunitätsforsch*. 2:651, 1909.
9. Rous, P. "The influence of diet on transplanted and spontaneous mouse tumors." *Journal of Experimental Medicine*. 20:433, 1914.
10. Hoffer, A.; Walker, M. *Putting It All Together: The New Orthomolecular Nutrition*. New Canaan, Conn.: Keats Publishing, 1978 and 1997, pp. Iv, v.
11. Silverstone, H.; Tannenbaum, A. "Influence of thyroid hormone on the formation of induced skin tumors in mice." *Cancer Research*. 9:684~688, 1949.
12. Wesch, M.A.; Conen, L.A.; Wesch, C.W. "Inhibition of growth of human breast carcinoma xenografts by energy expenditure via voluntary exercise in athymic mice fed a high-fat diet." *Nutrition in Cancer*. 23:309~317, 1995.
13. Gerson, M. "Fluid rich potassium diet as treatment for cardiorenal insufficiency." *Munich med. Wochenschr*. 82:571~574, 1935.
14. Lechner, P.; Hildenbrand, G. "A reply to Saul Green's critique of the rationale for cancer treatment with coffee enemas and diet: cafestol derived from beverage coffee increases bile production in rats; and coffee enemas and diet ameliorate human cancer pain in stages I and II." *Townsend Letter for Doctors and Patients*. 130:526~529, 1994.
15. Gerson, M. "The cure of advanced cancer by diet therapy: a summary of 30 years of clinical experimentation" (posthumous publication). *Physiology of Chemistry and Physics*. 10(4):449~464, 1978.
16. Lechner, P.; Kronberger, I. "Erfahrungen mit dem Einsatz der Diät-Therapie in der Chirurgischen Onkologie." *Aktuel Ernährungsmedizin*. 2(15):72~78, 1990.

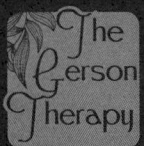

Part 2

葛森療法的6堂必修課
The Gerson Therapy In Action

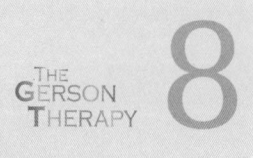

能吃和禁吃的食物

Foods on the Gerson Diet Plan

葛森療法就是如此注重細節，才能夠在某些極為晚期的疾病案例，或是原本被認為無藥可醫的疾病中發揮療效。

在加州的波尼塔市合作建立了葛森研究所之後，夏綠蒂‧葛森廣為宣傳這套對抗疾病的飲食方案中，究竟有哪些該吃和不該吃的東西。她的父親在半個世紀前，記錄下如何使用飲食的方式永久克服慢性退化疾病。依照葛森博士在《大成功！葛森醫師癌症療法》一書中所述的這套原創指導原則，使用葛森療法的病人應該遵循下文中所述的飲食準則：

可以大量食用的食物

☑**任何種類的水果均可接受。**大多數是新鮮水果，加上部分以不同方式準備的水果；新鮮現榨的蔬菜汁。水果沙拉；水果冷湯；香蕉泥、磨碎的生蘋果、蘋果醬，以及某些其他水果。

- ☑ 推薦的水果有蘋果、葡萄、櫻桃、芒果、桃子、橘子、杏桃、葡萄柚、香蕉、柳橙、梨子、李子、哈密瓜、木瓜、柿子等,但不應使用罐頭或冷凍包裝水果。梨子和李子經過燉煮比較容易消化。所有的水果也都可以燉煮。可以食用未經硫化處理的水果乾,例如杏桃、桃子、葡萄乾、黑棗乾或綜合水果乾,這些都必須清洗、浸泡並燉煮。**不可食用莓果、堅果、鳳梨、酪梨和黃瓜。**
- ☑ **所有新鮮準備的蔬菜。**某些可以用自己的菜汁燉煮,另外的則可以生食或細細磨碎,例如有機栽培的紅蘿蔔、花椰菜或西洋芹;蔬菜沙拉、蔬菜湯等。請勿使用冷凍蔬菜。
- ☑ **馬鈴薯最好烘烤食用**;馬鈴薯肉可以混合優格或湯做成馬鈴薯泥;馬鈴薯絕對不可以油炸,但可以連皮一起煮。
- ☑ **綠葉蔬菜沙拉**,可以混合番茄、水果、蔬菜,以及其他有機栽培的各種食用植物。
- ☑ **不加鹽的麵包**,可以包含完整裸麥,但只能加入少量全麥麵粉。穀物應以有機方式栽培。可選擇是否食用蕎麥蛋糕和馬鈴薯煎餅,以及紅糖(乾燥的有機甘蔗汁,即有機黑紅糖)、蜂蜜、楓糖,或100%的純楓糖漿(烘焙時不可以使用油脂或小蘇打)。
- ☑ **燕麥片**可以自由食用。
- ☑ 可以食用攪拌過的白脫牛奶、脫脂且不加調味的優格,以及脫脂且不加鹽的鄉村(卡達)起司。在遵守嚴格的葛森飲食2年之後,可以極少量食用奶油和冰淇淋,或是僅限於節日食用。(葛森博士說得很明白:「冰淇淋是小孩子的『毒藥』。」)
- ☑ 病人復元2年之後(某些情況下必須等待更久),飲食中剩餘的10%可以自行選擇,可供選擇的食材包括肉類、魚類、蛋、堅果、糖果、蛋糕,或任何你最喜歡吃的東西。
- ☑ 尼古丁在任何情況下都應該要避免。
- ☑ 咖啡和茶的飲用應減到最低,但下列花草茶除外:薄荷茶、甘菊茶、菩提花茶、橙花茶,和一些其他花草茶。

馬鈴薯絕對不可以油炸,但是可以連皮一起煮。

☑烈酒、葡萄酒和啤酒的飲用應該降到最低,多喝新鮮果汁。
☑鹽、小蘇打、煙燻魚肉和香腸應該完全避免(有關鹽的更完整說明,請參閱第10章)。
☑胡椒和薑等辛辣調味料應該戒除,但是建議經常性使用新鮮的田園香料植物,包括洋蔥、大蒜、荷蘭芹葉、蝦夷蔥、辣根和西洋芹。
☑**所有的蔬菜都可食用**,並用自身的菜汁燉煮,以避免礦物質在烹調過程中輕易溶解到水中而流失。礦物質成分特別值得推薦的蔬菜有紅蘿蔔、豌豆、番茄、綠色花椰菜、牛皮菜、菠菜、四季豆、球芽甘藍、朝鮮薊、和蘋果同煮的甜菜、花椰菜和番茄、紫色包心菜和蘋果,以及葡萄乾。所有蔬菜都不能用鹽烹煮。
☑絕對禁止使用任何鋁製烹調設備、微波爐、壓力鍋和蒸鍋。
☑使用葛森飲食療法的最初1年半之中,請勿食用任何的蛋、魚、肉、牛油、起司和乳品。

整體而言,由於飲用大量蔬菜汁,遵循葛森飲食療法的人每天會攝取約合7.7到9公斤的植物性食物。在閱讀過第9章中我們對蔬果汁概念的解釋之後,你就可以了解其方法和原因。

禁止的食物

葛森飲食中所有的食物,在準備時都不可以使用下列種類的禁止食材[1]:

⊘鹽和鈉

任何形式的鹽和鈉,包括:食鹽、海鹽、香芹鹽、蔬菜鹽、Bragg Liquid Aminos™(譯註:未經發酵的有機醬油)、日式溜醬油、醬油、低鈉鹽、小蘇打、含鈉的發粉、「任何」名字裡有「鈉」的東西,以及代鹽,都在禁止之列。

皮膚也應避免接觸瀉鹽。常以「食鹽替代品」或「無鹽調味料」等名義銷售的綜合草藥，若含有允許的藥草，且無添加鹽或代鹽，則可少量使用。

⊘油和脂肪

油和脂肪以及任何含有油脂的食物都禁止食用。禁止的範圍包括玉米油、橄欖油、芥花籽油，以及所有除了亞麻仁油以外的蔬菜油。另外也禁止食用牛油、起司、奶油和其他的乳品脂肪、所有的動物性脂肪、所有的人造奶油或含有油的抹醬、椰子和酪梨、所有的氫化或部分氫化油、棕櫚液油、零卡油（Olestra）和其他的「脂肪替代品」、堅果油脂，以及任何並非自然出現在允許的食物中的飲食脂肪來源。

⊘蛋白質和高蛋白食品

蛋白質和高蛋白食品都不得食用。這些不允許的食物包括所有的肉類、海鮮和其他動物性蛋白質，堅果和種子，大豆或其他豆類製品，所有的蛋白粉或蛋白質補充品，包括以大麥和藻類為主的粉末，除非是特別為了補充蛋白質而處方使用者。

除了上述3類食物外，某些其他食物在患者完全康復前也必須「謝絕往來」，有時甚至在完全康復之後也要避免。「謝絕往來」的食物包含幾乎所有包裝、加工（「便利」）的食品，例如冷凍、罐頭、瓶裝或盒裝食品。為了健康上的理由，必須捨棄這些食物。餐廳的食品幾乎全都不可接受，因為這些很少是有機食品，而且在烹煮時幾乎一定會加入鹽、油脂，或是其他不適合葛森飲食療法的添加物。

由於葛森治療方法將進入身體內或塗在身體上的一切，都視為治療程序中的要素，因此葛森療法可能看起來比其他的「自然」或「整體」療法限制更多。

注意！
葛森療法就是因為如此注重細節，才能夠在某些極為晚期的疾病案例，或是原本被認為無藥可醫的疾病當中發揮療效。

拒絕承認自己病情的嚴重性是很不智的想法。

有時候，拒絕承認自己病情的嚴重性是個誘人的選項。有些病人會這麼想：「唔，我的惡性腫瘤並不是很晚期，只不過是第2期癌症，也不是最糟的類型，所以我沒有必要像性命垂危的人那樣嚴格遵守飲食療法。」我們認為這是不智的想法。同樣的，有些葛森療法病人會受到一片好意但卻知識不足的朋友、親戚甚至醫護人員影響，他們並不了解葛森飲食、藥物和排毒在體內發生的複雜生化交互作用。我們建議你不要因為個人方便或取悅其他人，而任意修改真正的葛森飲食療法。請詢問任何提供你建議的人：「你用這個建議治好了多少癌症患者？」

> **注意！**
> 我們強烈建議你避免在沒有徵詢過合格葛森療法醫師的情況下，添加或更改經過驗證的飲食準則。

即使只是些微修改葛森療法的施行方式都不是件好事。為什麼呢？因為這套治療程序一再顯示自己能夠成功緩解或治癒癌症，以及幾乎任何一種其他慢性退化疾病。你該做的事很簡單，就是切實遵守你看到的準則，葛森飲食療法已經證明了自己的效用！

鼓勵、偶爾允許和禁止的食品

無論身體是否健康，下列某些食物是極佳的營養來源，能夠作為逆轉病情或預防疾病發生的工具，可以無限制食用；但有些要避免或只能偶爾吃：

☑鼓勵食用的有機食品

真正鼓勵食用的食物有：

- 所有的水果和蔬菜加上馬鈴薯，但被列在禁止的食物者除外。
- 新鮮的水果和蔬菜汁，如第9章所示。
- 生鮮水果和蔬菜沙拉（請參閱本章後面幾節）。

- 特製的希波克拉底湯（P129）。
- 燕麥片。

上述鼓勵食用的食物實際上是為了得到療效而必須食用的，它們消化起來既容易又快速。葛森飲食鼓勵你大量而頻繁地食用這些食物，你甚至可以在晚上餓著肚子醒來的時候吃，提供重要營養素作為重建受損組織之用，維持必要的營養。**隨著身體自我修復，很多人會因為飢餓而狼吞虎嚥**。這些「**鼓勵食用**」清單上的優良食物，並沒有任何分量限制，只要它們是高品質，如果可以的話最好使用有機栽培，而且新鮮即可。我們建議你將食物放在床邊，當作晚上的零食（例如水果、水果沙拉或蘋果醬）。

❶偶爾允許的有機食品

除非經過葛森訓練的專業醫療人員另有處方，否則下列這一類食物，只能在無鹽、無食鹽衍生物、油和脂肪的調理方式下，每個星期食用1次：

- 使用完整裸麥、燕麥或米粉製作的麵包。
- 有機爆米花（乾燥地爆烤，不加鹽、不加油脂）。
- 糙米或野米。
- 番薯。
- 楓糖漿、蜂蜜、未加工的紅糖，以及未硫化的黑糖蜜，這些甜味劑每天總共加起來最多可以食用2茶匙。

△極少的情況下允許的食品

下列食物偶爾允許食用，每個月不要攝取超過1到2次：

- 有機栽培、冷凍的蔬菜（準備時不可加鹽、油脂或其他禁止的材料）。

- 發芽的豆類或者種子（例如扁豆、豆子），但苜蓿芽除外，因為苜蓿芽禁止食用。

⊘禁止的食品

如果可能的話，我們會簡略說明為什麼葛森飲食療法不允許下列禁止類別中所列的各種食物。

- **所有經過製造（加工）的食物**，例如裝瓶、裝罐、冷凍、醃製、精製、加鹽、煙燻或硫化（除非特別提到可以允許）都在禁止之列。
- **所有類型的乳製品**，例如乳品和乳品加工產品（包括羊奶）都禁止食用。這些禁止項目包括起司、奶油、冰淇淋、冰牛奶、牛油和白脫牛奶，除非是為了蛋白質而特別允許。**乳製品一般來說脂肪含量極高，起司可能有65%的脂肪，而且含有大量的鈉**。市售的白脫牛奶經過「發酵」（以剩餘牛奶生產，經過調味，增加濃稠度），含有脂肪和鈉。不過，如果處方規定要食用蛋白質的話，可以在治療6到12個星期後，飲用新鮮、經過攪拌而沒有任何添加物的白脫牛奶。如果可以取得的話，可食用無鹽脫脂的夸克（Quark）起司。
- **酒精**不應該攝取，因為它會限制血液攜帶氧氣的能力，肝臟則會因為必須排毒和移除體內的酒精而產生壓力。酒精是毒物！
- **鳳梨**和**莓果**可能會因為芳香酸的存在而造成過敏反應。
- **酪梨**的脂肪含量太高。
- **黃瓜**和每天必須飲用的果汁混合在一起會難以消化。
- **香料**，例如黑胡椒或紅辣椒，具有刺激性。九層塔、奧勒岡葉和其他香料也都要避免，因為它們含有大量芳香酸。番椒、墨西哥辣椒等也帶有刺激性，可能會使治療停止。
- **大豆**和**大豆製品**，包括豆腐、天貝、味噌、日式溜醬油、其他醬油、Bragg Liquid AminosTM、重組蛋白、豆漿，以及所有其他的大豆製品都不得食

用。禁止食用所有形式大豆製品的原因有很多種，包括脂肪含量過高、鈉含量過高、毒性抑制營養素的吸收，和／或蛋白質含量過高。

- **乾豆**和**乾燥豆莢**不應該食用。
- **苜蓿芽**和**其他發芽的豆類**以及**種子**，多含有大量的左旋刀豆胺基酸（L-canavanine），這是一種會抑制免疫系統的不成熟胺基酸。另外，過去沒有慢性關節痛病史的患者，在吃了苜蓿芽之後會突然產生關節炎症狀。健康的猴子會因為食物中加入苜蓿芽，而產生紅斑性狼瘡。
- 禁用任何種類的**油和脂肪**，除了新鮮、未精製、有機的亞麻仁油以外。
- 禁止食用**精製的白糖和紅糖**。
- 禁止食用**麵粉**（包括全麥麵粉），以及任何種類的麵食。
- **牛肉、豬肉、家禽肉、雞蛋、魚、海鮮**，以及**任何其他肉類或動物生鮮產品**都在禁止之列。這些動物食品含有大量蛋白質、化學藥品、防腐劑、荷爾蒙和食鹽，而且難以消化，脂肪含量通常過高，對人體的肝臟和排泄系統造成額外的負擔。
- 禁止飲用**紅茶、綠茶**，和**其他非草藥或含咖啡因的茶**，因為它們含有我們不想要的芳香酸和咖啡因成分。葛森博士特別提到，芳香物質會產生過敏反應，干擾治療（前文中，在鳳梨和莓果這一項底下也曾經提到過）。
- 禁止食用**糖果、蛋糕、瑪芬、小點心**和其他**精製甜點**，因為它們含有危害健康的原料，例如脂肪、油、精製的糖或麵粉、食鹽、蘇打粉、發粉或乳製品。不過請注意，有些麵包和點心可以使用允許的材料烘焙，為飲食增添更多樂趣，可是不應該經常性地食用。
- 不鼓勵喝**水**。葛森療法的患者不應喝水，這樣會稀釋胃酸，且讓胃腸道無法以最大容量容納新鮮食物和果菜汁——果菜汁便可提供足夠的液體。
- **菇類**不是植物而是真菌，含複合蛋白質，難消化，提供的營養素也很少。
- **咖啡**和**飲用的代咖啡**，無論有無咖啡因，都會造成我們不想要的消化道刺激。經口服用的咖啡因會使中樞神經系統興奮，而其精油則會干擾消化。相反的，從直腸攝取的咖啡，則可以對肝臟產生完全正面的效果，除了排毒之外，還可增加一種有益的酵素——GST的產量。

所有食物都一定要新鮮準備。

- **堅果和種子**，包括杏仁、杏桃核仁、葵瓜子、亞麻仁、花生、腰果，以及其他所有的堅果和種子都在禁止之列，因為它們的蛋白質和脂肪含量過高。經過「烘烤」的堅果和種子會加入食鹽，脂肪也會改變，危害更大。
- **辣椒**（墨西哥辣椒等）含有和禁止的香料相同的強烈芳香物質，椒類傾向於抑制治療反應，應該避免。青椒、黃椒、紅椒則可以無限制地食用。
- **芥末**和**紅蘿蔔長在地表上的菜葉**。
- **發粉**和**小蘇打**含有鈉和明礬（鋁），這些都具有高度毒性。無鋁和無鈉的發粉可以偶爾使用，例如 Featherweight™（以鉀為主的粉末）。
- **氟化物**，任何物品之中的，舉凡水、牙膏、漱口水、染髮劑、燙髮藥水、化妝品、腋下體味去除劑、唇膏和乳液，在任何情況下都必須避免。

如何準備菜單

由於葛森飲食療法的食物容易消化，因此遵循這套療法的人通常需要更大的分量，而且更常用餐。只要你想吃，請盡量食用這些食物，即使是半夜也無妨。供你食用的食物包括新鮮和燉煮的水果、新鮮水果和蔬菜的蔬果汁、生鮮或煮熟的蔬菜和菜葉、沙拉、特製的希波克拉底湯 P129 、馬鈴薯、燕麥片、無鹽裸麥麵包（每天不能超過1到2片），以及草藥茶。

蔬菜的準備

我們承認，依照大多數現代食物烹調的標準，葛森療法的餐點都會被認為是過度烹調。**葛森博士認為食物應該要煮到全熟，讓它們變得柔軟、好嚼，容易消化**，這樣能夠幫助虛弱的消化系統，從吃下的食物獲得最大量的柔軟材質，外加以最容易取得的形式攝取營養。因此，柔軟的烹調食物也為攝取的大量果汁和生鮮食物提供了緩衝。一般認為「有口感」的現代蔬菜烹調方式能夠完整保存酵素，這是不正確的。**當食物加熱到攝氏60度時，所有**

的酵素就已經都死亡了，透過生鮮果汁、沙拉和水果，葛森療法已提供相當豐富的酵素。

所有的食物都必須新鮮準備。罐頭、瓶裝、盒裝或冷凍食品都一定含有添加物，會抑制身體的復元。記得！你吃下的一切食物中，都絕對不可以添加任何食鹽、醬油，或是其他的鈉來源。所有含食鹽的現成食物，比方說大多數的麵包，都應該要避免。

若你對每餐都吃一樣柔軟的食物感到厭倦，也不是什麼不尋常的事。在治療的初期，我們會鼓勵病患食用大量的食物，而且要烹煮到熟透為止。生鮮水果及加入西洋芹、蔥、櫻桃蘿蔔的沙拉，可提供香脆、有口感的食物，讓你能換換口味。葛森博士不希望患者使用的烹調方式偏離規定，但隨著患者逐漸康復，或許能加入一些烹煮得有口感的食物，以提供食物更多變化。

由於葛森療法的支持者認為食物就是藥物，因此任何飲食或烹調技巧的變化，都應該與受過訓練的葛森療法專業醫療人員討論。

烹煮過的食物

所有的蔬菜，除了明令禁止的以外，全都建議你食用。蔬菜應該以極少的水或希波克拉底湯（大約2或3湯匙），在低溫下緩慢烹調，維持煮沸的溫度，直到完全煮熟。這樣的烹調方式通常必須在爐子上煮50到60分鐘。

蔬菜也可以放在有蓋子的玻璃盤中以烤箱烘烤，這樣加熱更均勻，也更不容易燒焦。請務必使用能夠蓋緊的鍋蓋，以保持食物的濕度，但不要使用壓力鍋。

- **洋蔥、番茄和南瓜**含有大量水分，烹煮時通常不需要再加入液體，也可以為烹調的食物增添風味。西洋芹也是很好的調味用品。
- **甜菜和馬鈴薯**可不剝皮在水中煮沸，煮熟後再把皮削去，也可以烘烤。
- **馬鈴薯**還可焗烤、磨成泥、做成馬鈴薯沙拉，或是用各種其他方式烹調。
- **玉米**可以在水中煮熟或生吃。

請務必盡量多吃沙拉和生鮮蔬菜。

- 菠菜在烹煮時會釋出大量水分和草酸。因此，烹煮菠菜後留下的湯汁帶有苦味，應該捨棄。

草藥和香料

由於帶有芳香物質的草藥和香料，就像鳳梨和莓果一樣，容易干擾治療反應，因此葛森博士限制這些芳香物質的使用，只允許加入少量相對上較為緩和者。

比方說，多香果（眾香子）、大茴香、月桂葉、芫荽、蒔蘿、茴香、肉荳蔻、馬鬱蘭、迷迭香、鼠尾草、番紅花、茵陳蒿（香艾菊）、百里香和風輪菜。蝦夷蔥、洋蔥、大蒜和荷蘭芹的使用分量可以多一點。

沙拉

患者務必要盡量多吃沙拉和生鮮蔬菜。下列沙拉材料可以磨碎、切塊、切丁，混合在一起或單獨食用：

· 蘋果	· 生菜葉	· 歐洲菊苣
· 紅蘿蔔	· 白色花椰菜	· 櫻桃蘿蔔
· 水田芥	· 菊苣	· 青椒
· 青蔥	· 蝦夷蔥	· 番茄
· 塊根芹菜或西洋芹梗		

沙拉醬

千萬不要使用市售瓶裝沙拉醬。你可以依照你的口味用水稀釋有機紅酒或蘋果醋當作沙拉醬，或是加入一些噴霧乾燥的有機紅糖、某些草藥、洋蔥或大蒜，製造多樣化的風味。**檸檬汁可以用來取代醋；處方的亞麻仁油可用來當作沙拉醬的一部分。**

特製希波克拉底湯

葛森博士把希波克拉底特製湯品（由希波克拉底發明）當成幾乎所有退化性疾病患者飲食的一部分，他認為在午餐和晚餐中食用這種湯品是非常重要的事。

葛森療法大部分的內容是為了清潔肝臟，而希波克拉底湯有助於清潔腎臟。尤其是在患者習慣不加食鹽的食物之後（通常在治療開始後1到2個星期就會習慣），特製湯品是每一餐美味的開始。

製作希波克拉底特製湯品時，應該將下列蔬菜徹底洗淨，不要削皮，直接切塊，用水淹沒材料，煮上2小時。然後將整鍋湯全部倒入食物研磨機，只瀝出纖維和皮，做成濃稠的奶油狀湯品。請將湯放置冷卻之後再放進冰箱儲存。每次只要製作足以供大約2天飲用的分量即可，這樣你就不需要喝多出來的湯。超出這個時間，湯品就會失去營養價值。

蔬菜的分量如下：

- **1個中型塊根芹菜（芹菜根）**。如果這個季節買不到塊根芹菜的話，可以用3或4根西洋芹梗代替。
- **少量荷蘭芹**。
- **680公克番茄**。如果在夏季，可以依你的期望多加一點。
- **2個中型洋蔥**。
- **1個中型荷蘭芹根**。很難找到，找不到可以省略。
- **2根小型韭蔥**。如果沒有的話，可以多加2個中型洋蔥代替。
- **幾瓣大蒜**。
- **450公克馬鈴薯**。

在患者習慣無鹽飲食之前，可以在希波克拉底特製湯品和蔬菜、沙拉等食物中，加一些壓碎的生大蒜，讓菜餚「夠味」。**大蒜有益健康，可以在任何時候無限量地添加。**

每天都要食用大量的燕麥片當早餐。

馬鈴薯

含有大量植物性蛋白質的馬鈴薯,是任何康復中的患者營養上的助力。我們建議你午餐和晚餐都要食用,只能偶爾以有機的糙米或是野米來取代馬鈴薯。

馬鈴薯以烘烤方式烹煮時營養價值最高,也可以帶皮水煮,加一點湯汁壓成馬鈴薯泥,削皮(煮熟後),或是切碎並與沙拉醬混合,做成馬鈴薯沙拉。馬鈴薯也可以和洋蔥、番茄、西洋芹等材料一起放在陶瓷淺盤中烘焙。如果你在6到10星期之後的葛森飲食中,得到食用脫脂優格的處方,可以在優格中加入洋蔥、蝦夷蔥或大蒜,做成美味的沙拉醬,搭配烘烤馬鈴薯、沙拉或蔬菜食用。

另外,番薯則可以每星期食用一次。

燕麥片

每天應該食用大量燕麥片當作早餐,將½杯有機燕麥片和1杯(或更多一點)純淨水慢慢煮。

不可以使用其他的穀類。**燕麥不只提供優良的複合維生素B群、還有蛋白質,最重要的是,它還可以作為隨後飲用的生鮮果汁在腸道中的柔軟緩衝墊**,粗糙而穀粒分明的穀物則無法提供這種效果。為求變化和風味,你也可以加入磨碎的生蘋果、木瓜或其他水果、蜂蜜、100%純楓糖漿、未硫化的黑糖蜜、葡萄乾或其他水果乾、燉煮的黑棗乾,或是其他燉煮的水果乾或新鮮水果。

麵包與其他澱粉類

你只有在吃下所有規定的餐點之後,才可以食用一些無鹽、無脂肪的裸麥麵包。麵包不應該是任何餐點的主要部分!

如果麵包很乾燥，可以磨碎後用於需要麵包粉的食譜中。

偶爾也可以攝取太白粉、樹薯粉或玉米粉。

糖與甜味劑

只能使用有機紅糖、楓糖漿、有機淡蜂蜜，或是未硫化的糖蜜。每天所有的甜味劑加起來最多只能攝取2茶匙，而且只有未罹患低血糖症和／或糖尿病的人才能食用。

草藥茶

薄荷和某些其他草藥茶由於具有各種有益的性質，因此受到允許和鼓勵飲用。

薄荷茶有助消化，洋甘菊茶有舒緩的功效，纈草茶可幫助睡眠。大喜寶（tahebo），又名保哥果（編註：pau d'arco由在南美巴西亞馬遜河流域的大喜寶樹製成），是寶貴的抗癌茶，可在晚上隨意飲用。

菜單範例

早餐你應該攝取：
- 約225公克柳橙汁。
- 大分量的燕麥片加上自己選擇的水果醬。
- 有機的100%裸麥麵包，不加鹽和脂肪，烘烤後塗抹蜂蜜。

午餐應該包含：
- 許多生鮮材料混合而成的沙拉。
- 約225公克以上的溫熱希波克拉底特製湯品。
- 約225公克紅蘿蔔蘋果混合果菜汁。

薄荷茶有助消化，洋甘菊有舒緩之效，纈草茶可助睡眠，大喜寶茶是寶貴的抗癌茶。

- 烘烤馬鈴薯（如果允許的話可加上優格醬）。
- 新鮮現煮的蔬菜。
- 生鮮或燉煮的水果。

晚餐的菜單和午餐一樣。

我們建議你使用不同蔬菜、不同方式料理的馬鈴薯、不同種類的沙拉等方式更換菜單。有機糙米可每星期食用1次；有機番薯可每星期食用1次。

如需患者每小時的行事時刻表，請參閱附錄2。

1. *Gerson Therapy Practitioner's Training Seminar Workbook*. Bonita, Calif.: The Gerson Institute, 1996, pp. 120, 121.

13杯蔬果汁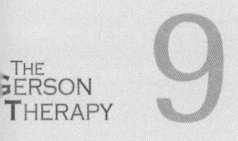

Thirteen Glasses

每天喝13杯約225克的果菜汁,加上每天素食的三餐——這相當於每天食用7.7到9公斤的食物,超級營養!

肝炎是病毒或細菌引起的肝臟發炎,會因暴露在毒性物質、受汙染的血液製品中或免疫功能異常而引發。急性傳染性肝炎也會透過受到帶原者或患者汙染的飲食而傳染,經常發生在衛生不佳的地方。經過2星期到40天不等的潛伏期之後,患者的肝臟酵素會異常飆高,同時發燒和發病。

5種病毒肝炎

病毒性肝炎是十分常見的全身性疾病,其主要的特徵為肝細胞受損、壞死,以及自體溶解,造成食慾不振、黃疸和肝腫大(肝臟不正常地腫脹)。美國每年有超過70,000個這種病症的案例。目前已經知道的病毒性肝炎一共有5種(但是在1981年時尚未確認),分別是:

在治療癌症等重大退化疾病時，飲用蔬果汁比食用完整食物更容易讓腸胃吸收利用養分。

- **A型肝炎**（又稱傳染性肝炎或短潛伏期肝炎），在同性戀族群和因感染人類免疫不全病毒（HIV）而導致免疫力下降的患者中，發生率正在攀升。食用來自受汙染水域的海鮮也會造成A型肝炎。
- **B型肝炎**（又稱血清性肝炎或長潛伏期肝炎），同樣在HIV陽性的族群中日益增加，而且在美國的輸血後病毒性肝炎案例中佔了高達10%。它的傳染途徑還包括人類的分泌物和糞便、親密的性接觸，以及透過受感染的餐廳員工所準備的食物而造成的病毒傳染。
- **C型肝炎**（尚未確定病原體類型），大多數患者都是因為輸了無症狀的捐血者所捐的血，而得到這種疾病的病原體。在所有的病毒性肝炎疾病中，C型肝炎是美國目前人數成長速度最快的一種。
- **D型肝炎**經常是急性或慢性B型肝炎的併發症，因為這一類型的D病毒需要它們姊妹生物雙層外殼的表面抗原才能夠複製。
- **E型肝炎**（過去稱為非A非B型肝炎，與C型肝炎歸在同一類）主要發生在剛從地方性疫區回來的人，例如印度、非洲、亞洲或中美洲。

這5種病毒性肝炎中，以B型肝炎和C型肝炎最危險，因為它們有很高的風險會轉變成肝癌。

靠葛森果菜汁擺脫肝炎的修費爾德

1981年，居住在佛羅里達州奧蘭多市、時年38歲的保羅·修費爾德（Paul Schofield）罹患了急性傳染性肝炎，症狀包括發燒、黃疸和嚴重的噁心。在受到感染時，修費爾德的皮膚明顯發黃，而且持續了3個星期。他的醫師無法提供有療效的治療，因為在當時——1981年，醫師對他的病一無所知，特別是那些只會用對抗療法醫學（依靠藥物）的方式執業的醫師，當時並沒有能夠治療這種疾病的藥物。醫師提供這位患者的醫學建議，只有多休息、睡午覺，以及飲用汽水（這是有毒的）和柳橙汁。修費爾德照著做了至少8個月，病情卻沒有絲毫改善。

修費爾德先生的病情嚴重到必須放棄皮革手工藝的工作，以及租來販賣自製馬鞍、皮帶、帽子、皮箱的店面。他的身體一天比一天虛弱，到了健康崩潰的地步。以修費爾德的情況來看，他很可能感染最危險的B型或C型肝炎之一。

　　一位替修費爾德按壓身體的按摩治療師推薦他閱讀一本叫作《大成功！葛森醫師癌症療法》的書。他看了書後，覺得書中的概念看起來正確且合手邏輯，因此他準備了一台Norwalk®榨汁機，也就是諾曼・華克（Norman Walker）博士知名的液體榨取裝置，開始自我施行葛森療法。修費爾德遵循葛森醫師書中的指示飲用大量果菜汁，每小時喝1杯約225克的紅蘿蔔蘋果汁或綠色蔬菜汁，每天至少13杯，有時甚至更多。

　　修費爾德說：「我立刻感覺到病情好轉。我的肝臟酵素檢驗讀數改善了，從病態的2,400降回正常範圍的20。在2個月之內，我的醫師再度為我看診時，他認定我的感染已經治癒了，我的血球計數一切正常。然而有好幾年的時間，我偶爾會遇到輕微感冒的症狀，這時候我就會立刻飲用葛森療法要求的大量果菜汁1個星期。」

　　「有時只要喝幾天果菜汁，就能讓我擺脫肝炎症狀。每天飲用13杯果菜汁的療法，即使只施行1天，也能讓我的身體──尤其是肝臟──覺得好過一些。我知道，想消滅任何一種傳染性病毒，A、B、C、D、E型肝炎，就該飲用使用有機蔬菜和水果新鮮準備的果汁。」這個靠著自行使用葛森果菜汁與飲食療法，現在過得生龍活虎的人這麼說道。

　　現在，修費爾德健康地過著快樂而多采多姿的生活。他的肝炎症狀再也沒有出現，不過一旦舊疾復發，他知道自己可以飲用新鮮準備的有機蔬果汁，迅速消滅這些症狀。

葛森博士的榨汁祕訣

　　在準備蔬菜和水果汁時，葛森博士建議分別使用2台機器：1台搗碎機或

雖然每天飲用大量新鮮有機蔬果汁就能維持充足的營養，但患者還是得攝取固體食物。

研磨機，以及1台擠壓機。他的榨汁祕訣之一，就是在榨汁機之中，所有和研磨過的食物接觸的部分，都必須是不鏽鋼製的。目前葛森療法的支持者特別偏好1台分別進行這2個程序的機器。

葛森療法的病人和修費爾德一樣，最喜愛的榨汁機就是Norwalk®榨汁機。這台機器是華克博士大約在1936年發明的，有2種機型──不鏽鋼表面的270-S Norwalk，以及木紋板表面的270 Norwalk。

葛森博士要求逐漸康復的患者，務必使用有機水果和蔬菜準備新鮮蔬果汁，而且建議千萬不要試圖在早晨準備足夠一整天飲用的果汁。另外，葛森博士也在他原始的著作中大篇幅討論了另一個祕訣，那就是建議**患者不要喝水，因為必須把胃的所有容量都空出來，才能容納這些果汁和希波克拉底特製蔬菜湯**（請參閱第8章）。這種湯中的營養成分全部都可以透過胃腸黏膜吸收，但如果胃中漲滿了水，就可能會稀釋胃酸和消化酵素的作用。

本章會完整說明榨汁機的類型和榨汁的程序。相較於葛森博士的原始著作，此處還包含了許多在家中自行準備果菜汁而康復的患者所提供的資訊。新鮮、完整的有機蔬果汁的酵素效果，治療性的無鹽飲食（請參閱第10章），適當、有限度的營養補充品（請參閱第11章），咖啡灌腸的施行（請參閱第12和13章）──這全都是已獲得證實的治療方法，如果搭配在一起施行，可以讓你長期、自然、安全地重獲健康。

救命的關鍵果菜汁

榨取和飲用這樣的果汁，是整個葛森療法中的一部分。本書的共同作者們要在此無條件地再度重申：「任何一位病人和健康良好的人，每天經常飲用以有機栽培蔬果製作的新鮮果菜汁，對於重獲和維持健康都極為重要。」

除了提供充足的液體攝取量，新鮮果菜汁還富含幾乎所有的營養素：維生素、礦物質、酵素、植物性化合物、草藥，及其他重要的食物物質，甚至還有蛋白質──這是身體自我治療時不可或缺的。在治療退化性疾病時，飲

用果菜汁甚至比食用完整食物中所含的相同營養素更加重要。事實上，果菜汁當然是食物，而且是胃腸消化道更能利用的形式，更好消化，更易吸收。遵守葛森療法的步驟，每天喝下13杯約225公克的果菜汁——也就是每天約3公斤，分量如此龐大的液體加上每天素食的三餐，相當於每天食用7.7到9公斤的食物。很少有人（很可能根本沒有人）能在一天正常的清醒時間中攝取這麼多的固體食物，飲用果菜汁便可讓人在短時間內攝取大量營養素。

退化性疾病常常會導致患者的消化功能不佳。由於他們會因器官功能異常、胃酸減少、整體消化功能障礙，以及其他與身體退化直接相關的問題而中毒，因此這樣的患者很

> **注意！**
>
> 請務必小心，雖然我們經常看到的「有機栽培」一詞，並沒有聯邦標準的定義，不過這個詞通常指的是種植和養育農作物時，沒有使用化學農藥、除草劑或合成肥料，而且栽種時使用的農場、樹園、果園或葡萄園，也已經3至7年沒有使用這些化合物[1]。

可能會喪失食慾或根本無法進食，或是身體只能容納和吸收少量的食物（這樣的不適症狀稱為「惡病質」）。但是，有這種苦惱的退化性疾病患者只要飲用新鮮果菜汁，通常就可以維持相當充足的營養。對身體而言，果菜汁中的營養素比完整食物的纖維成分重要得多。不過，患者整體攝食中仍然必須加入固體食物。

最有效率的高品質營養品

為了治療許許多多的結核病、心血管疾病、癌症、糖尿病、關節炎和其他退化性疾病的患者，葛森博士尋求能夠克服他們的輕微營養不良的新方法。**即使肥胖的患者也可能缺乏營養素。**在家打果菜汁就是葛森博士提供給每一位患者面對挑戰的方法，也是經證實相當有價值的技巧。將生鮮食物榨汁提供給病情嚴重的患者飲用，可以提供最簡單、最有效率的最高品質營養。這種由葛森博士從1923到1958年，花了將近35年的時間開發出來的獨特進食方式，產生出截至二十世紀中葉為止的醫療中最佳的臨床成果。

果菜汁最好新鮮現打現榨,不可預先做好存放以後再喝。

現在,二十一世紀到來,本書的共同作者們並不願意改變這一套可以極為有效地治療、逆轉或幾乎永久緩解所有類型退化性疾病的療法。這些疾病都是對抗療法幾乎束手無策的嚴重疾病。同樣的,葛森研究所的工作人員並非思想封閉之輩,如果有其他更好的方式,能夠取代果菜汁或其他由葛森博士改良至完善的方式所提供的高劑量營養,就會被採納到葛森療法的施行方式之中。

然而,葛森博士在他30年的臨床執業過程中,確實大幅改變過他的治療方式。他反覆修改他口中的「果汁處方」,以配合患者的驗血結果、治療反應、過敏、體重變化和其他代謝狀況。身體嚴重受損或虛弱患者的生理反應經常使得他必須幾乎每天改變藥物和果汁,特別是在開始葛森療法的第一個星期——今日的患者情況依舊是如此[2]。

果菜汁療法 Q&A

飲用果菜汁會產生許多很少有人能夠回答的問題。舉例來說,下列這些由葛森療法的使用者所提出的問題,有些我們也同樣好奇,但是卻無法完全解答:

Q:我應該在什麼時候喝果菜汁,多久喝一次?
A:葛森博士建議病人應該至少每個小時飲用約225公克,但是這樣的飲食要求經常難以達成。

Q:如果無法確實遵循飲用時間,有什麼解決或折衷的方式嗎?
A:請盡可能地喝,嘗試盡量攝取。在榨汁以及飲用果菜汁的時候,請多多益善。

Q:我應該飲用多少果菜汁?
A:前文已提過,請嘗試在24小時內飲用約2,925克的新鮮有機果菜汁。

***Q*：在實際完成榨汁之後，果菜汁的最佳飲用時機是什麼時候？**
***A*：**毫無疑問地，答案是「立刻」！

***Q*：可以把果菜汁存放起來以後再喝嗎？**
***A*：**最直接而無法讓步的答案就是「不行」！不過面對現實，如果你的工作地點離家有一段距離，又無法拖著30公斤重的榨汁機到處跑，那麼用保溫容器（玻璃或不鏽鋼內膽）或225公克廣口瓶盛裝紅蘿蔔蘋果汁隨身攜帶，也不失為可行之道。如果這是你每天唯一能取得有機果菜汁的方法，那就這麼做吧！千萬不要將綠色蔬果汁（用做沙拉的生菜榨的汁）帶著以後再喝，因為這種蔬果汁會很快地氧化而失去價值。

***Q*：哪些水果和蔬菜最適合或不適合混合飲用？**
***A*：**依照我們的觀察，幾乎所有植物榨出來的汁都可以相容，但是**葛森博士強烈推薦紅蘿蔔和蘋果、單獨使用紅蘿蔔，以及各種綠色蔬菜榨的汁**。請避免其他的果菜汁產品。

***Q*：胃腸道的哪一部分吸收果菜汁的效果最好？**
***A*：**整段腸道（從最前端與胃相連接的開口，一直到肛門，一共7公尺）都可以處理果菜汁中的酵素，將它們攝取到血流之中，但是胃、大腸和直腸不會吸收太多營養素。

***Q*：飲用果汁可以讓身體得到「生命力」嗎？**
***A*：**這個答案完全只是我們的個人意見，不過我們的答案是「是的」！蔬菜和水果中活生生的酵素可以被身體、心靈和靈性的自我吸收，並可能鼓舞一個人的靈魂。至少，我們是這麼希望。

***Q*：如果攝取建議的蔬果汁，是否能更有效地沖刷腎臟？**
***A*：**是的，生理測試的結果顯示，果菜汁的酵素是清潔物質，有時還是自然

因為每天花在榨果菜汁的時間很長,建議你可以把榨汁機放在令人賞心悅目的地方。

界中真正的利尿劑。你可以自行測試這個觀念,將大型白蘆筍榨汁後飲用,西洋芹汁也是效果幾乎一樣好的利尿劑。喝下這些果汁後,就會大量排尿,使腎臟受到充分的沖刷,泌尿道被沖洗乾淨。

如同前文所述,對於你可能提出的問題,我們確實有一些得自觀察,或是有良好科學基礎的答案,但並不是所有的問題都能獲得解答。

榨汁2大原則

現在我們要提供一些知識讓你知道。一旦現榨果汁中的治療酵素長時間接觸空氣中的氧後,就會氧化消失,被自由基破壞,因此我們必須告知一項包含了2條條文的明確規則請你遵守。雖然你可能無可避免地必須妥協,不過下列2條規則是你打電話到葛森研究所詢問時,提供電話建議的服務人員會提出的:

1. 如果可能的話,每1杯約225公克的果汁都請盡量新鮮準備,然後立即飲用;這對於重病患者特別重要。
2. 請勿在早晨準備一整天的所有果菜汁,然後存放起來等一下再飲用,因為這會讓你在一天之中喝到部分損失許多營養素的缺陷果菜汁。

挑一台好的榨汁機

葛森博士相信,榨取果菜汁的方法無疑會影響患者吸收進體內的營養素濃度,這種看法一部分是出自直覺性的信念,但大部分是來自觀察患者的結果。在他逝世後40年,我們分析以各種榨汁裝置得到的果菜汁,得知某些機器比其他機器更能生產高品質的飲料。另外,使用各類型榨汁機的患者體驗到的臨床結果,也為葛森博士原本的假定提供了佐證。

市面上一共有6種榨汁機，我們會分別簡略地說明，但是偏重特定的產品類型。我們會先提到次要的機種，然後逐步介紹到最適合葛森療法使用的機種——這會放在本節接近結尾的地方。

下列為各種能夠產生果菜汁的榨汁機器說明，但是比起我們偏好的第6種，其中有些很難提供可接受的品質與分量。

咀嚼機

咀嚼機顧名思義，就是把蔬菜或水果全部嚼碎，把它們的汁液一次抽取出來。這種果菜汁的品質相當好，但是會產生大量的蔬菜泥和水果泥，使得某些植物酵素仍然留在這些蔬果泥中。雖然咀嚼機產生的果菜汁比離心榨汁機所產生的富含更多營養，但是其養分卻不如我們偏好的搗碎或研磨機和擠壓機所產生的果菜汁。另外，咀嚼榨汁機會將內部的研磨室加熱，這可能會損害產生的果汁的酵素品質。咀嚼榨汁機的品牌有Champion®、Green Power®和Royal®。這種機器的價位中等，介於美金225元到700元之間。

離心榨汁機

離心榨汁機絕對是最普遍、最便宜的果菜汁抽取機，也是最無法滿足葛森療法患者需求的榨汁機。在操作離心榨汁機時，是將蔬菜或植物推擠在旋轉的圓盤上，讓圓盤上的鋸齒將它們磨成果菜泥。接下來，離心力會將植物泥拋到篩籃壁上，果菜汁由此壓擠出來，果菜泥則會留下。這樣的機制聽起來很不錯，但是離心過程中存在著一些問題。

1. 農產品研磨得不夠細，特別是在研磨葉菜類的蔬菜時。
2. 萃取果菜汁時，離心力的效果不及其他榨汁機的擠壓動作。壓力不足會使得果菜泥中的礦物質和植物性化合物留在果菜泥中，導致這種方式產生的果菜汁中，治療酵素和其他營養素含量較低。

榨果菜汁時最好穿件寬大的圍裙,因為蔬菜泥濺出(甚至噴到天花板)並不罕見。

3. 葛森博士說,離心榨汁機「在缺乏足夠空氣下,研磨轉盤抗拒阻力而旋轉時,會產生正電,並使周圍的內壁感應產生負電。正負(離子)的交換會摧毀氧化酵素,使果菜汁產生缺陷。」他認為那些使用離心榨汁機自行實施他的療法的患者,並沒有因此而獲得醫療上的成功[3]。

在離心榨汁機中,假設你使用垂直內壁籃子的機型,如原本的Acme Juicerator®（現在可能已停產）,將存在酵素缺損的問題。相反的,使用斜角榨汁籃的離心榨汁機（目前因大量的促銷和廣告而大受歡迎）,如Juiceman®、Braun®和Hamilton-Beach®等品牌,沒有這類嚴重的問題。但即使如此,**相較於其他機種,離心榨汁機提供的整體營養較為缺乏,果菜汁的量也比較少**。至於價格,離心榨汁機和咀嚼機一樣價位中等。

小麥草榨汁機

小麥草榨汁機是體積小巧的高度特化裝置,專門為了抽取小麥草充滿葉綠素的汁液而設計。

葛森療法並沒有使用小麥草,因為大多數的病人覺得小麥草過於粗糙,難以讓胃消化。除此之外,小麥草中的有益成分同樣存在於葛森療法的綠葉蔬菜汁中,這種蔬菜汁每天建議要飲用2到4次,比小麥草汁更容易被消化道吸收。

柳橙榨汁機

柳橙榨汁機專門用來為柳橙和葡萄柚榨汁,是一種圓錐形的榨汁裝置,無法使用於任何其他類型的水果和蔬菜。注意,千萬不要使用擠壓果皮的柳橙榨汁機。**葛森博士認為柑橘是對達成療效而言最不重要的一種果汁,主要是為了讓患者的一天開始得更為便利**,才把柳橙汁加入。在佛州和加州柳橙汁產業的媒體宣傳刺激下（想想辛普森O. J. Simpson,以及過去支持者對他呼喊

的宣傳口號：「果汁！果汁！果汁！」），許多人早晨做的第一件事就是喝柳橙汁。

即使如此，柳橙汁還是被營養學家認為會在大量飲用時造成過多的黏液形成。依我們的看法，**將葡萄柚汁和柳橙汁換成蘋果汁或紅蘿蔔汁是比較好的選擇。柑橘類果汁不應該用於膠原病的患者**，例如類風濕性關節炎或紅斑性狼瘡。

攪拌機／液化機

某些液化機器，例如Vita-Mix®全營養調理機，是功能強大的攪拌機，但是根本不是榨汁機。它們會把農產品研磨成細碎的果菜泥，但是不會榨取果菜汁。

由於攪拌機／液化機無法減少果菜泥的分量，因此如果你要得到相當於約2,925克新鮮有機植物製作之果菜汁的營養素，就必須吃下分量令人心驚的農產品。依照我們的計算，這相當於每天得大量食用至少2.7公斤的紅蘿蔔，3.6公斤的蘋果，4顆生菜，另外要再照常進食三餐。這實在不是一個人能夠在24小時之內吃進消化道的分量，特別是缺乏食慾、消化系統受到干擾的重病患者。

不過，任何榨汁機都好過沒有榨汁機。即使是效果比較差的榨汁機器，也可以提供比吃下等量農產品更多的營養素。但是，請別讓價格成為主宰你選擇榨汁裝置的因素。

我們在葛森研究所反覆觀察到，有些使用廉價離心榨汁機的患者，即使嚴格遵守葛森療法，但是幾個星期過去，依舊沒有體驗到腫瘤體積縮小或治療反應的效果。然而，一旦他們改用等一下要說明的研磨機／擠壓榨汁機，治療的反應就會迅速出現，很多人的症狀都急遽好轉。因此請接受忠告，**選擇適當的榨汁機可是攸關性命的事。**

我們已經暗示過，市面上各種榨汁機器中，我們只偏好幾種品牌中採用某種特定榨汁方式的機型。現在，我們就來討論第6種榨汁機。

千萬不要將蔬果擺上一個星期後才榨汁。

搗碎機（研磨機）和擠壓機的組合

擁有研磨機或是搗碎機，能夠將蔬菜和水果碾成細碎多汁的果菜泥，同時又擁有液體擠壓機，可以從果菜泥中擠出果菜汁的酵素——搗碎機（研磨機）／擠壓機的組合，正是嚴重退化性疾病，特別是癌症患者最能夠接受的選擇。這是我們偏好的榨汁機類型，在研磨（也就是「搗碎」的定義）之後，果菜汁會在每平方英吋2,000磅（2,000 PSI）的高壓下，從果菜泥當中被擠壓出來。

葛森博士在所有類型的機器中最推薦這一種，並且建議患者在擠壓前將各種不同的蔬菜或水果泥均勻混合，以提高某些營養素的萃取率。只有將研磨和擠壓功能分開的榨汁機，才允許你這麼做。研究指出，使用這種葛森博士選擇的搗碎機（研磨機）／擠壓機，某些必要營養素的產量將可提高到50倍，例如成熟番茄中的茄紅素，或是葡萄籽膜中的花青素原，這兩者都擁有已經過證實的抗癌特性。

使用搗碎機（研磨機）／擠壓機榨出的果菜汁，比其他種類榨汁機所榨出的要濃郁得多。不僅如此，這種榨汁機不留下果菜泥，可以從等量的生鮮農產品中多榨出約35%的果菜汁。使用搗碎機（研磨機）／擠壓機處理綠葉蔬菜時，產量甚至更多。你可以看到我們偏愛這種榨汁機勝過其他任何機種，事實上，本書的2名作者都擁有這種榨汁機，而且每天都會使用上許多次，以榨取所需的果汁。

但搗碎機（研磨機）／擠壓機很昂貴，且製造商只有2家——Norwalk®榨汁機銷售與服務公司，以及K&K公司。或許可以這麼說，這2種搗碎機（研磨機）／擠壓機的價格可能是所有榨汁機中最昂貴的，依你選擇的機型，零售價格在美金800元到2,095元之間。根據我們進行的調查，葛森療法患者中有超過4/5的人，選擇投資一台搗碎機（研磨機）／擠壓機，用於自行實施的個人治療，或只是享受新鮮現榨有機蔬果汁的美味。

在考量你對榨汁機的投資時，請了解價格較高的搗碎機（研磨機）／擠壓機，能夠比其他機型更少的農產品生產出更多果菜汁，長期來說很可能提

供更大的價值。考慮到葛森療法中農產品的個人用量，我們預估不到1年的時間內，你省下的錢就可以超過這台比較昂貴的榨汁機的身價。

不會精神崩潰的榨汁方法[4]

　　無論你是使用哪一種榨汁裝置，我們都要提供你一些有用的建議，讓你在製作各種果菜汁的時候不至於精神崩潰（尤其是在剛開始葛森療法的第1個星期中）。

　　患者或協助患者的人，每個清醒的日子都必須花3到5個小時站在榨汁機前，製作治療用的汁液，將營養素提供給身體各個缺乏營養的部位、組織和細胞（這是患者免疫系統功能不如預期的原因之一）。因此，以下是一系列我們希望會有幫助的建議：

- 把機器放在讓人**賞心悅目的地點**——風景優美的窗子前，音樂聲的旁邊，或是你最喜愛的照片附近等等。
- 你必須經常用水清洗榨汁機，因此請將機器放在**水槽附近**。
- 由於果菜汁有時會往錯誤的方向流出，因此把榨汁機放在**大型的自助餐托盤上**是不錯的作法，可以讓你不用清洗桌面太多次。
- 蔬菜泥（特別是紅蘿蔔或綠葉蔬菜）噴到天花板並不是罕見的事——特別是在施行果菜汁療法的第1個星期。但若將**手掌平放，擋在放入農產品的開口之上**，就可以將這種情況的發生機率降至最低。這個動作不會讓你的手指和蔬菜一起被磨碎，又能阻止農產品濺出或退出來。
- 也請穿著**寬大的圍裙**，保護你的衣服不被濺到。
- 事先弄清楚每天需要多少紅蘿蔔、蘋果、綠色蔬菜、甜椒、牛皮菜、紫色包心菜，以及其他農產品，然後**預先**搓洗和沖洗農產品，切成小塊，再將足以提供每次榨汁使用的分量用袋子**分裝**開來。
- 可以考慮將你的**洗衣機變成大型的「沙拉脫水機」**，方法是將當天要用的

若不得已非得利用真空瓶保存果菜汁來飲用，請避開綠色蔬果汁。

綠葉蔬菜放入洗衣袋，以洗衣機的「半乾」（damp dry）循環運轉20秒，除去多餘的水分。
- 你可以用包在**大型垃圾袋中的小枕頭套**，存放當天要用的所有綠色蔬菜，避免它們在使用之前就軟掉。
- **每星期**採購蔬菜和水果數次，以確保新鮮度。不要將蔬果擺上一整個星期之後才榨汁，尤其是綠色蔬菜。同樣的，你可能需要第2台冰箱。
- 當然，你只能使用**有機栽培**的農產品，而且要不惜任何代價避免曾接觸過化學藥劑（例如農藥和除草劑）的植物，水果和蔬菜上的化學藥劑是所有類型退化性疾病造成失能和死亡的重要原因。在每個家庭中，退化都會在某些成員身上以病理症狀的形式出現。
- 由於某些有機農產品一旦過了時令季節就無法買到（例如蘋果），因此最好能夠請農產經銷商或替你採購的人**事先安排**好，先收取幾個月供應量的費用（不過綠色蔬菜無法儲藏），然後將農產品存放在經銷商的冰箱中，直到患者需要為止。
- 如果你可以負擔，請安裝自己的**冷藏室**，預先存放非時令的農產品。
- 每一次榨汁之後，請嘗試拆解機器，**分別清洗**各個零件。你可能會希望榨汁3到4次之後再一併清洗，不過要小心細菌和其他不受歡迎的微生物，可能會窩藏在食物的殘渣上。
- 使用**水槽廢棄物處理機**以及**水槽噴水軟管**，可以讓榨汁裝置的清潔工作更加輕鬆。
- 若使用擠壓式的榨汁機，例如Norwalk®，請**沖掉榨汁用布片上的果菜泥**，將布片擰乾，放入Ziploc®密封夾鏈袋，然後存放在冰箱中。這些動作可以避免布片上滋生微生物。
- 每個星期將榨汁用布片放在純淨過的水中**煮沸1次**。
- 如果榨汁多次之後，果汁的味道「跑掉了」，或是發生「果菜泥向外爆開」的情況，問題可能是出在布片過度使用。這時請**更換布片**，因為布片上的孔洞已經被濾汁的果菜泥中的纖維堵塞。
- 如果工作或旅行讓你難以在1天之中製作新鮮果菜汁，請遵循下列的方

法：拿1個玻璃內襯或不鏽鋼的**真空瓶**（Thermos®），將瓶中完全注滿果汁，以避免果汁暴露在過多空氣中。請避免綠色蔬果汁，但是可以存放紅蘿蔔蘋果汁。

經過¼個世紀以來提供葛森療法建議的觀察結果，讓我們體認到一些事。其中一件很重要的事，就是**一整天製作和飲用果菜汁的退化性疾病患者，治療成功率比經常飲用幾個小時前就榨好的果菜汁的患者更高**。

葛森療法果汁飲用方案的支持者已經設計了許多食譜。葛森研究所的患者和其他協助者創造出各式各樣的果汁混合配方。例如，我們有紅蘿蔔蘋果汁、純紅蘿蔔汁、柑橘果汁、綠色蔬菜汁，以及許多其他的果菜汁。這些食譜大多記載於第22章；我們最後的建議，就是請你查看本書的這個章節，使用其中的食譜來協助你。

1. Winter, R. *A Consumer's Dictionary of Medicines: Prescription, Over-the-Counter, and Herbal, plus Medical Definitions*. New York: Crown Trade Paperbacks, 1993, p. 343.
2. The Gerson Institute. *Gerson Therapy Practitioner's Training Seminar Workbook*. Chula Vista, Calif.: The Gerson Institute, 1996, pp. 17, 18.
3. 同上，p. 19。
4. The Gerson Support Group. *The Little Juicing Book*. Chula Vista, Calif.: The Gerson Institute.

10 抗病的無鹽飲食
The Gerson Saltless Diet

攝取太多鹽會要人命！無鹽飲食能夠逆轉所有類型的急性和慢性疾病，如高血壓、糖尿病、心血管疾病、自體免疫疾病、慢性疲勞症候群……

1997年4月，被診斷出患有乳癌的58歲專業人偶操作師西麗亞‧柯林斯（Celia Collins），來到了位於亞利桑那州喜多那市的葛森診所（現已關閉）。她帶來的醫療記錄描述她的病情是「右乳上直徑1.5公分的浸潤性腺管癌（癌細胞很接近手術切口），正在侵犯3個淋巴結」。她的女性腫瘤醫師將腫瘤分類為第2期的惡性度第3級（最具侵略性）、無動情素受體腫瘤。柯林斯女士在1997年4月接受的電腦軸切面斷層攝影（CAT）掃描，其中顯示出一些狀況，讓醫師宣稱必須「查看」她的肝臟和肺臟。

她選擇接受腫瘤切除手術，之後腫瘤醫師建議她做6個月的化療，但是她的乳房外科醫師不同意。他說依照他的經驗，這種一系列的毒性化學治療從來沒有延長任何人的壽命，因此他不建議她接受化療。腫瘤醫師還要柯林斯女士接受7個星期的放射治療，再加上一些額外的放射

「特種部隊」，以治療接近手術切口的癌細胞。乳房外科醫師同樣對放射治療興趣缺缺。

「腫瘤醫師提供的負面選擇讓我感到猶豫。這些選擇不合理，於是我開始尋求其他的選擇。我選擇了葛森療法，而沒有接受化學和放射治療。」柯林斯女士如此公開寫道。

她對葛森博士的無鹽飲食感到興趣，因為她多年來一直懷疑我們大多數的人，都因為過度調味而攝取了過多的食鹽。此外她常因食物中添加的氯化鈉而發生細胞水腫（腫脹）。這使得柯林斯太太認為，她可以適應葛森療法的無鹽飲食。因此，她立刻著手開始遵行葛森療法的完整菜單。

柯林斯女士說：「作了決定之後，我女兒和我起飛前往喜多那市的葛森醫療中心，我們在此融入了醫療的氣氛之中。這實在令人神清氣爽，活力充沛。每個人都非常地積極、快樂、鼓舞其他人，即使打掃的婦女也是如此。此處的醫療、美妙的無鹽飲食、其他患者、工作人員⋯⋯全部都很特別、很棒，我的治療因此進展迅速。我在1997年9月，接受過6個月的葛森療法後，又做了一次CAT掃描，所有的掃描報告都是沒有癌症──我的病灶消失了。我的乳房外科醫師也正式認可了這個結果，他額外對我的診斷檢查進行報告。他說我沒有進行任何化學或放射治療，癌症就痊癒了。我實在是太高興了！」

為什麼需要無鹽飲食

葛森博士提出的主要治療觀念，就是提高癌症患者體內的鉀，同時限制飲食中的鈉，有助於對抗腫瘤的形成[1]。葛森博士強烈支持以無鹽飲食排除積存的鈉（化學符號為Na）、氯（以Cl表示）和水分（H_2O），以及全身組織中的毒素。他寫道，**結核病、癌症和其他慢性病的患者，在2到3天的無鹽飲食後，排出的NaCl（食鹽）量會增加。**

生病的腎臟一旦擺脫飲食中過量攝取的鹽分的刺激和負擔，就會在很短的時間內復元。

增加的食鹽排除量會持續2個星期，然後會在持續無鹽飲食下降回正常值。有時候**淨化式的復發症狀會以噁心、腹瀉和神經障礙的形式出現。葛森研究所認為這些是「好轉反應」**。這些反應來自更大量的膽汁分泌，以及內臟神經系統的刺激。每一次病情復發之後，產生反應的患者都會感到更輕鬆，身心都有所改善[2]。

弗里曼・寇普博士曾在同儕審核的期刊《生理化學與物理》上寫道：「葛森療法的高鉀低鈉飲食，已經在實驗中被觀察到可以治癒許多男性晚期癌症案例，但是原因仍未明朗。林（F. G. Ling）博士研究室與合作研究者近期的研究（在此指1978年）指出，高鉀低鈉的環境能夠讓受損的細胞蛋白質部分回復到正常未受損的構形。因此，其他顯示出毒素和癌症分解產物等受損徵兆的組織，其中的損壞可能也是透過葛森療法中的這種機制而部分得以回復。」[3]

有關不吃食鹽、增加鉀，以及鈉的礦物質拮抗劑，還有許多地方有待說明。我們下文中會討論鉀。不是只有高血壓會因使用大量的鉀和降低鈉攝取量而改善，無鹽飲食還能夠逆轉所有類型的急性和慢性疾病，例如關節炎、糖尿病、多發性硬化症、心血管疾病、自體免疫疾病、慢性疲勞症候群，以及其他多種疾病。事實上，本書列出的52種會因葛森博士的飲食而產生正面改善的疾病，都會隨著避免攝取食鹽而大幅好轉，且有患者病例作為佐證。攝取太多的鹽可會要人命！

含鹽飲食害了非洲黑人

1954年，備受推崇的人道主義者、管風琴演奏家、醫療傳教士暨諾貝爾桂冠得主——史懷哲教授，曾經提到在他位於法屬赤道非洲的加彭蘭巴雷內市的診所，附近居住的非洲黑人改變了飲食方式，採用白人的含鹽飲食。由於他們攝取的食鹽量提高，使得史懷哲博士為他們在醫療上付出的努力更加困難。

史懷哲博士寫道：「許多原住民，特別是居住在比較大的社區的人，現

在生活方式已經和以前不一樣了——他們之前幾乎只吃水果和蔬菜、香蕉、樹薯、山芋、芋頭、番薯和其他水果。現在他們開始靠煉乳、罐裝牛油、（用鹽）醃製的肉和魚以及麵包過活了。」他追蹤非洲黑人之中癌症、盲腸炎和其他退化性疾病與這種飲食變化的關係[4]。

「依照我自己從1913年至今的經驗，我敢說如果（當時）真的有癌症，也是非常罕見的，但是現在發生的頻率增加了⋯⋯癌症的增加和原住民中食鹽攝取量的增加可以顯而易見地連結在一起。」這位諾貝爾獎得主寫道：「過去40年來，我們收集了限制食鹽攝取量對腎臟疾病影響的實務經驗。結果顯示極端限制鹽的攝取，也就相當於平時攝取無鹽飲食，可以減低（非洲黑人）生病的腎臟的負擔。生病的腎臟一旦擺脫從飲食中過量攝取氯化物的過度刺激和過度負擔，就會在令人驚嘆的短時間之內復元，而且⋯⋯食用無鹽飲食時排出的氯化鈉，比食用高鹽飲食時更多！」

不過，在排除了鹽之後，是不是需要以別的東西取而代之呢？有些營養補充品，特別是鉀，可以承擔這個角色。葛森療法中使用到的所有營養補充品，成分都會在第11章中說明，不過我們馬上就會討論到鉀的功效。

細胞間礦物質——鉀

鉀（化學符號K）是所有動植物生存和成長茁壯所需的礦物質元素。這是體內所有組織和細胞為了順利進行正常功能和所有活動，不可或缺的必要礦物質。由於需要鉀的地方是細胞內部，而不是體液，因此鉀又稱為「細胞間」礦物質。**所有的食物中都含有鉀，特別是水果、蔬菜和完整穀類。動物來源如魚和肉中也含有鉀，但是來自植物的材料比較容易吸收。**

身體會經由腸道從食物中吸收鉀，過多的鉀則以尿液排出。在決定要排放多少鉀和將多少鉀吸收回體內時，腎臟扮演重要的角色。如果腎臟受到化學藥品、藥物或其他問題的刺激，可能會釋放出過多的鉀，造成鉀的缺乏。鉀也可能因為嘔吐、腹瀉和外科手術引流，以及通便劑和利尿劑（增加尿量

的藥物）而流失。透過皮膚流失的量十分稀少，但如果運動過度或是過於炎熱，還是可能會發生[5]。

正常腎臟可以輕易排出過多的鉀

葛森療法提供的餐飲中，不但有含高鉀的食物，還外加鉀的高劑量補充劑。事實上，任教於以色列拉瑪特甘市巴伊蘭大學生命科學系的雅各・修漢（Jacob Shoham）教授，就曾在1998年9月28日以一封友善而充滿知識的信函詢問夏綠蒂・葛森，提出對鉀用量的看法。「鉀很明顯是葛森博士療法整體架構的中心支柱。我們這裡在最初的4星期當中，使用大量的鉀——含20公克鉀的（營養補充品）鉀溶液，之後則是減半，在果菜汁中加入大約9到10公克，食物中或許加入2到3公克，總計第1個星期每天大約30公克，接下來則是每天20公克。」

修漢博士考慮的是高血鉀的可能性，也就是讓人體代謝中含有過剩的鉀，這種情況可能發生在遵守葛森療法的建議而補充鉀的患者身上。不過，使用高劑量的鉀補充劑，並不會產生高血鉀的負面症狀和症候群。幾位葛森療法患者曾經因為誤讀了標籤，而在自行用藥時意外服下高達建議劑量約32倍的鉀，時間最長達3個星期，但卻沒有出現任何顯著的副作用。長期以來患者的經驗顯示，提高鉀的攝取量以中和組織中過多的鈉，是安全而有效的作法。正常的腎臟可以輕易排出過多的鉀。

另外，超過40年以前，葛森博士就在他馳名的著作中回答過高血鉀的問題。他宣稱：「血清中的鉀含量在許多情況下都會造成誤導。」他又說：「這（血清中的鉀）並不是重要器官的『組織』中存在的鉀增加或減少的明確指標……想要確定這些關係，就必須對血清和組織，以及在不同期（的癌症）之中，同時進行更多一致的鉀濃度檢驗。」[6]

葛森博士表示，高血鉀發生於7種特定的來源：❶流失體液——血液，大多數的脫水案例；❷大多數的癲癇案例；❸癌症患者較常發生於進入末期之前（鉀即將要流失）；❹絕對不會出現在復元期間的癌症患者身上；❺愛

迪生氏症；❻尿閉──尿毒症（肝臟和腎臟無法將過多的鉀分泌到溶液中，鉀從重要器官流失）；❼急性和慢性氣喘，以及其他退化性過敏[7]。

多吃蔬果、豆類、全穀類，就能補充鉀

鉀屬於能夠同時和磷酸及碳酸根結合的化學類別，這3種物質又都能夠結合在膠體上，因此葛森博士建議，我們可以將這4種歸為同一類的代謝成分，稱為「鉀群」，而鈉則是屬於自己的化學類別──「鈉群」。

我們攝取了大量的鈉，不一定是來自我們自己準備的食物，也可能是來自我們購買的包裝食品，特別是在餐廳裡吃的，混合各式材料的菜餚。外食是不健康的飲食和生活方式，是導致高血壓、中風、癌症等退化性疾病的根本原因。

朱利安‧懷特克（Julian Whitaker）博士曾經在他發行的月刊《健康與醫療》中寫道：「讓你的鈉鉀比率回到平衡的方法，就是食用大量蔬菜、豆類、完整穀物和水果。這些有益健康的食物在自然狀態下，就擁有1：50的優異鈉鉀比率。」懷特克博士又說某些水果，例如柑橘，可提供1份鈉對260份鉀的優良礦物質比率，**香蕉的鈉鉀成分更為理想，達到1：440**[8]。不過，**香蕉中的糖分過高，特別是對癌症患者來說，因此必須適度食用。**

葛森療法的鉀補充劑

在葛森療法醫院中，患者在開始療程時，每個星期會接受1次驗血和驗尿；接受合格葛森療法醫師治療的患者也是如此──持續監控患者的血液和尿液數值極為重要。

用於監控的實驗室檢驗，應該視個人的病情嚴重性，大約每6個星期重複檢驗一次。如果是初期階段的身體虛弱患者，建議每4星期就要進行1次。這些實驗室檢查必須伴隨著大量臨床檢驗；最重要的實驗室檢驗之一，就是

> 只要身體裡的鉀含量正常，鈉含量自然會退居少數，才有助於維持健康狀況。

血清中的鉀含量測定。生病的葛森患者當中，鉀的濃度經常會落在每公升5.9至6毫當量（mEq/L）間。非葛森患者的一般數值範圍則為每公升3.4至5.1毫當量[9]。

葛森療法患者攝取大量的鉀補充劑，每天最高可達150毫當量，尤其是在治療初期。即使血清中的鉀濃度已經很高，還是得持續補充鉀。葛森博士告訴我們，鉀離子在某些酵素反應中不可或缺，也在組織的蛋白質合成中有其重要性。**正常情況下，肌肉、大腦和肝臟中擁有的鉀含量都高於鈉含量。**只要鉀含量保持正常，鈉就會退居少數，這種情勢維繫著健康的狀態。

在葛森療法醫院中，病人接受入院血液檢查之後，就會立即接受10%鉀溶液。鉀的給予方式是每天提供10次加入4茶匙鉀溶液的任何種類果菜汁，這樣的劑量通常會持續3到4週。接下來鉀的劑量減半。葛森博士提出警告：「血液濃度和臨床觀察的結果綜合起來，可以讓我們知道，器官中鉀含量的恢復是一個困難而漫長的過程。」[10]

鉀鹽的化合物溶液是將醋酸鉀、單磷酸鉀和葡萄糖酸鉀各33公克，以約900公克的水稀釋而成。如上文中所述，劑量可為1到4茶匙，分別代表每天3.5克到14克的鉀。每天給予藥物時，會等量加入每1杯紅蘿蔔蘋果汁、蔬菜汁和柳橙汁（但不會加入純紅蘿蔔汁），每杯果汁飲料大約1到4茶匙。

有關鉀化合物鹽類營養補充品的進一步資訊，收錄在第11章中。我們特別強調鉀的藥物，是因為它是使用葛森療法取得治療效果的重心。這種鉀的藥物主要是用來治療組織傷害症候群（鈉滲透到組織之中），一種所有癌症和其他大多數退化性疾病中都會出現的症狀。鉀和其他藥物及飲食療法結合，能夠提高細胞中鉀的濃度，減少細胞間水腫，恢復正常的細胞功能。

我們之前已經間接提到過，有些患者因為誤解而使用高劑量的鉀藥物，即使使用說明已經寫在容器上。你必須以約900公克的水，稀釋濃縮鉀粉容器中盛裝的內容物。請用湯匙將你調製的稀釋溶液舀入蔬果汁中。不要使用湯匙將粉末本身舀入蔬果汁，否則劑量會超量。在此一般劑量下不會出現副作用，除了性質強烈的鉀鹽或許會刺激到喉嚨，而食用稀燕麥粥可以治療這種可能發生的喉嚨刺激。

鉀溶液應使用玻璃容器存放，不能裝在塑膠或金屬容器中。此溶液不需要冷藏，但是必須放進陰暗的櫃子（食物儲藏室），或是存放在褐色或琥珀色的瓶罐中。約946毫升的鉀溶液可以持續使用1到3個星期，視處方劑量而定。如果過了一段時間，鉀溶液變得混濁，請將所有剩餘的溶液丟棄，重新配製。

加入灌腸液的鉀化合物

加入果汁中飲用的鉀溶液，也可以直接加入灌腸液中，以緩解結腸收縮造成的腹部痙攣。此時鉀化合物的劑量為每次灌腸加入2至3茶匙的鉀溶液。有時候腹部痙攣太嚴重，無法接受任何比較大的液體壓力進入結腸，可能會使你必須以較少量的水混合鉀化合物作為灌腸之用。6到8天之後，請停止在咖啡灌腸中加入鉀化合物，否則會造成結腸的刺激。

細胞中毒造成的組織傷害症候群

根據醫療先驅暨研究物理學家寇普博士在1977年發表的報告，醫療科學已經知道，細胞結構會因為暴露在環境中的致癌物、動脈硬化物質、抗原、過敏原，以及其他令人不愉快的汙染物中而受到毒害。這些細胞汙染物可能會對產生這種症候群的細胞，造成缺氧、創傷、一般性傷害或其他的組織傷害，而這一系列的症狀和徵兆會反覆地出現。**身體上任何部位都可能產生「組織傷害症候群」**，一種細胞破壞的循環，寇普博士將它定義為「一種受損的型態狀態，此時細胞蛋白質會失去和鉀離子結合的偏好，轉而偏好與鈉離子結合，且細胞的水分含量會增加（細胞腫脹）」[11]。

依照寇普博士所述，組織傷害症候群代表病人功能失調的細胞產生下列病理症狀：

少鈉高鉀的飲食，還可以避免難以檢測的組織傷害症候群。

1. 受損的細胞失去鉀。
2. 被侵犯的細胞輕易接受鈉。
3. 細胞因為過多的水分而腫脹。

最容易被施行照護的醫療人員發現的症狀，就是「細胞水腫」。細胞水腫後就無法製造以三磷酸腺苷的形式存在的能量。三磷酸腺苷是身體用來儲存能量的化合物，其能量是透過氧化作用燃燒糖類而產生。

三磷酸腺苷被製造出來，然後用掉，再度被製造出來，然後再一次被用掉，如此循環不已。在這個代謝過程之中，三磷酸腺苷會釋放出能量以供細胞使用。

三磷酸腺苷是擁有3個強力磷酸鍵的腺苷，磷酸鍵中含有必要的能量。細胞如果沒有三磷酸腺苷，就會死亡。假使死亡的細胞過多，組織就會死亡。要是太多組織死去，器官或身體部位就會死亡。如果太多器官死亡，人就會死亡。

當過多水分出現在細胞中時，三磷酸腺苷的生產會受到抑制或完全停擺，同時，蛋白質合成和脂質（脂肪）的代謝也會停止。接受葛森療法時，受損細胞遭遇的鈉減少，可以和鉀結合，送走過多的水分，也改善了粒腺體的功能。特定的胞器，也就是每個細胞內名叫「粒腺體」的小小化學工廠，會執行以氧氣燃燒糖類、合成蛋白質和代謝脂肪的能量功能。

為了去除細胞中以水腫的形式出現的過量水分，**早在寇普博士為組織傷害症候群進行描述和命名之前，葛森博士就已經在1920年代治療了這種症狀。**葛森博士去除飲食中的鈉，打造出一套富含鉀的飲食，飲食之外再補充額外的鉀，又開發出工具，能夠移除血流中抑制正常細胞酵素功能、代謝和呼吸的毒素。

如果要為組織傷害症候群畫出一幅定義清楚的圖像，可以用這個方式想像寇普博士的發現：請把細胞看成是工業化的國家，而粒腺體則是這個國家的城市──它們是工業城市。當細胞（這個國家）失去鉀，獲得鈉，脹滿水分的時候，就相當於所有城市的下水道都堵塞了。接下來，工業城市的功能

就會停頓，城市無法產生能量把下水道清乾淨，整個工業化國家（受損的細胞）汙染過度，各方面的功能都嚴重失調，於是招致滅亡。**組織傷害症候群是造成細胞死亡的因素。**

食用無鹽飲食和補充高劑量的鉀，能避免臨床上症狀不明顯但可由實驗室檢驗發現的組織傷害症候群。在葛森博士撰寫他的救命書籍《大成功！葛森醫師癌症療法》期間，這項資訊發表在美國癌症學會的醫療專業期刊《癌症》上[12]。想要去除分布在疾病組織周圍，帶有部分代謝物和細胞水腫的腫脹球狀功能障礙區域，沒有比施行葛森療法的無鹽高鉀飲食更好的方法了。

1. Regelson, W. "The 'grand conspiracy' against the cancer cure." Commentary, *Journal of the American Medical Association*. 243:337~339, Jan. 25, 1980.
2. Gerson, M. *A Cancer Therapy: Results of Fifty Cases and The Cure of Advanced Cancer by Diet Therapy: A Summary of 30 Years of Clinical Experimentation*, 6th edition. Bonita, Calif.: The Gerson Institute, 1999, pp. 164~166.
3. Cope, F.W. "A medical application of the Ling association-induction hypothesis: the high potassium, low sodium diet of the Gerson cancer therapy." *Physiological Chemistry and Physics, NMR*. 10:465~468, 1978.
4. Schweitzer, A. *Briefe aus dem Lanbarenespital (Letters from the Lambaréné Hospital)*. Africa, 1954.
5. *The Mosby Medical Encyclopedia*. New York: New American Library, 1985, p. 589.
6. 參前述資料，Gerson, M., 1990, p. 93。
7. 同上。
8. Whitaker, J. "Minerals, Part 3: Lower your blood pressure with the 'K factor'. *Health &Healing*® 9:1~3, June 1999.
9. The Gerson Institute. *Gerson™ Therapy Practitioner's Training Seminar Workbook*. Bonita, Calif.: The Gerson Institute, 1996, p. 31.
10. 參前述資料，Gerson, M., 1990, pp. 208, 209。
11. 參前述資料，Cope, F.W, 1978。
12. Waterhouse, C.; Craig, A. "Body-composition and changes in patients with advanced cancer." *Cancer*. 11(6), November/December, 1957.

11 用對營養補充品
Nutritional Supplements on the Diet

療法中所需的營養補充品很少！有機栽培的素食餐飲中已包含大量天然營養素——只要食用大自然給我們的恩賜，就能夠回復並長保健康。

42歲的湯姆·小波瓦士（Tom Powers Jr.）住在紐約上州，有一天他在對著鏡子刮鬍子時，看見自己右側太陽穴上有一顆痣。家庭醫師透過電話聽完小波瓦士的描述之後，要求他立即進行切片檢查，並預約病理實驗室。他們借助直接刺穿皮膚的特殊儀器，取出一小塊圓柱形的局部切片標本。接著，小波瓦士立即得知自己罹患了惡性黑色素瘤。

黑色素瘤是一種高度危險的腫瘤，由製造黑色素的黑色素細胞所組成。它通常會發生在皮膚、眼睛和黏膜上，起因多半是過度曝曬日光。皮膚癌常會散布到身體其他部位，特別是淋巴結和肝臟。黑色素或其前驅物質（黑色素原）則會被分泌到尿液之中，就連皮膚也都可能會變成深色。

正當小波瓦士還在等著決定往後該怎麼辦時，轉移的黑色素瘤再度開始生長，這次一共出現在3個地方：首先是進行過切片的手術位置，

再來是胸口，最後則是左臂。這些癌症在進行過切片之後，短短8天就冒出頭來，很顯然已經危及患者的生命。

「我詢問過4位不同的醫師，他們都認為手術、放射線治療，以及任何已知的化療方式，無論單獨或合併施行，都沒有辦法為發展到這個階段的黑色素瘤提供治癒的希望。說得坦白一點，我的情況被視為絕症。」小波瓦士如此寫道。

這位患者和他的家人從朋友及一名葛森療法患者處，得知以葛森療法治療黑色素瘤的成果相當不錯（我們再次建議你，可以參考第6章中葛森療法治療各期黑色素瘤的成功百分比）。

「即使我的癌症已經轉移，也未必沒有完全緩解的希望。我避開了放射線治療和化學治療，這正好對我有利，因為這代表我的免疫系統並沒有受到人為的壓抑，可以對使用特殊營養補充劑的代謝療法表現出更良好的反應。」小波瓦士先生說道：「這些補充劑包括鉀鹽、甲狀腺劑、魯格爾碘試劑、胰臟酵素和菸鹼酸，還有維生素B12和肝臟萃取液的醫療注射。口服和灌腸用的蓖麻油，是用來當作肝臟的器官排毒劑，而不是營養補充劑。」

「1982年5月14日，我開始進行葛森療法，成為在家中自我治療的專家。我永遠感謝葛森博士的天才，讓他的營養補充方式運作得盡善盡美，緩解真的發生了。到了1982年7月1日，所有看得見的腫瘤全部都不見了，不留痕跡地消失，讓皮膚外觀再度恢復正常。我沒有接受進一步的手術，也沒有接受化學以及放射治療，當我的家庭醫師在1982年9月看到我的時候，他驚嘆地發現疾病已經永久緩解。我持續遵行葛森療法20個月。到目前為止的14年之中，癌症都沒有復發的跡象。」最後，小波瓦士這麼寫道。

依照美國癌症學會提出的準則，這位病人已經「治癒」了。小波瓦士最後一次向葛森研究所回報自己的黑色素瘤已經長久緩解和治癒，是在2000年12月的時候。截至目前，他已經健康度過了18年的歲月。

享用以自身菜汁燉煮的新鮮蔬菜，其植化素會更容易被人體吸收。

葛森博士提倡的營養補充品

如同前文中小波瓦士提過的，葛森療法會使用到一些營養補充品，例如魯格爾試劑──作為碘補充劑。魯格爾試劑（依照美國藥典中的描述）是由每100毫升純水中加入5公克碘，和10公克碘化鉀而製成，通常會混合到其他藥物之中。

生肝臟汁在1989年之前一直是葛森蔬果汁飲用程序中的一部分，後因大多數市售國產小牛的肝臟都受到細菌和寄生蟲汙染，才停止飲用生肝臟汁的作法。患者可繼續使用肝臟萃取物注射取代。另外，如果補充輔酶Q10，有助於取代部分生肝臟物質（第12章中會討論排毒或清潔肝臟的重要性）。

除了肝臟排毒，也會同時處方胰臟酵素錠，並搭配鉀化合物、碘化鉀、甲狀腺萃取物、菸鹼酸，及鹽酸和胃蛋白酶（一種消化酵素）。菸鹼酸可作為輔酶NADH的一部分，而輔酶NADH則能排除身體中致癌的汙染物質。

一般來說，就只有這些而已，不需要其他的營養補充品，因為有機栽培的素食餐飲中已包含大量天然營養素。參加葛森療法的退化性疾病患者，只要食用大自然給我們的恩賜，就能回復並長保健康。我們會從下一節開始，解說使用葛森療法時必須了解的一切營養形式、營養補充劑和排毒方法。

特製希波克拉底湯 P338

在葛森博士克服所有類型的急性與慢性疾病的飲食方案中，有項重要建議，那就是我們應該每天食用1日分量的蔬菜湯──不是亨氏（Heinz's™）罐頭湯也不是康寶濃湯（這兩者都含鹽），而是你自己從頭到尾親自烹煮的湯。我們之前就明確說過，**葛森的特製希波克拉底湯品是所有患者午餐和晚餐的一部分，因為這種湯可以幫助腎臟完成排毒的工作。**

除了希波克拉底湯品，以自身菜汁燉煮的新鮮蔬菜也是必備菜餚。高湯中充滿了營養素（在葛森博士的年代，他和營養科學社群的成員都沒有找

到存在於某些蔬菜中的植物性化合物），以這種方式攝取的植物性化合物，能夠輕易地吸收消化。如同你之前看到過的，知識豐富的營養師通常將這一類植物性化合物稱作「保健食品」，因為它們能夠對身體產生類似藥物的效果，幾乎就像是營養補充品的個別成分，但卻更容易吸收。

像這樣良好的飲食，搭配有機咖啡自行實施灌腸的排毒方式，能夠排除腸道中所有的致病廢棄產物，保持肝臟清潔，全身精力充沛。還有什麼能比安排自己的一天更好呢？你只要閱讀第12章就能了解，唯一真正健康的咖啡攝取方式，就是藉由灌腸瓶，按照指定的用途使用。

甲狀腺藥物的附屬補充劑

碘是製造甲狀腺激素時所需的微量元素。碘元素非常重要，缺乏碘是甲狀腺疾病的來源之一。這種疾病發生時，會出現長期健康障礙（包括免疫系統受到干擾），可能必須以甲狀腺藥物治療。事實上，甲狀腺藥物是葛森療法中附屬營養補充劑的一部分。

甲狀腺能夠將碘加到酪胺酸上，製造數種甲狀腺激素。由於甲狀腺激素負責調節每一個體細胞的代謝，一旦缺乏了，就會影響所有的身體功能。對成人而言，其症狀的嚴重性，可以從極端輕微的缺乏狀態「亞臨床甲狀腺功能低下」，一直到有時會危及生命的嚴重缺乏症狀「黏液水腫」[1,2]。

甲狀腺激素缺乏的原因，可能是荷爾蒙合成過程出現缺陷，或是分泌促甲狀腺激素（TSH）的腦下垂體沒有給予足夠的刺激。一旦血中的甲狀腺激素濃度過低，腦下垂體就會分泌促甲狀腺激素。如果血液中甲狀腺激素的濃度降低，促甲狀腺激素的濃度提高，通常意味著甲狀腺激素的合成有缺陷，稱為「原發性甲狀腺功能低下」。如果促甲狀腺激素的濃度很低，甲狀腺激素的濃度也很低，則內分泌科醫師通常會認為患者的腦下垂體必須為甲狀腺的功能低落負責，這種情況稱為「續發性甲狀腺功能低下」[3,4]。

甲狀腺激素能增進粒腺體的生成，而粒腺體就是每個細胞中，產生細胞能量（三磷酸腺苷）的小型化學工廠（胞器）。因此，葛森博士使用純的乾

魯格爾試劑的作用方式，是讓碘在發炎時攻擊癌症腫瘤。

燥甲狀腺劑，作為甲狀腺活動力減退時的附屬補充藥物。葛森研究所一直推薦這種甲狀腺產品，其成分為乾燥的豬甲狀腺，劑量為0.5或1格令（編註：1格令＝65毫克），由西部大藥廠／瓊斯醫學實驗室提供。癌症患者一般的初始治療劑量為每天1.5到5格令，3至10週後逐漸減少為1到3格令。**我們不建議使用合成的甲狀腺劑，只有天然材料才能永久緩解甲狀腺功能低下的症狀。**

如果甲狀腺劑導致患者的心跳加速至每分鐘120次以上（心跳過速），有可能是甲狀腺劑過量所造成的，應該要停用這種藥物，至少先暫時停用，隨後再減量給予。另外，**月經期間要停止給予甲狀腺劑。**

除了補充乾燥豬甲狀腺劑，另一種附屬補充劑是礦物質碘，也是人類甲狀腺激素的主要化學成分之一。在葛森療法中，碘是以一種常規醫學中正規使用的溶液（魯格爾試劑）作為營養補充。

魯格爾試劑

魯格爾試劑因其發明者法國醫師珍‧紀堯姆‧奧古斯都‧魯格爾（Jean Guillaume Auguste Lugol，1786～1851年）而得名，是一種深褐色液體，散發著碘的氣味。這種試劑由溶解在純水中的礦物質碘（化學符號I）以及碘化鉀（KI）所組成，每100毫升的魯格爾試劑，含有4.5至5.5公克的碘，和9.5至10.5公克的碘化鉀。依照《美國藥典》的準則，常規醫學中使用這個濃度口服給藥，以補充礦物質碘，為將要進行甲狀腺手術的患者作準備。此試劑也稱作「化合物碘溶液」[5]。

魯格爾試劑能夠和鉀，也就是細胞內液體的主要鹼性離子一起運作。**在魯格爾試劑和鉀2種藥劑的聯手下，可為彼此帶來生化上的加乘效果，提高正常細胞的細胞能量**，減少細胞間水腫，恢復正常的細胞功能，並提高細胞的鉀濃度。透過加乘作用，它們會彼此交互作用，提升的活動量超過這2種物質分別單獨給予患者時的效果總和。

葛森博士使用一半強度的魯格爾試劑，將含有5公克碘和10公克的碘化鉀的溶液水量加到200毫升。未接受過化療的癌症患者，一般的劑量是每次3

滴，1天6次。2到3星期之後，減為每次1滴，1天6次。接受過化療的患者，以及患有其他退化性疾病的患者，則是每次1滴，1天6次。5到6星期之後，劑量調整為1天3到4滴[6]。

如果在添加時正確的給予，又搭配使用鉀，而且加入柳橙汁或紅蘿蔔蘋果汁，魯格爾試劑可以成為控制細胞氧化速率的重要因素。**魯格爾試劑不應該加入綠色蔬果汁或純紅蘿蔔汁**，劑量準確且適當的魯格爾試劑，是葛森療法治療成功所不可或缺的。

一半強度的劑量只有在治療的最初3到4個星期，依照下列方式服用：每天在6杯柳橙汁和紅蘿蔔蘋果汁中，分別加入3滴，使患者每天攝取18滴（6乘以3）魯格爾試劑。前面已經提過，請「不要」將魯格爾試劑加入任何綠色蔬果汁。在起步階段之後，請將魯格爾試劑的劑量減為每天加入果汁中飲用6次，每次1滴，持續8個星期。接下來再減為每天加入果汁飲用3次，每次1滴，並在治療期間持續使用此劑量。

如果患者在葛森療法醫院，或是受過葛森訓練的合格醫師的私人診所接受治療，魯格爾試劑已經預先稀釋為一半的強度。請直接使用你拿到的產品，無須另行稀釋[7]。

魯格爾試劑的作用方式，是讓碘在發炎時攻擊癌症腫瘤。這種狀況可能會在發炎性的皮膚癌，例如發炎性乳癌（上皮癌）和黑色肉瘤的治療開始之前，以及稍後的復發發炎反應中特別顯著。試劑中的碘是控制正常細胞分化的必要元素。依照這種使用方式，在葛森療法開始的數週使用較大劑量，有助於抑制腫瘤組織的過度生長[8]。

口服鉀鹽化合物會產生和魯格爾試劑類似的生理反應，抵銷鈉鹽化合物的毒性產物。鉀離子是鈉離子的中和因子，且確實可當作鈉離子的解藥。

鉀鹽化合物

葛森博士發現，患有慢性退化性疾病的患者，鉀濃度會顯著降低。對於酵素的產生和肌肉的收縮與力量來說，鉀是相當重要的元素物質之一。依照

有慢性病的患者，能刺激酵素活動的鉀濃度會降低，此時需要排除過多的鈉且補充鉀。

葛森博士的研究，所有的慢性疾病都是從細胞流失鉀離子、鈉離子入侵細胞帶來水分而揭開序幕。這種情況（我們已在第10章中了解到）會造成水腫，隨之產生細胞和生理的功能障礙——細胞失去電位，酵素的形成異常，細胞氧化減少，其他的組織傷害症候群症狀，甚至更糟。身體中幾乎所有由細胞建造的酵素，都需要鉀作為催化劑（活化物質）；相反的，滲透到組織中的鈉會抑制酵素的產生（使其減慢或停止）。因此，為了刺激酵素活動，必須要排除過多的鈉，並以鉀取代供細胞使用。在此同時，排毒程序可移除累積的中間產物，以及其他造成干擾的毒素[9]。

在以咖啡灌腸的方式排毒（請參閱下一章），將鈉送出組織之外的同時，將鉀注入組織之內的最佳方法就是飲用大量新鮮的水果和蔬菜汁。蔬果之中含有豐富的鉀，以及清潔細胞的酵素。只是，飲用的並不只是果菜汁，其中還加入鉀鹽化合物溶液，以確保能攝取和吸收大量的鉀。

我們在第10章中討論過，鉀鹽化合物溶液是以醋酸鉀、單磷酸鉀和葡萄糖酸鉀各33公克，加入約900公克的蒸餾水中稀釋而成。一般的鉀劑量為每天使用10次製備的溶液，每次1到4茶匙，這代表著每天3.5到14公克的鉀。**這樣的藥劑量每天均等地加入各種果菜汁中，包括紅蘿蔔蘋果汁、柳橙汁和綠色蔬果汁，但是不能加入純紅蘿蔔汁**[10]。

這些鉀鹽化合物提供的主要功效，就是治療所有癌症和大多數其他退化性疾病中都存在的組織傷害症候群。鉀化合物結合其他藥物和飲食療法，可以達成和碘類似的效果。鉀鹽化合物溶液不需冷藏，但須存放在深色玻璃瓶中，不可用塑膠或金屬容器存放。若溶液日久變混濁，請務必丟棄[11]。

如同前文所述，鉀和碘有加乘作用，兩者合力可以減少組織的腫脹，部分原因是因為排除了鈉。

酸性胃蛋白酶

「胃蛋白酶」是胃臟所製造的胃液中數種酵素的一般通稱，能夠催化蛋白質的水解以產生多肽。胃壁的細胞可以從血液分泌足夠的鹽酸（HCl），

將被唾液預先消化過的食物酸化，pH值降為3.0至1.5的低值。這樣的低pH值會使得植物酵素暫時失去活性，預先消化的食物則會穿過胃的下方，即幽門部分，此處胃黏膜的主細胞也會分泌胃蛋白酶。在幽門處，胃蛋白酶會持續消化蛋白質。

胃蛋白酶需要足夠的鹽酸，才能從在主細胞內時無活性的酵素形式胃蛋白酶原，轉變成有活性的胃蛋白酶，也需要鹽酸將胃的pH值維持在3.0以下，也就是最適合胃蛋白酶工作的pH值[12]。

酸性胃蛋白酶是胃部3種酵素中最重要的一種，因為它偏好切斷苯丙胺酸、色胺酸、酪胺酸和白胺酸的胺基酸殘基，可以加快蛋白質水解（編註：指蛋白質因為酵素而分解成胺基酸的過程）的速度。酸性胃蛋白酶是以胃蛋白酶原的形式從胃黏膜分泌出來，其最佳活動pH值為1.5至2.0[13]。

酸性胃蛋白酶的膠囊（含有鹽酸和胃蛋白酶）是葛森療法藥物的一部分，用於協助食物和果菜汁的消化。過去葛森博士給予這些藥物以補充鹽酸，直到現在也仍然經常使用。請在每一餐之前服用2粒膠囊，每天服用3次，作為鹽酸的來源。

菸鹼酸（維生素B3）補充劑

菸鹼酸（或維生素B3）在數種重要的生化功能中扮演輔酶的角色，與脂質（脂肪）代謝、胃腸道功能、神經系統運作和促進健康皮膚生長有關。排山倒海的科學研究顯示，菸鹼酸能有效地同時降低血液中的膽固醇和三酸甘油酯；此外，使用菸鹼酸在心血管方面，還有舒張血管（讓血管擴張，促進血流增加）的優點。菸鹼酸還能顯著提升高密度脂蛋白（HDL），減少胃腸道癌症的發生率和膽囊疾病的風險[14]。

菸鹼酸營養維持補充劑的每日最佳攝取量，從25毫克到300毫克不等，但在用於治療目的時，葛森博士讓患者每天服用6顆50毫克的菸鹼酸錠，為時6個月。治療癌症或其他退化性疾病的晚期病例時，他一整天每個小時給予50毫克的菸鹼酸（總計每天1,200毫克）。依照2001年諾貝爾醫學獎候選人、加

菸鹼酸可以幫助提升好膽固醇，減少胃腸道癌症的發生率和膽囊疾病的風險。

拿大分子營養矯正學家賀佛爾博士率先提出的建議，今日分子營養矯正醫學的醫療實務中，1,200毫克是菸鹼酸的常用劑量[15,16]。

攝取這樣高劑量的菸鹼酸可能會造成皮膚潮紅，也就是皮膚暫時而無害地發紅、發熱、發癢。**菸鹼酸應該在月經期間或任何種類的出血發生時停止服用。**

胰酵素

「胰酵素」是胰臟分泌出的酵素，這種重要的物質中含有3種特定類別的酵素，可以消化和吸收食物。其中一類是脂肪酶，可用於吸收脂肪和脂溶性維生素；一類是澱粉酶，可以將澱粉分子分解為更小的糖類；最後則是蛋白酶，可以將蛋白質分子重組為單一的胺基酸。每一類中都含有個別幾種酵素，例如蛋白酶就包含胰蛋白酶、胰凝乳蛋白酶和羧肽酶。蛋白酶也可以協助分解腫瘤組織、疤痕組織，和其他的受損區域。

補充部分或全部的胰臟衍生酵素可以治療消化不良、吸收不良、營養素缺乏，以及腹部不適。這些酵素對於克服消化功能障礙的症狀十分有效，例如乳糜瀉；囊性纖維

> **注意！**
> 我們建議以尼古丁酸（nicotinic acid）形式的菸鹼酸作為葛森療法的藥物，而不是菸鹼醯胺（「不會潮紅」）的形式，這種形式對大多數退化疾病幾乎都沒有任何正面效果，除了骨關節炎等關節炎以外。如果菸鹼酸的潮紅讓患者受到刺激，請用餐後再服用藥丸，或是將藥丸含在舌下溶解。菸鹼酸不應該停用，因為它能夠讓血管舒張，而改善血液循環，提高皮膚溫度，增加氧化，促進細胞營養，並產生整體的排毒效果，這也會影響到蛋白質的消化。

化（編註：一種遺傳性疾病，因全面性外分泌腺體功能不足，導致黏膜分泌物黏度增加，造成外分泌腺管纖維化及囊狀化）；食物過敏；酵母菌症候群；自體免疫疾病，如類風濕性關節炎、紅斑性狼瘡、硬皮病、多發性硬化症；許多種類的癌症；運動傷害和創傷；病毒感染，例如帶狀疱疹和愛滋病[17]。

葛森博士曾在對醫療消費者演講時解釋道：「胰酵素（的未著衣錠劑）每天給予4次，每次3粒。這樣他們（癌症患者）身體中永遠都會有大量的胰

蛋白酶、胃蛋白酶、脂肪酶和澱粉酶。血液會帶著這些酵素到處跑,消化所有遇到的腫瘤團塊。」[18]

在遵循現代的葛森療法時,為了縮減腫瘤體積,建議的劑量通常是每天服用4次,每次服用3錠325毫克的胰酵素。有些人無法適應胰酵素,不過大多數人都能因此受益,但會發生輕微的消化障礙、胃痙攣和虛弱等問題(**請勿將胰酵素給予肉瘤患者**)。我們推薦使用的胰酵素,是由密蘇里州聖路易市的Key Company公司所生產,不含穀物填充劑的胰酵素錠。

亞麻仁油

亞麻的拉丁文名稱為Linum usitatissimum,新鮮的亞麻仁油是目前已知的食物之中,維持身體健康所需的寶貴Omega-3脂肪酸「α次亞麻油酸」(a-LNA)含量最豐富的一種。亞麻仁油是治療心血管疾病、癌症、糖尿病和其他病症中脂肪變性的主要物質,不僅如此,其中的LNA和其他成分還可調節血壓、血小板、腎臟、免疫系統和動脈的功能,強化身體的發炎反應,並且和鈣質與能量的代謝有關。為了取得將LNA轉為系列3前列腺素(編註:前列腺素依據其雙鍵數量的多寡分為3大類:系列1、系列2、系列3,系列3有助於抑制腫瘤生長、抗發炎)的附屬轉換輔助因子,飲食或營養補充劑中必須提供維生素B3、B6和C,外加礦物質鎂和鋅[19](前列腺素是類似荷爾蒙的脂肪酸,只要微量即可對內部器官和自律及中樞神經系統產生作用)。

葛森博士非常重視德國脂質研究者布德維格博士的研究成果(她現在已經高齡90出頭,仍然健在【編註:已於2003年過世】)。布德維格博士建議以亞麻油為結腸癌和腸阻塞的患者進行灌腸。在北美的研究,也終於發現亞麻油中的LNA,在治療小型腫瘤、轉移、發炎病症、三酸甘油酯過高、心血管疾病、糖尿病、體重降低,以及其他退化性疾病上的價值[20]。

葛森療法會要求參加者使用有機、冷壓的亞麻油,例如Omega、Arrowhead Mills、Barleans等品牌,或使用有機生產的其他品牌製品。但使用者絕對不該在蒸熱馬鈴薯或其他蔬菜的時候把亞麻油淋上去加熱,或使用亞

禁止將亞麻仁油淋在馬鈴薯或其他蔬菜加熱，也不能加亞麻油仁來烹調。

麻油進行烹調。**亞麻油加熱之後，脂肪酸鏈的化學鍵就會改變，使其對身體產生害處。**另外，請不要食用完整的亞麻仁，因為其中的其他成分會干擾治療程序。

亞麻仁油可協助身體利用維生素A。在遵循葛森療法的第1個月，請每天服用2湯匙的亞麻油。過了第1個月之後，在治療的平衡期間，請將亞麻油用量限制在每天1湯匙。亞麻油最好在午餐和晚餐時，當作沙拉醬的一部分或放在馬鈴薯和蔬菜上食用。

蜜蜂花粉與蜂王乳

花粉有2種：重量極輕、利用風勢隨機飄送者，以及重量比較重、由蜜蜂和其他昆蟲機械式傳播者。因此，「蜜蜂花粉」是衍生自花朵的雄性配子，重量較重，不由空中飄送，而是黏在穿梭花叢間覓食的蜜蜂身上搭便車，又稱為「蟲媒花粉」。蟲媒花粉只靠昆蟲的傳播讓花朵受精；由於蟲媒花粉不會在空中傳播，因此不會造成到處散布的花粉過敏。

蜜蜂花粉含大量營養成分，包括10種胺基酸、礦物質、保健營養成分及15種維生素，具對抗大腸桿菌和變形桿菌的抗生素效果，及刺激人類生長的物質。整個地球上的科學家和醫學研究者，都稱讚蜜蜂花粉的營養特性[21]。

葛森療法將蜜蜂花粉納入治療方式之中，特別是癌症患者的治療。因此，從治療程序的第10到12個星期開始，蛋白質重新回到患者的飲食之中的時候，每天會使用2到4茶匙的花粉。非癌症患者可以早一點服用花粉，大約從第6週開始。儘管蜜蜂花粉不是過敏物質，有些患者還是可能對它產生過敏，因此一開始最好從每天½茶匙的少量開始。

蜂王乳是女王蜂終生食用的濃稠物質，對其形成至為重要。其中含有格外豐富的荷爾蒙、20種胺基酸、糖類、乙醯膽鹼、DNA、RNA、脂肪酸、動物膠、膠原蛋白、γ球蛋白、抗生素和維生素B群，以及維生素 A、C 和 E[22]。可以在葛森療法中加入蜂王乳作為營養補充品，建議劑量為100毫克，以膠囊形式在早餐前1小時服用。**蜂王乳與熱食勿一起食用。**

維生素B12注射與肝臟粗萃取物

「維生素B12」是正常消化、食物吸收、蛋白質合成,以及碳水化合物和脂肪代謝所需的必要營養素,為適合納入葛森療法的營養補充品。**維生素B12在治療貧血時特別有效,另外還有助於正常細胞的形成和細胞壽命延長**,防止神經損傷,維持生育能力,並維持覆蓋和保護神經末梢的脂肪鞘,藉此促進正常的生長和發育[23]。

維生素B12是以肌肉注射到臀中肌的方式給予,每天注射1次0.1毫升(100 mcg)的劑量,為期4到6個月。注射的時候同時搭配(放在同一支針筒中)3毫升的肝臟粗萃取物。

葛森博士發現,這樣的肝臟療法能夠重健新的紅血球(網狀紅血球),協助身體正確使用胺基酸。但是他也發現,在懷孕期間、肺結核或其他器官的結核病患者、較為晚期的畸形性關節炎、心理疾病和身體虛弱無力、痙攣症狀(特別是心絞痛),以及惡性腫瘤患者身上,肝臟粗萃取物被認為會導致中毒。

葛森博士曾經報告:「血癌和骨髓瘤需要劑量更大的肝臟汁(現在已無法取得)和維生素B12……在所有這些疾病的案例中,我們有理由推測伴隨出現的肝臟損傷,是鄰近器官的永久毒性或功能失調而造成的。」[24]

維生素C

由於葛森飲食中含有大量天然的維生素C,因此應該沒有必要每天例行性地補充這種維生素。但是,在談到對免疫系統的整體支援時,維生素C是相當重要的營養素。補充使用維生素C是一種對抗感染的工具,也能夠當作天然無毒的疼痛舒緩藥物組合之一。維生素C還能抵銷施行化學治療或放射治療而產生的自由基病症。

葛森療法的維生素C藥劑,使用的是Bronson等廠商的口服用晶體(粉末),每天服用1至1.5公克。「千萬不要」使用抗壞血酸鈣或抗壞血酸鈉,

維生素C的補充有助於對抗感染和舒緩疼痛。

這2種產品會造成嚴重的不利影響。高劑量的靜脈注射維生素C與各種癌症患者的長期存活有關,即使在癌症轉移後亦然[25]。

吡啶甲酸鉻

目前發現這種補充劑有助於克服和年齡有關的糖尿病,在某種程度上也能控制青少年糖尿病,因此會處方給這類患者。

炭片

在控制腹瀉、胃腸道脹氣時,通常會使用炭片和泥漿外敷。炭片由10格令含大量孔洞的木炭製成,使用的數量(劑量)視症狀程度而異。

牛膽粉末和卡斯提亞皂

進行乳化的時候,會使用「牛膽粉末」以及「卡斯提亞皂」(Castile Soap),將液體混合到其他液體中,製成蓖麻油的懸浮液。因此,如同第13章所述,牛膽粉末和卡斯提亞皂傾向於能夠將蓖麻油灌腸液製成溶液。

極化治療

由墨西哥市著名的心血管疾病醫師暨研究者索迪・帕拉瑞司博士所開發的溶液GKI,可透過靜脈輸注的方式輸入體內,當作葛森療法的附帶治療。GKI含1公升的10%葡萄糖水溶液、20毫當量的氯化鉀,以及15單位的「中效」胰島素。患者在24小時內最多可接受3公升的GKI,以減少細胞間水腫、增加細胞攝取的鉀、刺激無氧和有氧的醣解反應(特別是克氏循環和氧化磷酸化反應)、降低細胞間的酸中毒,並促進蛋白質合成。此溶液沒有毒性,但可能造成過敏。極化治療目前是葛森療法的附加療法。

常規醫療文本《默克標準醫療程序手冊》之中，刊載了關於基本極化溶液GKI的說明。索迪・帕拉瑞司博士的報告指出，對於許多缺乏鉀的患者，必須要提供他們GKI，作為協助鉀穿過細胞膜的運輸機制。他使用靜脈注射的方式，將葡萄糖（G）、鉀溶液（K）和少量胰島素（I）一起注入，而得到這樣的成果。**極化治療能夠促進治療患病的心臟，以及因癌症或其他退化疾病而受損的組織**。接受灌腸的患者確實感受到再吸收的速度加快，並釋放出他們堆積的組織液[26]。由於葛森療法在果菜汁中提供豐富的鉀和葡萄糖，因此有些患者只要3單位的中效胰島素，就能產生相同的效果。

苦杏仁苷／維生素B17

維生素B17是苦杏仁苷純化後的形式。苦杏仁苷自然存在於杏核和許多其他食物中，被認為能夠治癒癌症，但是經過長期的觀察，我們了解到它本身無法單獨達成這樣的效果。維生素B17屬於氰酸糖苷（表示它是氰化物），但是沒有毒性。

某些葛森療法機構使用它作為止痛藥，因為它擁有止痛和其他的抗癌特性。雖然這並不是葛森療法中正規的部分，但是葛森療法患者可以向醫師要求維生素B17，以用於治療。**現在維生素B17已經變得比較常用，若搭配熱療、熱水浴和熱敷，效果會更好**[27]。

---

1. Petersdorf, R., et al., eds. *Harrison's Principles of Internal Medicine*. New York: McGraw-Hill, 1983, pp. 614~623.
2. Mazzaferri, E.L. "Adult hypothyroidism." *Postgraduate Medicine*. 79:64~72, 1986.
3. Barnes, B.O.; Galton, L. *Hypothyroidism: The Unsuspected Illness*. New York: Thomas Crowell, 1976.
4. Langer, S.E.; Scheer, J.F. *Solved: The Riddle of Illness*. New Canaan, Conn.: Keats Publishing, 1984.
5. *Dorland's Illustrated Medical Dictionary*, 28th ed. Philadelphia: W.B. Saunders Company, 1994, p. 1543.
6. *Gerson Therapy Practitioner's Training Seminar Workbook*. Bonita, Calif.: The Gerson Institute, 1996, p. 49.
7. *The Gerson Handbook*, 4th ed. Bonita, Calif.: The Gerson Institute, 1996, p. 6.

維生素C是支援免疫系統的重要營養素。

8. Gerson, M. *A Cancer Therapy: Results of Fifty Cases and The Cure of Advanced Cancer by Diet Therapy*. Bonita, Calif.: The Gerson Institute, 1990, p. 205.
9. Gerson, C. "Restoring the healing mechanism in other chronic diseases." In Gerson, M., *A Cancer Therapy: Results of Fifty Cases and The Cure of Advanced Cancer by Diet Therapy*. Bonita, Calif.: The Gerson Institute, 1990, pp. 391~399.
10. 參前述資料，*Gerson Therapy Practitioner's Training Seminar Workbook*, p. 47。
11. 同上，p. 48。
12. Lee, L.; Turner, L. *The Enzyme Cure: How Plant Enzymes Can Help You Relieve 36 Health Problems*. Tiburon, Calif.: Future Medicine Publishing, 1998, p. 20.
13. 參前述資料，*Dorland's Illustrated Medical Dictionary*, p. 1254。
14. Lieberman, S.; Bruning, N. *The Real Vitamin and Mineral Book*. Garden City Park, N.Y.: Avery Publishing Group, 1997 pp. 97~99.
15. Hoffer, A.; Walker, M. *Putting It All Together: The New Orthomolecular Nutrition*. New Canaan, Conn.: Keats Publishing, 1996.
16. Hoffer, A.; Walker, M. *Smart Nutrients: A Guide to Nutrients That Can Prevet and Reverse Senility*. Garden City Park, N.Y.: Avery Publishing Group, 1994.
17. Murray, M.T. *Encyclopedia of Nutritional Supplements*. Rocklin, Calif.: Prima Publishing, 1996, pp. 394~399.
18. 參前述資料，Gerson M., 1990, p. 411。
19. Erasmus, U. *Fats That Heal, Fats That Kill*. Burnaby, British Columbia, Canada: Alive Books, 1997, p. 282.
20. 同上，pp. 282, 283。
21. Brown, R. *The World's Only Perfect Food: The Bee Pollen Bible*. Prescott, Ariz.: Hohm Press, 1993, pp. 131~145.
22. 同上，pp. 211~218。
23. Balch, J.F.; and Balch, P.A. *Prescription for Nutrtitional Healing*. 2nd ed. Garden City Park, N.Y.: Avery Publishing Group, 1997, p. 16.
24. 參前述資料，Gerson, M., 1990, pp. 79~81。
25. Null, G. *The Complete Encyclopedia of Natural Healing*. New York: Kensington Books, 1998, p. 102.
26. *The Gerson Handbook: An Adjunct of A Cancer Therapy─Results of Fifty Cases by Max Gerson, M.D. Practical Guidance, Resources, and Recipes for Gerson Therapy Patients*, 4th ed. Bonita, Calif.: Gerson Institute, 1996, p. 7.
27. 同上，p. 50。

12 咖啡灌腸排肝毒

Liver Detoxification with Coffee Enemas

咖啡灌腸有很特定的用途：降低血清毒素。

居住在亞利桑那州鳳凰城、年紀46歲的嘉德納（Kent Gardner），發現自己再活5年的機率只有8%，因為食道癌和喉癌雙雙找上了他。他的喉嚨長出一顆高爾夫球大小的腫瘤，讓他的生命危在旦夕。

「我買了葛森療法的書（《大成功！葛森醫師癌症療法》），在20天之內看了2遍，然後下定決心，反正我也別無損失嘛。我知道自己快死了，咖啡灌腸是我必須克服的心理障礙，不過一旦親身體驗過一次，我就感覺到自己的健康快速好轉，也體認到咖啡灌腸的重要性。」嘉德納在《葛森醫療通訊》上這麼寫道。

「過了1個半月左右，腫脹一路消退，腫瘤消滅了。」他繼續寫道，「腫瘤每個星期都持續不斷縮小，並且在我的喉嚨中腐爛。老實說，這種感覺真的是糟透了！這個腐爛的東西持續發出駭人的氣味，不像是任何我曾經聞過的味道──即使我擔任製作動物標本的工作已經有24年之久！」

「我仍舊忠實地遵循葛森療法，差不多2個半月之後，有一次我正

灌腸從2,000年前開始，就一直被用於排毒用途。

要鎖上車子，準備進入本地一家五金行的時候，那顆死掉的腫瘤擺動（震動）了2秒，然後我在吞嚥時，感覺到它脫落了。我腳步有些蹣跚地走進店裡，覺得驚恐莫名。我汗如雨下，開始失去意識，覺得膝蓋抖個不停，知道自己陷入了麻煩之中。」嘉德納先生這麼說。

他承認道：「事後回想起當時的情況，我了解到那是因為腫瘤掉進了胃裡，在胃中和胃液混合在一起，產生氨毒和氣體。我當時應該試著把它吐出來，但是我的自尊心以及思緒混亂，使得我沒有辦法在公共場所嘔吐。現在我已經不記得也不清楚我是怎麼回到車上，然後開車回家，這趟路途的車程差不多有20分鐘。接下來的5天，我完全無法從床上起身。」

這位標本製作師說道：「我每天進行3次咖啡灌腸。我的妻子協助我處理一切該做的事。腫瘤的毒性影響遍及各方面──頭痛、嘔吐、腹部嚴重絞痛、類似感冒的酸痛和關節與肌肉疼痛、發燒、失眠、脈搏加速、口乾舌燥、缺乏食慾、便秘，以及很多其他的問題。我大病了一場，情況糟透了！

但是到了第6天，我感覺比較好了，能夠到處走走。從此之後，奇蹟一直在我身上發生。由於這段經歷，我完成了我的功課，從經驗中學到有關人體與營養的知識，遠超過我的智商所及。這個星球上所有活的細胞和生物，都需要水、食物和空氣。健康與疾病的決定性因素，是質而不是量。我們總不能在破壞、汙染身體之後，還期待自己健康完好。我們都該做的事，就是每天施行咖啡灌腸，現在我還是固定這麼做──不管有沒有癌症。」

不平凡的咖啡灌腸

備受爭議、嘲弄又眾說紛紜的咖啡灌腸，之所以會成為葛森療法中的主要部分，是因為一段不尋常的緣由。

死海古卷和梵蒂岡祕密檔案裡的記錄

　　灌腸絕對不是新花樣，早在2,000年前，死海古卷中的《紀律手冊》抄本，就有關於灌腸的記錄。另外，在梵蒂岡祕密檔案中發現的西元三世紀《艾賽尼和平福音》亞蘭語抄本，強烈建議以下列方式施行灌腸[1]：

　　我實在告訴你們，水的天使會除去玷汙你們身體外面和裡面的所有不潔。所有不潔和惡臭的東西都會從你們身上流走，就像在流水中清洗衣服，上面的髒汙會隨著河水流走。我實在告訴你們，水的天使是聖潔的，能夠清洗所有的不潔，讓一切惡臭的東西變成甜美的氣味……

　　別認為只讓水的天使擁抱你們的外在表面就夠了。我實在告訴你，裡面的不潔遠比外面更加嚴重。清潔了自己的外面，裡面卻仍然不潔的人，就像是一座墳墓，外面漆飾華美，裡面卻充滿所有可怕的汙穢和可憎的事物。所以我實在告訴你們，也要讓水的天使為你的裡面施洗，你們才能從過去所有的罪裡得到釋放，讓你們的裡面也和河水在陽光下流動的泡沫一樣純淨。

　　因此，你們該找一個連著蔓藤的葫蘆，莖的長度相當於一個人高，把葫蘆刨空，裡面裝滿被陽光溫暖過的河水。將葫蘆掛在樹枝上，在水的天使之前跪到地上，讓葫蘆蔓藤的末端進入你們後面的部分，水會流過你們所有的腸子。接著，你們在水的天使前跪在地上休息，並向永活的神禱告，祂會饒恕你們過去所有的罪；也要向水的天使禱告，讓你們的身體免於所有不潔和疾病。然後讓水流出你們的身體，水會從裡面帶走撒旦、所有不潔和惡臭的東西。你們應該用眼睛看著，用鼻子聞著所有汙穢身體裡的可憎和不潔之物。即使所有居住在你們身體裡的罪，用種種的痛苦折磨你們，我實在告訴你們，使用水的洗禮會讓你們從這一切得到釋放。

　　你們禁食的每一天都要以水重新洗禮，直到看見流出你們體內的水像河水中的泡沫一樣純淨。然後隨著你們的身子進入流動的水中，在水的天使的懷抱中感謝永活的神讓你們從罪裡得到釋放。這種水的天使的神聖洗禮，是在新生命上施重生的洗。

肝臟是讓身體重建「從攝食到排泄」整個代謝過程的主要器官。

第一次世界大戰時首次出現

灌腸從古代就一直被用於一般的排毒用途。然而，使用咖啡增加治療效果以及減輕疼痛，可能要到第一次世界大戰才首次出現。葛森療法的支持者傑瑞・渥特斯（Jerry Walters）醫師，提過下面這則第一次以含有咖啡飲料的灌腸液施行灌腸的故事：

在第一次世界大戰期間，德國被盟軍包圍，德國民眾缺乏或完全無法取得許多進口物資，比方說嗎啡的供應量就極為稀少，也幾乎無法找到可供飲用的咖啡。不僅如此，麻醉止痛劑和藥物也都同樣缺乏。當重傷的士兵從前線被送回後方，需要進行手術時，能夠使用的麻醉劑通常都只有一點點，正好夠他們撐過手術而已。

麻醉效果消退之後，重傷的士兵顯然就必須承受疼痛的煎熬。在許多案例中，醫師動完手術之後，會指示病人以清水進行灌腸，但是護士們拚命地尋找其他能夠協助士兵忍受疼痛的方法。

正好，醫院裡隨時都煮著咖啡，僅供外科醫師飲用，因為他們經常必須沒日沒夜地工作，需要借助飲料中的咖啡因保持清醒。有時候，他們會剩下一些黑咖啡，似乎有些護士認為，既然咖啡對醫師有益，或許也同樣能幫助士兵，因此護士們便將一些剩下的咖啡倒入士兵的灌腸液中。接受咖啡灌腸的士兵表示，這對他們的情況有幫助，痛苦減輕了許多。

這些第一次世界大戰期間的報告，得到2位研究人員的注意。他們是德國哥廷根醫學院的教授麥爾（O. A. Meyer）以及教授馬丁・休伯納（Martin Heubner）（請參閱葛森博士說明這件事的演講，全文收錄於《大成功！葛森醫師癌症療法》的附錄2中）。這2位醫學教授在1920年代進一步研究了將咖啡因從直腸給予大鼠時的效果。他們觀察到，加入咖啡因的灌腸液可以刺激實驗動物，使其打開膽管，這2位教授後來將他們的發現發表在德國的醫學期刊之中。

在得知麥爾教授和休伯納教授這項研究之後,葛森博士結合2種藥物,也就是咖啡因和檸檬酸鉀,以滴劑的形式加入灌腸液中。不過他後來發現,**使用煮沸過的咖啡製成的溶液,不但效果更好,而且對所有想要施行咖啡灌腸的人來說也更加方便**。因此,葛森博士將使用咖啡灌腸的排毒療程納入葛森療法中,一直沿用到今天[2]。

救命的咖啡灌腸

以煮沸過的中度研磨咖啡所製成的灌腸液,已被證明為讓肝臟復元的有益工具。以灌腸方式給予咖啡中所含的咖啡因,無疑能排除肝臟的毒素——是葛森療法中主要的治療方式,葛森博士寫道:「這項治療應該嚴格遵行至少2年,無論是在診所還是家中……肝臟是讓身體重建從攝食到排泄的代謝過程的主要器官。」[3]

降低血清毒素

1985年,已故的癌症另類療法專家哈羅德・曼納(Harold Manner)博士,在賓州普魯士王市舉辦的癌症治療學術年會上討論了咖啡灌腸的體內運作。他向聽眾宣布,這些生理學的運作是他向葛森博士學到的,葛森博士早在至少30年前就已經用同樣的方式詳細講解過這個主題。他將開發出這種治療癌症的肝臟排毒技巧的貢獻,完全歸功於葛森博士。接下來幾段文字,是改寫自曼納博士對於施行咖啡灌腸時身體潔淨機制的說明。

當咖啡灌腸液停留在腸道中時(**最佳時間是12到15分鐘**),**身體所有的血液每3分鐘都會通過肝臟1次**。直腸血管會因暴露於咖啡因中而擴張,肝門靜脈也會跟著擴張。在此同時,膽管隨著血流而張開,膽汁流量增加,這些內部器官的平滑肌也會放鬆。血清及其中諸多成分等重要體液,在流經富含咖啡因的肝臟時可以接受排毒。這946毫升停留在腸道中的水分,能夠刺激內

葛森博士認為，如果人體代謝正常，就不可能存在任何癌症。

臟的神經系統，促進其蠕動。透過腸子輸入的水分可稀釋膽汁，使膽汁流量變得更大。身體內還會被一種生理學家稱為GST的酵素催化劑進一步影響，而沖刷掉有毒的膽汁。

小腸的GST含量會增加為700%，這是相當優秀的生理效果，因為這種酵素可以清除自由基。被清除的自由基會以膽鹽的形式，從十二指腸離開肝臟和膽囊。膽鹽會被腸子的蠕動帶走，從小腸、大腸一路來到直腸。

1990年，曾研究過葛森博士癌症療法的奧地利醫師彼德‧雷奇納博士及其同僚討論到腸內GST含量增加的益處。當時雷奇納博士的報告指出[4]：

- GST會與膽紅素及其glucuronides結合，使它們能夠從肝細胞中排除。
- GST能夠阻斷並排除致癌物，這個動作需要活化氧化或還原反應。它催化的功能會產生保護效果，抵禦許多化學致癌物。
- GST可和幾乎所有的高度親電子物質（自由基）形成共價鍵，這是將它們排出體外的先決條件。潛在的肝臟毒素中間產物（肝臟毒性細胞抑制劑）也是這一類的自由基病變，故GST也可以清除它。

上述發現公開發表之前，雷奇納博士就已經在1984年認定，**咖啡灌腸擁有非常特定的用途：降低血清毒素。**他的醫學報告指出：「咖啡灌腸會對結腸產生非常明確的效果，這可以用內視鏡觀察到。華頓柏和他的同事在1981年證明，咖啡中的棕櫚酸可以促進GST和其他配體的活性，使其比一般值高出數倍。這一類的酵素的主要工作，就是負責為膽囊所釋放的親電子自由基進行結合反應。」[5]

從1970年代後期開始，生化學家華頓柏博士主持和監督的實驗室，就發現2種棕櫚酸的鹽類，也就是cafestol palmitate和kahweol palmitate（兩者皆存在於咖啡中），是可能的GST強化因子。經過強化之後，這種酵素會成為主要的排毒系統，催化血流中各式電子接受者（親電子基）與麩胱甘肽的硫氫基群結合。由於化學物質的最終活性致癌型態就是親電子基，因此GST系統就成為清除任何現有癌細胞（致癌物排毒）的重要機制[6,7,8]。

癌細胞的解毒已經在實驗室的小白鼠身上經過無數次的實驗證實。**將咖啡豆加入這些動物的飲食之中後，牠們體內的肝臟排毒增加了600%，小腸排毒增加了700%。**自行實施咖啡灌腸的人體內，也同樣有類似的效果[9,10,11]。

代謝腫瘤的分解產物

咖啡灌腸在退化性疾病的治療和逆轉中扮演十分特定的功能。如同雷奇納博士指出的，它可以降低血清毒素的含量，名符其實地將毒素從滋養正常細胞的體液中清除乾淨。當然，血液中永遠都有少量的毒素，每個細胞都要承受毒素、缺氧、營養不良或創傷的挑戰，這些因素加起來，會改變細胞的分子結構，使其失去對鉀的偏好。我們已經在第10和11章之中說明過，鈉會在受損細胞中和鉀競爭結合位置。

受損細胞失去鉀，鈉含量又提高，導致穿過其中的電子流減少。某些生化學家將受損細胞稱為「巨分子」，受損的巨分子會失去對順磁性離子的吸引力，接下來水分子的秩序可能遭到破壞。由於在高能量狀態下結構井然的巨觀相的水（編註：指肉眼可以觀察的水），是控制細胞水分含量及純度的主要機制，因此，水的結構要是受到任何干擾，都會造成細胞因為過多的水分和細胞外溶質而腫脹。當巨分子的內部環境受到過多水分和細胞外物質汙染時，粒腺體產生三磷酸腺苷的功能就會大幅受損。除非去除不利因素，否則這將會導致巨分子無法產生足夠的能量進行自我修復。

源自體內的血清毒素，可能是從細菌和惡性腫瘤細胞的巨分子內產生。目前已經觀察到，幾乎任何活躍中的惡性腫瘤周圍，都有一圈受損的正常組織，這些組織的水分結構遭到腫瘤毒素的慢性侵犯所破壞。這些巨分子因為過多的鹽和水分而腫脹，導致能量產生和免疫功能都受到抑制。另外，這樣的受損組織，血液循環也會減少，因為水腫的細胞體積過大，向內擠壓到微血管、小動脈和淋巴管[12]。

葛森博士教導我們，改善血液循環和組織完整性可預防惡性腫瘤的擴散並使其毀滅。他認為如果代謝正常，就不可能存在任何癌症，其理甚明。葛

咖啡灌腸可以大幅提升肝臟和腸道防護性酵素系統的有益效果。

森博士最喜愛用來證明這個事實的例子，就是健康實驗動物的組織，一旦接受移植的腫瘤，就會藉由健康宿主本身的發炎反應，將腫瘤迅速殺死——牠們可以保護自己不受這些外來蛋白質威脅。為了讓移植的惡性細胞能夠在實驗動物身上活下來，實驗室的技術人員得先損壞動物的甲狀腺和腎上腺。當然，葛森博士是朝著痊癒和正常化的目標在努力，他希望能夠在患者現有腫瘤周圍的組織中，創造出接近正常的代謝。

肝臟和小腸中的酵素系統負責轉換並中和4種最常見的組織毒素——多胺類、氨、與毒素結合的氮，及親電子基，它們都能造成細胞和膜的損傷，而咖啡灌腸可大幅提升這些肝臟和腸道防護性酵素系統的有益效果。在葛森博士過世後20年，高度科學性期刊《生理化學與物理》的編輯們重印了他的著作之一作為表揚。他們證實：「咖啡灌腸能使膽管擴張，透過肝臟排掉有毒的腫瘤分解產物，並藉由結腸壁進行的血液透析將毒性產物排出。」[13]

緩解疼痛

在華頓柏博士和雷奇納博士報告他們的發現前，醫療記者馬克・麥卡提（Mark F. McCarty）已經於1981年在《醫學假說》期刊上寫道[14]：「1946年有關癌症研究的參議院特別小組委員會中[15]，5名曾經私下接觸受過葛森博士治療的患者的獨立醫師，來信表示他們對自己看到的結果感到十分訝異和振奮，並且督促為包含咖啡灌腸在內的治療方式進行廣泛的試驗。其中一名醫師指稱，『大約90%的案例中都能緩解嚴重的疼痛』。」

這些可追溯至1946年的觀察記錄在當時是真實的，現在也依舊正確。雖然不灌腸者，以及強調自己比較喜歡在附近的星巴克店面享用咖啡的人，聽到使用咖啡灌腸的反應經常是震驚和笑聲，不過這些人同樣可以經由直腸接受咖啡，而獲得極大的益處。他們可以得到這種排毒方式的益處，藉此擺脫任何來源的疼痛與不適。從患者的觀點來看，**咖啡灌腸能夠緩解神智混亂、一般神經緊張、憂鬱、許多與過敏相關的症狀，以及最重要的，緩解嚴重疼痛，無論這些症狀是哪一種退化性疾病造成的**[16]。

刺激膽汁流出

咖啡灌腸是自成一格的健康療養。口服咖啡飲料的效果和直腸施予的咖啡完全無法相提並論。相反的，飲用咖啡其實會迫使有毒的膽汁被再吸收。其他被分類為膽汁分泌促進劑（利膽劑）的藥物雖然會增加肝臟分泌的膽汁量，但是幾乎不會增進肝臟酵素系統的任何排毒功能。**利膽劑完全無法確保膽汁能夠從腸子中通過，到達直腸排出。生理學上的事實是，被身體再吸收的膽汁，通常可高達隨著糞便排出腸道者的10倍。**

咖啡灌腸強化酵素的能力在利膽劑中相當獨特。由於它不允許肝臟經由腸壁再吸收有毒的膽汁，因此完全是一種透過肝臟及小腸中現有的酵素系統，排除血流中毒素的有效工具。由於臨床實務讓使用葛森療法的臨床醫師們知道，病人完全能夠忍受頻繁至一整天內每4小時1次的咖啡灌腸，因此咖啡灌腸應該在醫學文獻中歸類為唯一一種不會再吸收、有效又可重複使用的利膽劑。這樣的分類方式，將可為需要快速吸收力且又不重複利用膽汁的疾病治療發揮莫大助益。

咖啡灌腸11大健康益處

葛森博士對咖啡灌腸的生理作用和效果作出了假設，並且觀察到咖啡灌腸在臨床上的助益。

將946毫升煮沸過的咖啡溶液注入結腸，可達成下列生理上的益處：

- 稀釋肝門靜脈血流，讓膽汁也跟著被稀釋。
- 茶鹼和可可鹼，也就是咖啡主要的營養保健成分，可讓血管擴張，對抗腸道的發炎反應。
- 咖啡的棕櫚酸鹽能夠強化GST，而這正是負責移除血清中許多毒性自由基的酵素。

飲用咖啡會讓有毒的膽汁被再吸收,但咖啡灌腸卻不允許肝臟經由腸壁再吸收有毒膽汁。

- 灌腸液本身會刺激內臟神經系統、促進蠕動,以及將稀釋的毒性膽汁從十二指腸輸送到直腸。
- 由於具刺激性的灌腸液會停留最多15分鐘,而且體內所有血液大約每3分鐘就會通過肝臟1次,因此咖啡灌腸代表著一種透過腸壁進行血液透析的形式。

　　咖啡灌腸在搭配葛森飲食療法使用時安全無虞。葛森博士指定的作法,也就是提供「限制鈉、高鉀、高微量營養素的水果、蔬菜、完整穀類」的餐飲,旨在提供所有細胞呼吸和能量生成所需的已知及未知營養素。高鉀低鈉的環境,傾向於使細胞巨分子回到正常構形狀態,並改善水分結構以及水含量。葛森博士又另外以醋酸鉀、單磷酸鉀和葡萄糖酸鉀補充飲食中的鉀鹽,飲食中經常食用的蘋果又能補充蘋果酸鹽,改善粒腺體生產能量時檸檬酸循環(又稱克氏循環、三羧酸循環)的效率。克氏循環是一系列酵素反應,在這些反應中,身體利用碳水化合物、蛋白質和脂肪,產生二氧化碳、水和能量,用於器官的運作。

　　葛森博士以限制動物性蛋白質,作為退化性疾病患者的暫時治療措施。這種方法早在十九世紀晚期,就被觀察到有助於減少細胞水腫。施予高負荷劑量(編註:指給藥時的較高的起始劑量,通常之後會因療程的進展而調整下降為較低的「維持劑量」)的甲狀腺激素和魯格爾試劑,可以讓擁有自己的DNA和RNA、可獨立於細胞外自行複製的粒腺體增生。甲狀腺已知能改善細胞的糖類氧化,藉此增加三磷酸腺苷的生產量,讓細胞能量顯著提升。

　　葛森博士認為,這許許多多的治療機制,包括咖啡灌腸在內,可以達成下列效果:

- 減少血清毒素,以去除受損正常細胞(巨分子)的慢性障礙。
- 改善細胞的鉀離子含量。
- 減少細胞的鈉含量。
- 藉由改善水結構而減少細胞腫脹。

- 增加細胞粒腺體的數量和活性。
- 供應細胞產生能量和修復所需的微量營養素。

如果你嘗試面對任何一種發生在某些退化過程中的慢性或急性疾病，那麼固定施行咖啡灌腸，以降低血清中的毒素含量，是增加細胞能量生成、提升組織完整性、改善血液循環、促進免疫功能、增進組織修復與細胞再生的基本措施。這些有益的生理效果，臨床上都可以在搭配葛森飲食療法使用時觀察到。咖啡灌腸無疑是葛森療法最重要的面向之一。

1. Szekely, E.B. *The Essene Gospel of Pease*. London: International Biogenic Society, 1981, pp. 15, 16.
2. Gerson, M. "The cure of advanced cancer by diet therapy: a summary of 30 years of clinical experimentation." Appendix II in *A Cancer Therapy: Results of Fifty Cases*, 6th ed. Bonita, Calif.: The Gerson Institute, 1999, pp. 407, 408.
3. 同上，p. 247。
4. Lechner, P.; Kronberger, I. "Erfahrungen mit dem Einsatz der Diät-Therapie in der chirurgischen Onkologie." *Aktuel Ernährungmedizin*. 2(15):72~78, 1990.
5. Lechner, P. "Dietary regime to be used in oncological postoperative care." *Proceedings of the Oesterreicher Gesellschaft für Chirurgie*. June 21~23, 1984.
6. Chasseaud, L.F. "The role of glutathione S-transferase in the metabolism of chemical carcinogens and other electrophilic agents." *Advanced Cancer Research*. 29:175~274, 1979.
7. Jakoby, W.B. "A group of multifunctional detoxification proteins." *Advanced Enzymology and Related Areas of Molecular Biology*. 46:383~414, 1978.
8. Sparnins, V.L.; Wattenberg, L.W. "Enhancement of glutathione S-transferase activity of the mouse forestomach by inhibitors of benzo[a]pyrene-induced neoplasia of forestomach." *Journal of the National Cancer Institute*. 66:769~771, 1981.
9. Sparnins, V.L "Effects of dietary constituents on (G-S-T) glutathione S-transferase activity." *Proceedings of the American Association of Cancer Researchers and the American Society of Clinical Oncologists*. 21:80, Abstract 319, 1980.
10. Sparnins, V.L.; Lam, L.K.T.; Wattenberg, L.W. "Effects of coffee on glutathione S-transferase (G-S-T) activity and 7-12-dimethylbenz(a)anthracene (DMBA)-induced neoplasia." *Proceedings of the American Association of Cancer Researchers and the American Society of Clinical Oncologists*. 22:114, Abstract 453, 1981.
11. Lam, L.K.T.; Spanins, V.L.; Wattenberg, L.W. "Isolation and identification of kahweol palmitate and

cafestol palmitate as active constituents of green coffee beans that enhance glutathione S-transferase activity in the mouse." *Cancer Research*. 42:1193~1198, 1982.
12. Cope, F.W. "Pathology of structured water and associated cations in cells (the tissue damage syndrome) and its medical treatment." *Physiological Chemistry and Physics*. 9(6):547~553, 1977.
13. Gerson, M. "The cure of advanced cancer by diet therapy: a summary of 30 years of clinical experimentation." *Physiological Chemistry and Physics*. 10(5):449~464, 1978.
14. McCarty, M. "Aldosterone and the Gerson diet—a speculation." *Medical Hypotheses*. 7:591~597, 1981.
15. Subcommittee of the Committee on Foreign Relations of the United States Senate, 1946. Seventy-ninth Congress, Second Session, Hearings on Bill S. 1875, pp. 95~126. Washington, D.C.: United States Government Printing Office, July 1, 2, and 3, 1946.
16. Hildenbrand, G. "A coffee enema? Now I've heard everything." *Gerson Healing Newsletter*. no.13, May/June 1986, p. 99.

13 咖啡灌腸的施行
Coffee Enemas and How to Take Them

> 有些末期癌症患者,靠著連續幾個月每天進行5次灌腸,而救回一條命並恢復健康。

咖啡灌腸是葛森療法眾所周知的正字標記,療法參加者施行咖啡灌腸的技巧也同樣倍受爭議。許多批評者、一般議論者和毀謗中傷者聲討這項作法,但自行從直腸注入約946毫升含有咖啡的液體確實具有療效。

有一個調侃咖啡灌腸的例子,就是已故的《美國醫學會期刊》編輯——費須本博士將葛森博士和葛森療法的一切都視為仇敵。他在公開和私下談到另類療法(當時稱為「非傳統癌症療法」)時,常一再重複他令人生厭的笑話:「你的咖啡灌腸裡要加奶精還是糖?」

黑咖啡,不加糖和奶精!

即使咖啡灌腸在醫學上被歸為異類,這項葛森療法的措施依舊贏得全世界的尊敬。例如在1999年3月8日,英國上議院成員——布由德利的鮑德溫

一般而言，自己實施咖啡灌腸的最佳地點是潔淨的浴室地板。

（Baldwin）伯爵，就來函邀請夏綠蒂·葛森到英國國會向議員們演講葛森療法。上議院的貴族和議員們在1999年3月19日，出席她在另類與輔助療法國會小組的簡報。她的演講相當成功。

不僅如此，葛森博士的女兒還獲邀在醫學院的課堂上演講，而且邀請者眾多。在介紹到咖啡灌腸這個主題時，醫學生聽眾臉上閃過的懷疑表情十分難以形容。講堂中的幾張座位上難免會傳來令人難為情的竊笑，接著，一個聰明的學生大聲地尖銳發問：「妳的咖啡要怎麼享用？」夏綠蒂·葛森知道費須本博士書中的這段話，她沒有放過反擊的機會，立刻回答：「黑咖啡，不加奶精和糖。」笑聲讓整間教室的氣氛輕鬆下來，而夏綠蒂也繼續解釋她父親著名療法中的排毒方法。這些仍在培育中的醫師聽眾，反應通常是：「天啊，我猜妳這樣喝咖啡一定很high！」或「難道不能喝個3、4杯咖啡就好嗎？」或是「只是要享受一下咖啡因，為什麼要這麼麻煩？」最後，這些積極主動的學生思考家中，終於有個醫學興趣被挑起的人問了最重要的問題：「咖啡灌腸有什麼效果？」

由於完整的答案已經在前一章中敘述過，因此你已經知道這個問題的正確回覆。如果不知道的話，請回去閱讀第12章。

咖啡灌腸這樣做

葛森博士以簡潔的方式，摘要說明了自行實施咖啡灌腸的最佳作法。他用簡略的形式寫下單純的步驟，使人容易遵循。這些指示記錄在他寫給醫療消費者的知名著作中，葛森研究所也進一步改良他的技巧，我們會在這本教育文獻之中予以說明。葛森博士建議在進行咖啡灌腸時，身體最好採取特定的姿勢。他寫道：「為了最有效地施行灌腸，患者應該向右側躺，兩腿向著腹部縮起，深呼吸，以便將最大量的液體吸入結腸的每一部分。應該讓液體留在身體內10到15分鐘。」

第12章中提過，現已過世的曼納博士曾說，在12分鐘內，咖啡中幾乎所有的咖啡因都會穿過腸壁，被吸收到直腸靜脈中。咖啡因會從這些血管直接

流入肝門靜脈，然後流入肝臟。葛森博士建議癌症患者和其他病情嚴重的患者，**在治療的第1個月中，可以不分日夜每4小時進行1次灌腸，以得到最好的效果**。有些末期癌症患者，靠著連續幾個月每天進行5次灌腸，而救回一條命並恢復健康[1]。

改良的咖啡灌腸濃縮液配方

這位受尊崇的德裔美籍醫師，在著作中提供最佳咖啡灌腸濃縮液配方：

1. 將3湯匙表面隆起的中度研磨咖啡（非即溶咖啡），倒入約946毫升水中。
2. 讓溶液煮沸3分鐘，然後用慢火煮15分鐘。
3. 瀝出溶液。
4. 將液體注入約946毫升的玻璃容器中，使其冷卻至體溫。
5. 使用溫度與體溫相當的此溶液進行腸道注入。

你可以1次準備1天所需的咖啡液體分量，或是製作更濃的咖啡溶液，然後再稀釋成需要的濃度，連續進行多次灌腸。

身體排毒是葛森療法對於養身保健最重要的貢獻之一。咖啡灌腸是其中使用的基本程序，但由於結腸是吸收力極強的器官，因此施行灌腸的理由種類也相當多。你應該已經在前一章中看到，灌腸的歷史可追溯至古代，並且記錄在各年代的文獻之中。自從葛森博士最初將咖啡灌腸納入療法以來，超過半個世紀的時間之中，實際的灌腸程序已經加上了許多改進。本節會說明某些葛森研究所業已採用的新方法。

自行實施的一般咖啡灌腸液已經略微經過修改，目前的製作方式如下：

1. 舀起3湯匙表面隆起的中度研磨咖啡，倒入約946毫升的沸水中（**如果你的飲用水源含有氟化物，請使用蒸餾水；若你居住在一般飲用水區域，請使用過濾後的水**）。

進行咖啡灌腸時最好向右側躺,灌腸液才能有效流到腸內較深處。

2. 將混合物掀開鍋蓋煮沸3分鐘,然後蓋上鍋蓋另外用慢火煮15分鐘。
3. 使用細密濾網濾去懸浮的咖啡渣,瀝出溶液。你也可以將較粗的濾網疊在濾布上,例如使用過的舊白布,或是從針織汗衫上剪下的布片。在玻璃容器中加入足夠的熱水,重新注滿至約946毫升的刻度(在煮沸和過濾的過程中會損失一些水分)。
4. 在咖啡溶液冷卻至體溫時,為你的身體作好將溶液注入直腸的準備。

注入咖啡灌腸液的程序

患者應該躺在鋪著墊子(使用軟墊)的地板上,或是鋪上塑膠布保護的床墊上,但兩者都必須再鋪上毛巾以求舒適。有些病人不用地板或床墊,而選擇行軍床或著名的灌腸台。灌腸台是一張桌子,尺寸大約像是122公分長、61公分寬的茶几,上面鋪著一層約7到11公分厚的泡綿橡膠。為了方便清潔工作,橡膠之上還會再加上一層人造皮革或塑膠。

事實上,如果你能夠輕鬆地起身和躺下,那麼自行實施灌腸時最適合的場所,通常是潔淨的浴室地板。如果你決定要這麼做,那最好在浴室地板上鋪一些軟墊,上面罩上塑膠布和毛巾(躺椅的椅墊是絕佳選擇),放個枕頭,然後躺在鋪著墊子的地板上。在任何情況下,都務必確保你或你照顧的患者舒適和溫暖。

患者應該向右側躺,兩腿同時向內縮起,姿勢放鬆。若患者因疼痛而無法向右側躺,可以選擇平躺的方式,同樣將腿縮起。只有在萬不得已之下,才選擇向左側躺的姿勢,因為在向右側躺時,咖啡灌腸液能最有效地從右側流到腸內比較深的地方。請等待重力迫使液體進入你的直腸和腸道;灌腸袋或灌腸瓶的底部,高出插入肛門的管子末端的高度,大約只能有45公分。

灌腸液在完全注入結腸之後,理想上最好能夠維持12到15分鐘。在這段期間內,幾乎所有的咖啡因都會被吸收。我們不建議你讓液體停留超過15分鐘,因為這樣液體也會被吸收進身體中。如果無法讓液體停留達12分鐘,應該盡力忍耐,但無須拚命嘗試,否則可能引發腹部痙攣。若是患者只能忍耐

較短的時間，如6到9分鐘，那就在這段期間後釋放出液體。患者最後將可以相當舒適地讓咖啡灌腸液留在腸內12分鐘，這只需要練習就能做到，有些人可能必須花上3、4個月，才能達到這個理想的時間。

臥床患者的咖啡灌腸

有時候，患者會臥病在床，無法起身實行灌腸或是進入浴室。這種情況下，患者就需要照顧者的協助。然後再依照前文中的方式進行：

1. 在床墊和床單上，鋪上塑膠布和毛巾。
2. 讓患者躺在床上進行灌腸。
3. 如果可能的話，讓約946毫升的液體留在體內12到15分鐘，然後讓患者用便盆排便。
4. 若患者有失禁的併發症，則必須在躺在便盆上時進行灌腸。

我們之前已經提過，而且這件事非常重要——**灌腸瓶或灌腸袋不應該高於身體超過45公分**，這樣咖啡才不會在太大的壓力下流入腸道。如此要求的原因十分顯而易見，因為高度太高，就會造成過度的壓力，容易導致痙攣而發生逆向蠕動。如果痙攣發生，請停止讓液體流入，方法為夾住管子，或是把灌腸瓶或灌腸袋的高度降到和身體一樣高，之後再繼續流入灌腸液。

許多患者在開始這項治療時，會表示沒有辦法將約946毫升的液體全部注入結腸。如果這種情況發生在你或你的親友身上，**請先從接受時感到最舒適的量開始。先讓患者接受較少量的灌腸液，將液體留在體內後排出，再接受剩下的灌腸液**。有些人一開始可以完整接受約946毫升的咖啡溶液，但是在經歷過第一次的治療反應之後，卻連一半的量都無法容納——這可能是肝臟造成的毒性壓力。解決這個問題的對策，就是我們剛才提到的程序：盡量接受覺得可以舒適容納的液體量，將液體排出，再接受其餘的液體。

剛開始進行灌腸，時間和灌腸液的量請視自己可接受的舒適狀態為考量，勿過度勉強。

咖啡灌腸溶液的變化

咖啡灌腸液有許多的變化形式。某些發生腸道刺激、結腸炎、腹瀉、出血或痙攣的患者，若使用一半一般咖啡灌腸液和一半洋甘菊茶，可能會覺得較為舒適。這樣的組合對腸道有舒緩的功效，且通常有助於去除上述症狀。

如果發生嚴重腹瀉，那就可能必須去掉咖啡，**僅使用洋甘菊茶**。通常來說，等到這些症狀消失後，可以慢慢將一些咖啡濃縮液加入草藥茶中，一開始先加入56到113公克，然後增加為170到227公克（請務必維持946毫升的理想液體量），直到患者再度能夠接受完整的咖啡灌腸液為止。

在葛森療法剛開始時，用洋甘菊茶取代咖啡是很有用的作法。在這段期間，患者每天接受5次咖啡灌腸，其中最後一次，也就是晚上10點的那次，很可能讓患者睡不著覺，我們建議這樣的患者用洋甘菊茶代替最後一次的咖啡灌腸液。通常在3到4天內，晚上10點的咖啡灌腸就不會再導致失眠。

在一些特殊情況下（嚴重反應期間、大型腫瘤吸收時，或遇到晚間疼痛發作的狀況），葛森博士也建議進行夜間灌腸。**如果患者因為疼痛或不適而無法入睡，最好能夠在凌晨2點到3點間起來進行咖啡灌腸**，好過於無論如何都輾轉難眠。注入咖啡灌腸液通常可以讓患者重回夢鄉，或許有人會為此感到驚訝，但是半夜進行的灌腸完全不會讓患者睡不著。

對於因為毒性或戒斷症狀而在半夜裡被夢魘驚醒的藥物成癮患者來說，一大清早進行灌腸是很重要的事。以下是我們最近發現的祕訣：**在進行夜間或清晨第一次灌腸之前，最好先吃一塊水果、一些蘋果醬或水果沙拉（放在患者床邊的床頭櫃上），把血糖提高一點**。

蓖麻油療程

除了自行實施咖啡灌腸，另一項重要的排毒措施，就是蓖麻油療程。為

完成極密集的潔淨技巧，葛森博士為癌症患者處方每隔1天施行蓖麻油療法（**蓖麻油療程不會應用在曾接受過細胞毒性或其他化療藥物的癌症患者上，這些患者「不應該」使用蓖麻油**）。以下是被指定者應進行的蓖麻油治療：

1. 約清晨5點時，先喝2湯匙蓖麻油，再喝1杯加1茶匙有機紅糖的黑咖啡。
2. 早晨6點，照常進行咖啡灌腸。
3. 早上10點的咖啡灌腸改為蓖麻油灌腸。

　　請依下列方式進行蓖麻油灌腸：

1. 在灌腸瓶或灌腸袋（在注入蓖麻油時，灌腸瓶比灌腸袋好用很多，因為清潔起來比較方便）中，加入4湯匙蓖麻油。
2. 加入¼茶匙的牛膽汁粉。
3. 手中握住一塊普通的肥皂（**不可用清潔劑**），將它在溫度相當於體溫的一般咖啡灌腸液中摩擦一下。
4. 將含有肥皂的咖啡，混合到蓖麻油和牛膽汁粉之中，不斷攪拌（有些人認為用電動攪拌機效果最好）。

　　蓖麻油在混合後，依然傾向於浮到最上層，因此在讓灌腸液流入直腸的過程中，須不斷予以攪拌（這需要一些技巧，若無法自行完成，可找人在你進行灌腸時攪拌混合液）。這種灌腸液搭配口服的蓖麻油，事實上無法長期停留在體內，請不要過度強忍，硬要將混合物留在體內，可視需要排出。
　　某些患者表示在排出蓖麻油灌腸液時，肛門會感到灼熱。灼熱確實可能發生，但請記住，**蓖麻油不會帶來灼熱感**，讓你感到灼熱的是身體組織釋放出的高度毒性物質！這是另一個指出蓖麻油灌腸重要性的例證。事實上，經過2、3次蓖麻油治療後，灼熱感就會減少和消失，代表全身的毒素含量降低，不再刺激直腸和肛門。如果出現刺激感，請用凡士林舒緩該部位，你也可以塗抹一些氧化鋅軟膏（**不可使用栓劑，因為其中含有止痛劑**）。

若遇到密集的病情復發，使大量膽汁溢流到胃部而產生嘔吐現象，請暫停咖啡灌腸。

有些之前曾經罹患痔瘡的患者，可能會在此情況下復發，可以局部塗抹氧化鋅藥膏。**患者會遭遇幾天的不適，但是絕對「不應該」停止灌腸**。請記住，痔瘡通常是毒素的壓力所導致的，因此排毒更加重要，停止灌腸是完全錯誤的作法。我們也在這些患者身上觀察到，痔瘡很快就消失，而且不再復發；你需要的只是一些等待的時間和耐心。

灌腸治療的病情復發

進行咖啡灌腸和蓖麻油治療的頻率，在一段時間之後會減少。有些患者身體的毒性太強而無法降低頻率。如果太快減少排毒次數，而感到不適、中毒或頭痛，就應該恢復原本較為密集的次數一段時間，之後再嘗試減少頻率。每一位患者都必須依照自己的需求調整排毒頻率。有時候，即使患者接受較低頻率的灌腸且情況良好，仍然會遇到病情復發。復發可能包括新的毒素釋出、腫脹或疼痛增加、頭痛，或喪失食慾。我們已經知道，遇到這樣的情況，額外增加咖啡灌腸或蓖麻油治療可以創造奇蹟。

病情復發偶爾會伴隨著腹瀉，在這種情況下，患者應該每天只進行大約2次的洋甘菊茶灌腸，溫和地清潔結腸。等到腹瀉好轉，患者就可以注入1次洋甘菊茶灌腸液，接著4到6小時後進行1次咖啡灌腸，晚上再施行1次洋甘菊茶灌腸。結腸的症狀停止後，可以繼續正常的灌腸時間表，但是有些咖啡灌腸液中可以混合洋甘菊茶。

有時候病情會復發得極為密集，使得肝臟釋出大量的膽汁，這些膽汁可能會溢流到胃中。膽汁的鹼性極強，但是胃無法留住任何不是維持在酸性的基質，因此鹼性的膽汁會立即造成嚴重的噁心感，幾乎必定會帶來嘔吐。這時，患者應該略過咖啡灌腸，因為咖啡灌腸只會刺激更多膽汁流出，造成更多嘔吐！請大量飲用薄荷茶，食用燕麥片粥，並只能施行洋甘菊茶灌腸。請等到克服復發症狀，噁心與嘔吐完全停止後，再繼續施行咖啡灌腸。

有些患者會因為腸道大量排氣而造成問題：若氣體造成很大的壓力，咖

啡就不易注入，遇到這種情況，你可能必須將灌腸瓶降低至接近甚至低於患者身體的高度（如果患者躺在床或檯面上），讓液體回流到灌腸瓶中，也讓氣體泡泡能從直腸冒出。然而如果腸道中的氣體過強，這方法就無效。

腸痙攣時怎麼辦？

葛森博士曾在《大成功！葛森醫師癌症療法》（第27章）中討論到一些病情復發的問題，包括咖啡灌腸上的阻礙。我們已經提過（請參閱上文），在這些令人不愉快的症狀復發反應期間，患者即使過去灌腸時一切順利，也會偶爾無法將灌腸液注入。另一個會發生的問題則是患者注入了灌腸液，使其在體內停留了最適當的12分鐘，然後要將它排出時，卻發現注入的液體無法排出！這種腸子不合作的情況是腸痙攣或抽搐所引起的，而腸痙攣未必會伴隨著疼痛或不適。在結腸發生痙攣時，患者可以採取幾項行動：

1. 躺到床上，向右側躺，抬起雙腿，腹部上方可以放熱水袋。
2. 不要恐慌。
3. 如果過了一下仍然無法排出咖啡，請再進行一次咖啡灌腸，這一次在灌腸液中加入3茶匙的3%過氧化氫。
4. 如果痙攣仍然沒有放鬆，請口服蓖麻油。
5. 接下來的幾天，請在每次進行咖啡灌腸時加入3到4茶匙的一般鉀化合物。**請勿持續加入鉀超過1星期，否則結腸會受到刺激。**

在腸痙攣的過程中，患者即使無法排出咖啡，也絕無任何危險。**如果灌腸液無法正常排出，可輕易透過結腸完全吸收，並經由腎臟和尿液排出。**

葛森的灌腸治療技巧也能用在其他地方——這並非清潔用的灌腸，較類似直腸植入。某些情況下，患者的治療反應使他不管攝取什麼食物幾乎都會嘔吐，造成脫水和血糖過低，此時只要將普通的紅蘿蔔和綠色蔬菜汁（加上藥物）加熱至體溫的溫度，然後將約225公克的蔬果汁放進灌腸瓶或灌腸袋，

葛森博士建議可以製作一天份的濃縮咖啡液，灌腸時再稀釋使用。

灌入直腸之中（**只能使用紅蘿蔔蘋果汁和綠色蔬菜汁，「不可」使用柳橙汁。蔬果汁中請勿摻水**），植入的液體「不應該」排出。這些液體只有225公克，可輕易地留在體內直到完全吸收。蔬果汁的灌注可在每個小時蔬果汁製作完成時進行。一旦患者能夠飲用蔬果汁，就該再度開始正常飲用。

而在另一個相同的部位，**葛森博士也建議子宮或子宮頸嚴重潰瘍者，可用綠色蔬果汁灌洗**。這是溫和的清潔也是排毒，還能刺激療癒功能。

葛森博士建議你可以一次製作足以提供一整天使用的咖啡。如果你想要這麼做，可以製作濃縮咖啡溶液。

如何製作咖啡濃縮液

在將咖啡濃縮以備將來稀釋使用時，請使用大型的鍋子，以及約2.3至2.8公升的水。以下是咖啡濃縮液的製作方式：

1. 水煮沸後加入15湯匙表面隆起的中度研磨有機咖啡。每次灌腸應含有相當於3湯匙的咖啡，故15湯匙的咖啡足以讓你進行5次灌腸。
2. 將溶液加熱煮沸數分鐘，接下來以慢火煮約15分鐘，然後瀝除雜質。
3. 將濃縮液分成5等分（可將每一等分分別放進5個946毫升的玻璃瓶中）。
4. 使用時以蒸餾水將瓶子注滿約946毫升的水量。
5. 如果你如同我們之前說明過的，必須修改咖啡灌腸的配方，在其中加入洋甘菊茶，可以在咖啡濃縮液中加入約473毫升的洋甘菊茶。
6. 最後，在容器中加入足夠的水量，注滿到約946毫升。在使用此混合液之前，先行加熱至體溫的溫度。

1. Gerson, M. *A Cancer Therapy: Results of Fifty Cases and The Cure of Advanced Cancer by Diet Therapy*, 6th ed. Bonita, Calif.: The Gerson Institute, 1999, p. 190.

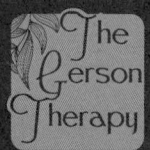

Part 3

各式各樣的葛森療法
Adapting the Therapy far Various Diseases

14 癌症病患的救星

Standard Gerson Therapy for Most Cancers

> 標準的葛森療法完全只適用於單純的癌症或其他退化性疾病患者,不適合已接受化療的病患。

1984年,當時44歲、居住在加州沙加緬度市的亞歷珊卓・雷諾斯(Alexandra Lennox)女士,離了婚又撫養著3個青少年,卻在接受腫塊切除之後,又被診斷出右乳房有侵襲性的乳管內上皮癌。比起讓她動第一次切除手術的初次診斷,這次病情更加複雜而危險。

在她再次進行腫塊移除之後,乳房外科醫師立刻發現,她的乳房癌症組織邊緣並不「乾淨」,也就是說切除手術並沒有去除所有的癌症組織。因此醫師認為她應該要檢查淋巴結,並且建議她完全切除右乳房(乳房切除術)。

雷諾斯女士的一位好友安排她向史丹福大學醫學院腫瘤科的主任求診。醫師在看診之後,用不帶感情、實話實說的語氣告訴她:「毫無疑問,以妳的病情,通常可以再活2到10年,但我不認為妳可以再活2年,因為妳的癌症擴散的範圍太大了。妳還是把後事交代好,盡情享受人生吧!不用擔心,若妳開始覺得痛,我們會開強力的藥物給妳。」

對雷諾斯女士而言，醫師這個有關她的生命可能結束的震撼發言並不容易接受，更何況她光是活著就得面對許多大大小小的混亂與困難。比方說早在診斷確定之前，她就遭受到嚴重憂鬱、慢性血糖過低（低血糖症）、持續的劇烈頭痛、眼睛看到阻礙視線的黑色斑點、念珠菌症（許多種和酵母菌症候群相關的症狀）、腎結石及眾多情緒困擾——主要是她和酗酒的丈夫離婚結束17年婚姻之後感到的憤怒。她也擔憂3個還是青少年的孩子，當時他們似乎受她的前夫影響而使用酒精和毒品。這個不幸的女人顯然遭受巨大的心理和情緒壓力。

再次進行乳房檢查並確認癌症的診斷之後，她向另一位放射腫瘤醫師約診。坐在診所中的時候，她看到周圍許多虛弱、纏著繃帶、重病的患者離開或坐在輪椅上等待。這令她難以承受，她無法想像自己的健康惡化到這種情況，於是連醫師的面都沒見到，就走出了診所。

心慌意亂的她，在充滿恐懼地開車回家時，注意到鄰居的草皮有些綠意盎然，有些看起來枯黃萎靡。她想到，如果提供草皮正確的營養，可以改善青草的生長，人體又何嘗不是如此呢？雷諾斯女士認定自己靠著卓越的營養，差不多可以再多活5年，或是活到癌症的療法問世。於是，她的腦海中響起一陣清晰的聲音，說道：「妳可以餵飽和滋養妳的心靈和身體，重新恢復健康！」

這個時候，她加速駛過自己家門，來到一間健康食品專賣店，想要向老闆或是用其他任何方式，請教有關營養和癌症的相關知識。她發現店裡的架子上有不少關於節食瘦身的書籍，於是特別詢問有沒有癌症療法的資訊。老闆考量雷諾斯女士的狀況，向她介紹葛森博士的著作《大成功！葛森醫師癌症療法》。

「葛森癌症療法是最難遵循的療法，但也是最好的。」天然食品專賣店的老闆這麼說。因此，這位絕望的癌症患者就買下了這本書。

起初，葛森博士書中的飲食方案嚇到了雷諾斯女士，但是她打電話到位於加州波尼塔市的葛森研究所，4天後就抵達了墨西哥提華那市，進入在醫療監督下提供葛森療法的醫院。

慢性病患者的胃酸很少，而水又會稀釋胃酸和消化液，故葛森療法不鼓勵患者喝水。

她隻身前往，陪伴她的是信件和電話中家人排山倒海的勸阻聲浪，但她仍然相當堅持。隨著時間過去，實驗室的檢驗結果顯示，她的病情穩定改善，最後她回到位於沙加緬度市的家中自行治療。

接受葛森療法2年之後，雷諾斯女士終於可以覺得自己戰勝了乳癌。她保住了兩側的乳房，活得朝氣蓬勃。她再度開始和男性發展性關係；女性朋友們向別人形容她活潑、健談、聰慧，看起來「真的棒透了」。又過了大約2年，她覺得自己處於各方面能力的顛峰。

退化性疾病的葛森療法

雷諾斯女士究竟做了什麼，才得以恢復健康，消滅癌症和其他健康問題？以下是治療退化性疾病的標準葛森療法摘要。

本章說明的是標準的葛森療法，適合無須嘗試應付治療併發症的退化性疾病患者遵循。本章會討論到：

- 在遵循葛森療法消滅嚴重的健康問題時，**為何要避免喝水**。
- 每天**為何要固定服用甲狀腺萃取物5次**。
- 每天**為何要服用魯格爾試劑**（碘化鉀，一半的強度）18滴，以作為醫治癌症之用。
- **為何要飲用液體鉀化合物溶液**，每次4茶匙，每天10次，代表醋酸鉀、單磷酸鉀和葡萄糖酸鉀各2公克或50毫當量（不適合某些癌症患者）。
- **為何要攝取冷壓的亞麻仁油**，每次1湯匙，每天2次（4星期後，這種食物油的攝取量減少為每天1湯匙）。
- **為何要遵循果菜汁療程**，也就是每天必須飲用13杯約225公克的紅蘿蔔蘋果汁、純紅蘿蔔汁、綠色蔬菜汁和／或柳橙汁。
- **為何要攝取菸鹼酸**，劑量為每次50毫克，每天6次。
- **為何要補充豬胰酵素**，每次3錠325毫克的酵素，每天4次。

- 為何要接受肝臟粗萃取液／維生素B12的肌肉注射，每天100微克的維生素B12，加上3毫升的肝臟粗萃取液。
- 為何要攝取Acidol®（甜菜鹼鹽酸和胃蛋白酶），每次2粒膠囊，每天3次，餐前服用。
- 為何要攝取輔酶Q10，劑量視情況而異。
- 為何要攝取苦杏仁苷（維生素B17），對於所有主要癌症都很有用，特別是轉移性骨癌。
- 為何要使用Wobe-Mugos®或Megazyme Forte®，用來對抗腸道氣體和削減腫瘤組織的酵素。
- 為何要攝取啤酒酵母這種同時具有正面和負面的效果的產品（例如癌症患者應該禁用）。
- 為何每天要接受5次約900公克的咖啡灌腸，期間長短不等，最多2年。
- 為何要攝取蓖麻油（經口或經直腸），每隔1天使用，作為治療。
- 為何要改變第1年內的藥物。

我們在本章中提供的這些主題的簡單說明，被視為葛森療法的基礎，和前面章節（或後面章節）提過的治療指示只有些微重複。事實上，本章可以視為這整本書的樞紐，嘗試要為自己或協助親友克服所有類型退化性疾病（特別是各種癌症和血癌）的讀者，很可能會經常參考本章。

避免飲水的原因

一般人都會聽說，為了維持最佳的身體功能，我們每天應該飲用8杯約225公克的水，但是在葛森療法中，規則並非如此。我們必須從幾種角度來研究水，以了解規則改變的原因。

首先，食用含鹽飲食的人會自然感到口渴，因為人類的生理會強迫我們飲用足夠的水，以便維持溶液中過量的鈉。如果鈉的濃度太高，堆積的鈉就會在血清和細胞中造成問題。

食鹽中的鈉會要人命。有一則全世界廣為報導的新聞，1999年7月27日，英國一名叫作萊洛依·愛德斯（Leroy Elders）的3個月大男嬰，在年輕的雙親餵他吃成人的食物之後，因為食鹽過量而死去。據倫敦報紙的報導，這孩子的父母因為嬰兒食品太昂貴，而餵他吃早餐的燕麥穀片，以及加上肉汁的馬鈴薯泥。驗屍之後，孩子的小兒科醫師說：「萊洛依的身體裡有9公克的食鹽，相較之下，成年男性每天建議的攝取上限是7公克。鈉的量高到孩子的腎臟無法處理，使他中毒致死。」[1]

其次，另一個口渴的原因，就是飲食中富含大量動物性蛋白質和脂肪。蛋白質和脂肪消化的中間或最終產物干擾了身體，導致攝取這些食物的人覺得口渴。營養學家觀察到，果食者（只吃水果的人）通常不會口渴。**水果含有天然的蒸餾水，容易消化而且不會產生任何有毒的殘餘物質，因此身體就不需要額外的液體。**

葛森博士禁止葛森療法患者喝水的原因有好幾種。第一，葛森療法患者每天攝取13杯約225克（225毫升）的新鮮現榨的果菜汁，這是相當大量的液體。第二，葛森療法患者每天還飲用2碗不加鹽的湯，這又提供他們額外的液體。葛森療法中這兩部分加起來，每天提供大約4公升的液體攝取量，可以充分滿足人體所需。

然而，有些葛森療法的患者仍然需要額外的液體，否則夜裡有時候會因為想要飲用更多飲料而醒過來。由於這些患者不被允許喝水，因此應該提供他們草藥茶，例如薄荷茶、橙花茶、菩提花茶和／或大喜寶（又稱紫檀lapacho或保哥果）等。你應該將一些這種飲料存放在保溫瓶之中，置於床邊的床頭櫃上。另外，如果患者無法入睡，有些草藥（如纈草）有助於幫助安眠。

> **注意！**
> 所有含咖啡因的紅茶和／或綠茶（就和咖啡一樣）都應該視為藥物，在葛森療法中受到禁止。

葛森博士不讓患者喝水的第三個原因，是因為水傾向於稀釋胃酸和胃腸道本身的消化液。我們都很清楚，**慢性疾病患者通常胃酸很少，因此讓他們喝水是不智之舉。**葛森博士觀察到他的患者如果喝水，就會影響到消化，產

生氣體和其他腸道的不適症狀。相反的，**腸道不適的人若飲用薄荷茶，可以刺激消化，抒解排氣或其他的消化問題。**

第四，美國的自來水品質通常含有毒性。事實上，在超過60%的美國城市和大型社區中，含氟或含氯的自來水都必須為造成疾病負責。氯和氟（尤其是氟）是極度有害的物質，兩者都屬於化學元素中的鹵素，擁有類似的性質。氟的毒性僅次於砷，活性極強，可以取代掉鹵素中活性較弱的元素，也就是氯和碘。氟是在美國牙醫協會的支持下，硬塞給美國居民的致癌物和致命毒物[2,3,4,5]。

氟化物原本是製鋁產業毒性強烈的副產品。過去氟化物被排放到一般下水道系統，造成下游數百萬魚群死亡，使得這種作法遭到禁止。從此之後，氟化物必須經過特殊處理，而這種程序的花費「非常昂貴」。製鋁產業為了找一個方法大量出售這些氟化物，免得必須處理它們，而想到把氟化物加入飲用水的主意，於是他們轉而爭取美國牙醫協會的支持（這並不是美國牙醫協會原創的想法）。

含氟的水會導致甲狀腺疾病

碘是身體中必要的元素，甲狀腺需要碘才能製造甲狀腺激素。這種荷爾蒙極為重要，因為它可以控制代謝，也就是食物燃燒的速度。甲狀腺激素也是免疫系統中不可或缺的一部分──它透過體溫變化，將個人的體溫視需要而控制在正常溫度或發燒，藉此克服感染。

如果甲狀腺的功能因為攝取了飲用水中的氟（或氯）而降低，碘就會被逐出甲狀腺，如此一來便會削弱免疫系統，這時候，人體的生理會產生3種病理現象：❶無法造成發燒，❷造成過敏和感染，以及❸食物無法適當地燃燒。以上這3種病理現象可以使得身體能量缺乏，而且熱量會以過量脂肪的形式囤積起來，而含氟和／或含氯的飲用水，是這種甲狀腺疾病的來源。

甲狀腺功能過低的另一個問題，就是動脈中會出現和堆積斑塊，稱為動脈硬化，這會導致提供給心臟、大腦和肢體末稍的血流不足。動脈硬化造成

甲狀腺機能亢進病患比率較多的地區，癌症發生率也較高。

心臟病發作以及中風的機率實在太高了。內分泌學家布洛達·巴尼斯（Broda Barnes）博士證實，**甲狀腺的功能過低和心臟病發作有直接的關連**。他將甲狀腺萃取物給予受影響的病人，即可逆轉動脈硬化的形成，克服這些患者心臟疾病的問題。

既然攝取甲狀腺激素能夠產生類似的疾病逆轉，那麼葛森療法患者每天固定服用5次甲狀腺萃取物的理由，也就十分明顯了。

不僅如此，**當甲狀腺功能過低時，癌症的比率還會增加**。許多年前，有人注意到在美國的某些區域，罹患甲狀腺腫（葛瑞夫茲氏病、甲狀腺機能亢進）的人數多到不尋常。病人的身體將甲狀腺擴大，想要協助這個腺體產生更多甲狀腺激素。

這個問題存在的原因，在於這些區域的土壤和居民飲食中缺乏碘。如果提供足夠的碘，增大的腺體多半就能恢復正常的大小。另外還有人發現，全美各地的「甲狀腺腫地帶」中，癌症的發生率也比較高。為了將碘提供給甲狀腺腫地帶的民眾，美國政府推出了「加碘鹽」。他們假定所有的人都會攝取食鹽，因此官僚們認為，在食鹽中添加碘就能提供所有民眾需要的礦物質。他們是對的——在食鹽中加了碘之後，甲狀腺腫幾乎完全絕跡。

為何要使用魯格爾試劑？

但加了碘的食鹽會帶來新問題：之前3個月大英國男嬰死亡的事件已顯示，食鹽是一種會造成傷害和致命的化學物質。葛森博士發現，所有慢性疾病開始的指標事件，就是細胞的鉀流失，和構成食鹽的調味化學物質——氯化鈉的入侵。食鹽會在細胞層級抑制酵素的產生。除此之外，**食鹽還會促進過度的有絲分裂（細胞分裂），換句話說，就是促進癌症**。我們顯然得避免攝取食鹽，而且必須從其他來源取得身體需要的碘。

為了恢復患者的甲狀腺和基礎代謝，以及最重要的身體功能——免疫系統，葛森博士使用一半強度的魯格爾試劑。魯格爾試劑是5%的碘化鉀、碘和水溶液。這種試劑可以讓患者和健康的人取得碘，而無須攝取有害的鈉。

攝取液態的鉀化合物溶液

擁有任何心臟功能不全、心肌梗塞發作、暫時性缺血發作，以及其他種類心血管併發症病史的患者，在進行驗血分析之前，都不應該接受含鉀的藥劑成分。除此之外，我們都推薦將鉀化合物溶液（液體）使用於葛森療法之中，用量為每次4茶匙，每天10次。這個劑量代表著醋酸鉀、葡萄糖酸鉀和單磷酸鉀各3.5公克或50毫當量（每天總共是14公克或150毫當量）。

若葛森療法患者表示自己有腎功能不全或腎功能障礙、胃炎、噁心、顯著的轉移性骨癌，或是任何出血問題的徵兆，應該從每天10次、每次只用1茶匙鉀化合物溶液開始。在患者持續接受葛森醫療顧問觀察的條件下，劑量可以緩慢增加。

去除飲用水中的氟和氯

為了維持甲狀腺的正常功能，身體健康者以及任何葛森療法患者（特別是後者），都務必要避免氯和氟，它們會傷害甲狀腺。如果自來水加了氯，可以用煮沸的方式摧毀氯污染物。

但是**煮沸無法去除氟的毒性影響**。相反的，由於氟化物是以氟化鈉，也就是鹽類的形式加入水中，將水煮沸會使氟化物的濃度變得更高，因為部分水分蒸發掉了，留下來稀釋氟化物鹽類的水分變得更少。

另外，市面上有各式各樣的濾水器，提供給警覺到飲水污染問題的人購買。不幸的是，這些濾水器雖然可以去除許多氟化物，但卻無法徹底去除乾淨。即使水中只剩下少量氟化物，都會造成危害，讓重病患者無法忍受。因此，**如果自來水含有氟，就應該經過蒸餾，以去除所有的氟化物鹽類**，讓葛森療法患者可以使用。另外一件很重要的事，就是要使用碳濾心的淨水器，因為某些揮發性成分，例如商業製造的苯和其他溶劑，可以在蒸餾過程中留下來。

有一些發表在雜誌上的文章，討論到飲用蒸餾水的可能風險，它們宣

稱蒸餾水會「沖刷掉」身體的礦物質。像這樣的沖刷（如果真有發生的話）並不會造成問題。首先，某些泉水中所含的礦物質是無機礦物質，不太會被身體吸收（這就是我們必須食用植物的原因：植物含有酵素，可以將無機礦物質轉為有機形式，讓人體可以輕易吸收）。此外，這些無機礦物質並不均衡，其中通常含有過多的鈉和鈣，以及事實上有害的硝酸鹽和亞硝酸鹽。在某些案例中，好心的礦泉水和瓶裝水經銷商甚至還會在他們的產品中加入氟化物。他們這可是做錯了！

我們必須強調，**人體需要的礦物質不應該來自飲用水，而應該來自新鮮水果、沙拉和蔬菜汁**。這些在葛森療法的飲食中已經供應充足。

現在讀者一定會問：既然葛森療法的患者不能喝水，又為什麼要擔心水的純度？我們的答覆是：

1. 葛森療法的患者的確不被允許喝水，但是他們還是必須喝用水煮的湯，喝用水泡的茶，以及用少量的水烹煮一些蔬菜。
2. 更重要的是，患者每天必須進行3到5次咖啡灌腸，而灌腸液當然是用水製成的。這些具有治療功能的灌腸對於協助肝臟排毒極為重要，但結腸是具有高度吸收能力的器官，咖啡灌腸液中被吸收的不只是咖啡因，還有水中的化學添加物。用於灌腸的水應該是你能夠取得最純淨的水。
3. 氟化物的分子很小，活性很強，不但能快速穿越結腸進入血流，還能穿透皮膚。用於滿足患者所有需求的水，包括煮湯、泡茶、烹調、灌腸和外部清潔用水，都不能含有氯和氟，以及其他污染物。
4. 任何內用的水都必須純化。每一次美國牙醫協會及其會員建議大家攝取氟的時候，幾乎每一個遵從這項錯誤背書意見的人都會受到毒害。濾水純化有助於解決這個問題。

為何要攝取冷壓的亞麻仁油？

葛森博士在較早期治療結核病患和許多其他慢性病患者的工作中，就已

經充分了解到這些人的飲食中需要一些必須脂肪酸。在他發現癌症患者無法容許任何脂肪之前，他一直讓非癌症患者使用生蛋黃和一些無鹽奶油。但是在癌症患者的腫瘤消失，而他想在這些人的營養中加入一些油脂、蛋黃或奶油時，他發現他們的癌症又復發了。

由於其他醫師和研究人員無法觀察到治癒的癌症患者，以至於葛森博士完全沒有關於癌症重新生長的準則可以依循，因此他必須用自己的病人做實驗。他挑選腫瘤長在體表（皮膚惡性腫瘤，例如發炎性乳癌）、病灶容易觀察的患者，然後在腫瘤已經消失後，小心地在患者的飲食中，分別加入一種營養用油脂。毫無例外地，在相對來說很短的時間內（1或2個星期），原本已經癒合或治好的病灶就重新出現，腫瘤再度開始生長。一旦他去除這些食物的油脂或脂肪，腫瘤就會再度消失。

葛森博士試過了每一種多元不飽和油脂，每一種為數眾多的單元不飽和油脂，像是橄欖油，再加上堅果油和種子油，以及其他油脂等。他發現這些油脂對治療和復元期間的癌症患者而言都不安全。由於這個緣故，使得他在知名的著作《大成功！葛森醫師癌症療法》當中，患者治療的所有指示全部都註明「零脂肪，零油脂」[6]。

最後葛森博士發現，最多必須等到18個月之後，患者的重要器官和消化系統都恢復時，才能給予患者一些無鹽奶油或植物油。但他仍在繼續尋找，因為他很清楚必須脂肪酸的重要性。

終於，在1958年，葛森博士的著作付梓之後，也就是他人生和執業的最後一年中，葛森博士偶然閱讀到同樣研究必須脂肪酸的布德維格博士的作品。布德維格博士（她仍然住在德國，是諾貝爾醫學獎的候選人【編註：博士已於2003年過世】）發現，**亞麻仁油（亞麻籽油）不像其他任何食用脂肪或油脂，不僅對癌症患者有益，也不會產生任何新的問題。**

出乎葛森博士意料之外的是，他突然想起自己父親的事業中也包括了壓榨亞麻仁油，但是他從來沒想過這種產品可以用在自己的醫療業務中。於是葛森博士立刻在自己的病人身上著手試驗，而且發現亞麻仁油確實改善了他的癌症治療成果。脂肪酸顯然有助於攜帶維生素A（β-胡蘿蔔素）穿過血

曾經有出血、潰瘍、胃炎病史者，不可以特別補充菸鹼酸。

流，增強患者的免疫反應。除此之外，由於亞麻仁油含有豐富的亞麻油酸和次亞麻油酸，這2種Omega-3必須脂肪酸也有助於溶解動脈粥狀硬化斑塊，進而改善血液循環。因此，攝取亞麻仁油可提供患者（或健康的人）另外一項益處。

現在我們很幸運地，能夠取得用有機栽培的亞麻仁，在低溫條件下壓榨（因為熱會破壞這種油），裝進黑色塑膠瓶中以免油受到光線照射而氧化，並且由健康食品（天然食品）專賣店經營者小心冷藏的亞麻仁油。我們顯然必須保護亞麻仁油不受到空氣、光和熱的傷害，才能避免它腐壞。

亞麻仁油相當美味，氣味就像是堅果，可以取代任何其他的油製作沙拉醬。新鮮製作又迅速運送的亞麻仁油，可以保存在冷凍櫃中大約6個月，或是在未開封狀態下保存在冰箱中3個月。不過瓶子一旦開封，即使持續放在冰箱中冷藏，亞麻仁油也應該在3個星期之內使用。

亞麻仁油千萬不能加熱，不能用於烹調、烘焙或油炸任何食品。將亞麻仁油加入熱湯，或是淋在剛從烤箱取出、熱騰騰的烘烤馬鈴薯上，也不是明智之舉。烤馬鈴薯應該要先冷卻，直到可以舒適地放入口中的溫度之後，才能淋上油。

請勿直接食用亞麻仁，無論是整粒或碾碎，只能食用亞麻仁油，因為這是一種「藥物治療」。為了得到最佳的治療，患者應該務必要遵循處方的劑量（避免劑量過高或過低）[7]。

葛森博士因為上述的原因，並沒有在著作中提到亞麻仁油，因此也沒有其他關於用量的指示。幸運的是，我們發現一封葛森博士寫給好友，也就是諾貝爾獎得主史懷哲博士的信，其中不只描述了他使用亞麻仁油之後得到的良好成果，還說明了用量。

葛森博士寫道，在治療的前4個星期中，他指定患者每天服用2湯匙亞麻仁油（午餐1湯匙，晚餐1湯匙）。然後接下來的幾個月中，用量減少為每天1湯匙。葛森研究所現在仍然沿用這個處方，成效良好。對某些患者來說，**亞麻仁油的用量必須視幾項因素而調整：血清電解質檢驗、HDL和LDL（低密度脂蛋白）膽固醇濃度，以及三酸甘油酯濃度。**

補充菸鹼酸／尼古丁酸（維生素B3）

對於僅接受過極少的化學治療，或是完全未接受化療的癌症患者，以及接受過造瘻口手術或其他手術介入的患者，補充菸鹼酸／尼古丁酸（維生素B3）是適當的作法。菸鹼酸是葛森療法整體中的一部分，標準劑量為每天服用6次，每次50毫克。

這種維生素絕對禁止用在曾出現出血、潰瘍、胃炎病史，以及同時接受去氫可體松、其他類固醇或可邁丁（Coumadin）的患者身上。

另外，患有肝功能不全、肝臟有活躍中的原發性或轉移性腫瘤、患有任何一型肝炎（A、B、C、D或E型），或是肝硬化的患者，每天最多可以接受100至150毫克的菸鹼酸。

補充胰酵素

葛森博士寫道：「我發現在很多案例中，胰酵素（從紐西蘭的豬胰臟粗萃取物提煉出的純胰臟酵素）對治療都有可貴的幫助。有些患者無法承受胰酵素，但大多數都很滿意排氣痙攣的消化問題減少，以及比較容易增加體重和力量。我們在排毒後使用錠劑，每一錠含有5格令，為未著衣錠劑。患者三餐飯後服用3或4錠，之後減少劑量。」[8]

在紐約薩芬區的輔助與另類療法（CAM）醫師——蜜雪兒・沙克特（Michael B. Schachter）博士，就和葛森博士一樣，經常處方口服的胰酵素，讓患者在用餐時服用，以協助分解蛋白質、脂肪和碳水化合物。

這些酵素還提供更多專門對付癌症的功能。如果在兩餐之間服用，這些酵素中有些會被完整地吸收，而產生對癌症患者有益的全身影響。其中包括消炎效果，並且傾向於能夠溶解圍繞在癌細胞外的保護層[9]。

紐約市的CAM醫師羅伯特・艾得金（Robert C. Atkins）博士解釋道，胰酵素中的胰臟酵素「可以消化掉保護癌細胞不被我們免疫系統摧毀的蛋白質層」。事實上，胰臟酵素能夠去除讓癌細胞保護自己的「護盾」。艾得金

博士說:「你要是知道我研究過的成功癌症療法中,有多少種納入了胰臟酵素,一定會覺得十分有趣。」[10]

接受肝臟粗萃取物／維生素B12注射

每天接受一次100微克維生素B12(氰鈷胺維生素)的肌肉注射,加上3毫升的肝臟粗萃取液,對於退化性疾病的患者有益。除非患者血液中的維生素B12濃度過高,或是對維生素B12產生過敏反應,否則使用維生素B12並沒有已知的禁忌症。

餐前吞服Acidol膠囊

沒有併發症的患者,每天會在三餐前,各吞服2粒名叫Acidol的甜菜鹼鹽酸和胃蛋白酶綜合膠囊產品。但是患有胃潰瘍、胃炎、嚴重噁心、腸道出血或食道疾病的患者,不應該服用Acidol。**接受葛森療法的同時還服用可邁丁的患者,也必須避免此一產品。**

補充輔酶Q10

輔酶Q10幾乎可以視為維生素,對使用氧氣的生物來說,是以三磷酸腺苷的形式產生能量時不可或缺的分子。不過輔酶Q10並不被視為維生素,因為身體可以自行產生輔酶Q10。

輔酶Q10在生理的抗氧化系統中扮演重要的角色。在和維生素E、硒和β-胡蘿蔔素合併使用時,**輔酶Q10可以顯著減少肝臟、腎臟和心臟組織中的自由基損害**[11]。

葛森研究所建議開始時每天可服用1次90毫克的輔酶Q10,如果沒有發現副作用(主要是心搏過速或心律不整),可以在第2天將劑量增加到300毫克,第3天之後則增加到600毫克。

補充苦杏仁苷的適當性

內華達州雷諾市的布羅迪博士說道:「在觀察使用了維生素B17(苦杏仁苷)的患者許多年之後,我可以完全肯定地說,這種藥物沒有毒性,而且有其價值,但是我也不認為它是癌症的治療方式或萬靈丹。我的臨床經驗就像世界各地許多人的臨床經驗一樣,告訴我維生素B17能夠讓患者覺得更舒適安康,抒解癌症的疼痛,減少對止痛藥的需求。」[12]

英國倫敦的癌症專家艾提安・卡立鮑特(Etienne Callebout)博士說道:「苦杏仁苷值得在癌症治療中佔有一席之地,它沒有毒性,可溶解在水中,而且有相當多的證據顯示它可以對抗癌症。」[13]

苦杏仁苷在治療次發性癌症上有很強的抗癌潛力,包括可以讓肺轉移減少60%;其他研究指出**苦杏仁苷可以延長乳癌和骨癌患者的壽命**[14,15]。

補充苦杏仁苷的適當性,已經透過它過去40年持續在癌症治療上獲得的成功而得到確認。雖然減少疼痛的效果,至少需要每天給藥10天到2個星期的時間才會出現,不過苦杏仁苷的適應症還包括了轉移性骨癌。布羅迪博士偏好用靜脈注射的方式給予9公克的劑量,不接受靜脈注射又想補充苦杏仁苷的人,可以每天口服3次,每次500毫克,持續使用這個劑量,直到腫瘤實際存在的證據消失。

使用Wobe-Mugos®或Megazyme Forte®

2種進口的德國酵素Wobe-Mugos®和Megazyme Forte®,原料同時取自植物和動物。它們都是消化蛋白質(蛋白水解)的酵素,用於防禦腫瘤。其中含有酵素物質胰酵素、木瓜酵素、鳳梨酵素、胰蛋白酶、胰凝乳蛋白酶、脂肪酶、澱粉酶,以及芸香素(一種生物類黃酮),主要是提供嚴重、過度排氣的病人服用。

某些報告指出這2種酵素藥劑有助於縮減腫瘤體積,至於給藥方式則有注射、錠劑或栓劑。這些補充劑可以讓退化性疾病患者增進全身代謝。

以口服或灌腸的方式攝取蓖麻油，有助於排除毒性腹瀉、提高肝臟活性。

攝取啤酒酵母的注意事項

葛森博士原本已經將啤酒酵母列入他的療法之中，不過那是在發生白色念珠菌感染很久以前的事，這種感染會造成酵母菌症候群。啤酒酵母比肝臟汁更早被葛森博士用來治療癌症患者。

目前在大多數情況下，**啤酒酵母已經很少被推薦作為癌症療法，因為念珠菌症的風險日益提高。**念珠菌症會導致腹部極度鼓脹和排氣。食用啤酒酵母幾乎觀察不到任何臨床上的幫助。

癌症患者攝取啤酒酵母之後，會出現負面的反應，讓我們推測這種物質已經不再像葛森博士的年代時一樣有效，這是因為癌症患者的酸性增加了，因此啤酒酵母不適用於他們，他們的身體因為飲食變化和其他環境因素，使得致病的念珠菌存在數量大增。

強烈推薦咖啡灌腸

我們已經在第12和13章中提出忠告，強烈建議罹患退化性疾病的患者，每天以咖啡製成的約900公克灌腸液進行5次灌腸。灌腸應該每天進行，次數緩慢遞減，持續時間長短不等，最長可達到2年。每一次咖啡灌腸都有助於清除結腸和肝臟累積的毒素、死亡細胞和廢棄產物。

咖啡灌腸液的製作方法，是將含有咖啡因的有機咖啡豆煮成咖啡，然後讓煮出的咖啡冷卻至體溫，使用灌腸袋將之送入體內。咖啡中含有利膽劑，這種物質能夠增加膽囊排出富含毒素的膽汁流量。咖啡灌腸可能是醫療文獻記錄上具有藥效的利膽劑之中，唯一能夠每天安全地施行多次，又不會造成中毒者[16]。

葛森博士發現在治療程序的初期中，咖啡灌腸可以有效刺激涉及肝臟排毒的複雜酵素系統，也就是「GST酵素系統」，這我們已經在之前某幾章中說明過了。這些酵素的活性增加，能夠確保自由基的活性受到壓制，並且阻斷致癌物的致病活動[17]。

咖啡因還會額外刺激血管的擴張，讓平滑肌放鬆，而進一步增加膽汁流量。這個效果不會在每天飲用咖啡時發生。事實上，**唯一健康的咖啡攝取方式，就是透過直腸。**

例行性的蓖麻油治療

遵循葛森療法時，蓖麻油治療的施行是例行的工作。葛森博士建議用口服和灌腸的方式攝取蓖麻油，以排除毒性腹瀉、吐膽汁和其他強烈反應。他寫道：「這些強烈反應其實是病情開始好轉的徵兆，隨著膽汁產量增加、肝臟活性提高，和毒素與毒物的排除而出現。在1到2天之後，患者會覺得輕鬆許多，展現出更佳的血液循環、面容和氣色，食慾也變得更好。」[18]

在施行蓖麻油治療時，任何大小的腫瘤和囊腫，體積都有可能減小或完全消滅：在一項針對36名受試者，進行有關蓖麻油治療刺激免疫之性質的實驗中，接受治療者的淋巴球和其他免疫細胞的整體產量都有顯著改善[19]。

改變第1年的治療藥物

大約在結束住院治療出院後1個月時（差不多是在住進葛森療法醫院開始治療6到9個星期之後），甲狀腺、鉀和魯格爾試劑等藥物都會減量。其他補充劑一般都維持初始的劑量。鉀通常從每天40茶匙減為每天20茶匙。甲狀腺補充劑減少至每天2到3格令；魯格爾試劑減少為每天6滴。

這些藥物的分量通常會維持9到14個月，其他補充劑的調整則是依據血液診斷結果和其他診斷工具。這和葛森博士40多年前在他原本的著作中所述的治療方式不同。

相反地，現在的患者比起葛森博士的年代，使用這3種主要藥物時劑量必須更高，服用的期間也更長。如果藥物減少得太快，病人通常會遇到困難，導致復元的速度減緩或疾病復發。

實施葛森療法時，留意甲狀腺、鉀和魯格試劑的補充量不可減少太快，以免影響病況。

　　標準的葛森療法完全只適用於單純的癌症或其他退化性疾病患者。如果在開始這種自然且無毒性的療法之前，先接受過化學治療，則使用葛森療法時就必須加上修改。不幸的是，這會使得患者的治療更加困難，原因我們會在第15章中加以解釋。

1. Nordwall, S.P. "Salt poisoning." *USA Today*. July 28, 1999, p. 6A.
2. Cousins, G. "Health today." *New Frontier*. May 1994.
3. Valerian, V. "On the toxic nature of fluorides, part 2: fluorides and cancer." *Perceptions*. September/October 1995, pp. 30~37.
4. Glasser, G. "Dental fluorosis: a legal time bomb." *Health Freedom News*. July 1995, pp. 40~45.
5. Yiamouyiannis, J. *Fluoride: The Aging Factor*. Delaware, Ohio: Health Action Press, 1993, p. 61.
6. Gerson, M. *A Cancer Therapy: Results of Fifty Cases and The Cure of Advanced Cancer by Diet Therapy: A Summary of Thirty Years of Clinical Experimentation*, 5th ed. Bonita, Calif.: The Gerson Institute, 1990, p. 242.
7. *The Gerson Therapy Physician's Training Manual*. Bonita, Calif.: The Gerson Institute, 1996, p. 114.
8. 參前述資料，Gerson, M., pp. 211, 212。
9. Diamond, W.J.; Cowden, W.L.; Goldberg, B. *An Alternative Medicine Definitive Guide to Cancer*. Tiburon, California: Future Medicine Publishing, Inc., 1997, p. 375.
10. 同上，pp. 35, 36。
11. Leibovitz, B., et al. "Dietary supplements of vitamin E. beta carotene, coenzyme Q10, and selenium protect tissues against lipid peroxidation in rat tissue slices." *Journal of Applied Nutrition*. 120:97~104, 1990.
12. 參前述資料，Diamond, W.J.; Cowden, W.L.; Goldberg, B., pp. 78, 79。
13. 同上，p. 110。
14. Nowicky, J.W., "New immunostimulating anticancer preparation: Ukrain." *Proceedings of the 13th International Congress of Chemotherapy*. Vienna, Austria, August 28~September 2, 1983.
15. Nowicky, J.W. et al. "Ukrain as both an anticancer and immunoregulatory agent." *Drugs under Experimental and Clinical Research*. XVIII: Supplement, pp. 51~54, 1992.
16. Lam, L.K.T., et al. "Isolation and identification of kahweol palmitate and cafestol palmitate as active constituents of green coffee beans that enhance glutathione-S-transferase activity in the mouse." *Cancer Research*. 42:1193~1198, 1982.
17. Hildenbrand, G. "How the Gerson therapy heals." *Gerson® Healing Newsletter*. 6:3/4, 1990.
18. 參前述資料，Gerson, M., p. 81。
19. Biser, L. "Study indicates castor oil improves immune system." *The Layman's Course on Killing Cancer*. Charlottesville, Va.: University of Natural Healing, 1992, p. 6.

15 化療期的修正療法

Modified Therapy during Chemotherapy

幾乎所有癌症化學治療藥物都會摧毀組織細胞，無論是病態還是健全的細胞。

　　1996年，身兼家庭主婦與鋼琴老師，年齡46歲的C女士，在她的家鄉斯多波特進行了乳房攝影，接著又進行超音波診斷程序。為了完成乳癌的評估，她接受穿刺切片，結果顯示她有個2.5公分的浸潤性腫瘤。隨後的乳房切除手術中，切除了15個淋巴結，其中14個被證實有癌細胞。X光檢查的結果也顯示，癌症擴散到她的肺部。

　　醫師要求她盡快進行化學治療，並且展開為期1整年，包含12次化學治療的療程。

　　然而，醫師為她安排的細胞毒性藥物具有極強的攻擊性，而且還有累積在患者身體組織內的傾向。

　　在每個月一系列的化療過程中，C女士病況變得很嚴重，難以忍受的噁心和嘔吐一連持續幾天幾夜，讓她幾乎無法入睡和進食。C女士的體重也持續下降。她說：「我沒有辦法告訴你那有多恐怖。」當然，她的頭髮也全數掉光。

曾受過化療的患者，若接受減量或改良版的葛森療法，長期復元狀況會較良好。

　　化學治療還讓她的白血球數量嚴重下滑，導致極度缺乏白血球（嗜中性球減少症），這代表她的免疫系統遭受破壞。由於嗜中性白血球是免疫系統中很重要的一部分，因此它們一旦受到抑制，就會使患者遭受多種嚴重的感染。在每個月個別的化療療程之後，肺炎、唇疱疹立即接踵而至。

　　為了控制感染以保住性命，C女士在每一次療程之後都得住進醫院。之後，情況變得極為嚴重，讓醫師們被迫在C女士只完成9次療程，還沒有達到12次的預訂目標時，就停止了化療。她的肺並沒有改善，腫瘤仍舊存在，而她則被分類為「末期患者」，被送回家中，再也沒有可以使用的療法。

　　這位因細胞毒性藥劑而病情加劇，以至於奄奄一息的癌症患者，從附近一位自然療法醫師處，得知葛森療法已經戰勝了癌症。1997年3月，C女士抵達了位於墨西哥提華那市的葛森療法設施。她寫道：「我立刻就覺得這間葛森療法醫院是個治療的地方。」

　　然而，要為這位病情特別嚴重的女士排毒不是件容易的事，她對之前的化療產生嚴重的反應，頻頻感到噁心並且不斷嘔吐。雖然如此，葛森療法仍逐漸發揮效果，把累積的毒素逐出她的身體。

　　C女士花了好幾個月才克服了化學治療對她造成的傷害，體驗到殘留在體內的化學藥劑長達6個月的攻擊和症狀復發。在大多數曾接受過細胞毒性藥劑的累積性毒物的患者身上，經常可以觀察到這一類的好轉反應。

　　在家中接受葛森飲食療法大約8個月之後，C女士終於覺得好多了。這時她的朋友說她看起來健康多了，神態舉止也變得比較快樂、活潑。她仍然要和偶爾浮現的噁心感搏鬥，卻驚異地看著自己邁向健康。

　　之前從葛森醫院出院時，C女士接受3個星期的新飲食療法後拍攝的X光片上，顯示出情況大幅改善，肺部和乳房的腫瘤沒有進一步的成長，大小維持不變。另外，她還提到當時她自己「在靈性上和情緒上都在做對的事」。

實行葛森療法1年之後，先前的化療所引起的好轉反應偶爾仍然會出現。

她寫道：「很多次我感覺到自己突破內在的風暴，隨之而來的是一陣陣的寧靜。」但是結果證實C女士是對的。她指出：「現在，我的皮膚有光澤，記憶力也改善了，頭髮恢復濃密，即使不用潤絲精，質感也相當美麗。」

在化療期間襲擊她的感染症中，包括腳趾甲上長了真菌，尤其是2隻大拇趾。施行葛森療法一段時間後，這些真菌感染的區域都不見了，她再度擁有正常的腳趾甲。她說：「看到新長出來的潔淨腳趾甲，我相信這代表我的免疫系統正在改善。另外，我左腳的靜脈曲張也變得平坦，不再突出。」

她在1997年下半年，經歷了6個月的好轉反應，這段期間她的皮膚褪成黯淡的灰色，重新出現劇烈嘔吐，噁心感嚴重到無法入睡。C女士說：「這很像是我在剛接受化療、病情相當嚴重時感受到的情況。」現在堆積的化學藥劑即將離開她的身體，但是在被掃地出門的同時，它們的毒性效果還在繼續令她受罪。

C女士還形容在那6個月的症狀復發期間，就像是受到感冒侵襲，不過她發現這一次的好轉反應代表著她正處於征服癌症的轉捩點，她的前景變得樂觀許多。「葛森療法不但能醫治人類，還能醫治環境。」她這麼告訴我們。

C女士仍未從她接受過的化療中完全康復。這位擊退腫瘤的昔日癌症患者，已經接受治療超過26個月，但偶爾仍然會遭遇好轉反應。

我們說出她的故事，因為葛森研究所常被問到，有沒有曾經接受過化學治療的康復癌症患者。我們會告訴這些患者，他們在化療後需要花更長的時間才能恢復健康，但只要有毅力，康復絕對是可能的事。C女士可視為即使接受過攻擊性的細胞毒性化學治療，依然能克服轉移至肺臟的乳癌患者的典型案例。本章是專為這些進行過化療、免疫功能受到抑制的患者而寫的。

小心！對於任何接受化療的人來說，都可能是體能受損的序曲。

化療在做些什麼？

在「化學治療」這個名詞中，「化學」指的是某些程序或療程和化學藥劑有關，而「治療」指的是這個程序是當作「療法」而施行的。因此，化學治療一詞只是表示用化學藥劑（藥物）施行癌症治療。

這種當作藥物而給予的化學藥劑，會摧毀它們所到之處的癌細胞，使用的方法是干擾細胞生長，或是防止細胞複製。這些五花八門的藥物，各自用不同的方式，打斷各個癌細胞的細胞週期。有些藥物會影響癌細胞的一或多個成長階段，對於正值其他階段的細胞沒有負面效果，有些藥物則會影響細胞的整個生命週期[1]。

腫瘤醫師的想法，是利用化學治療，作為減少癌細胞增生，或是將癌細胞整個摧毀的主要工具。如果施予的藥物可以在摧毀癌細胞的同時放過健康的細胞，那是件十分理想的事。然而，幾乎所有的癌症化學治療藥物，都會摧毀組織細胞──無論它們是病理還是生理，病態還是健全，突變還是恆定。**幾乎所有被腫瘤醫師拿來應用的化學治療藥物，都是細胞毒性藥物，也就是會毒害所有細胞的藥物。**

這些細胞毒性藥物可以追溯到1940年代，耶魯大學醫學院在觀察中發現，第一次世界大戰的強力毒氣氮芥子氣，可以選擇性地損害士兵的淋巴系統和骨髓──這項性質被認為或許能用來治療癌症。因此，1940年代中期，第一次成功的化學治療就在耶魯大學實施，由該校的人員採用芥子氣作為控制癌症的方法。

這次治療之後，烷化劑也被開發出來，作為細胞毒性療法之用。烷化劑如環磷醯胺（cyclophosphamide）、威克瘤（melphalan）以及瘤克寧（chlorambucil）等，主要的特性就是會連結和摧毀所有細胞的正常部分，主要是其遺傳物質DNA（去氧核糖核酸）[2]。

人類的癌細胞就像植物和動物的所有組織細胞一樣，都擁有DNA。事實上，癌症就是個人身體的一部分成長失控，然後只因為這群細胞失序而毫無

節制地成長與增殖，就對其他健康的部分造成損害。所以，癌症是異常的體細胞突變，而且不受控制地增殖所造成的疾病[3]。

細胞生長失去規則的原因，在於某一種細胞的DNA開始能夠不遵從或逃脫通常能使它們保持正常、規律生長的控制機制。了解癌細胞本質的關鍵，就是找出正常情況下能夠使DNA遵守規則的原因，以及某些細胞的DNA是如何能夠逃過嚴格的控制。如果醫療科學家擁有這些知識，就會了解導致癌症的成因，這或許有助於我們所有人找出預防癌症的方法[4]。

我們之中任何一個人都不完全了解癌症發生的真正原因，而在發現腫瘤生長時，可以個別施行標準的葛森療法而獲益。但如果個人的免疫系統被先前化學治療的細胞毒性藥劑壓抑，那就是另外一回事了，此時必須遵循葛森療法的輕量或減弱版本。

我們即將要詳細討論的，是使用於曾接受大量化療之癌症患者的葛森療法——這一章是本書的另一個樞紐。許多罹患癌症的患者，第一個求助的療法就是化療，但其實這應該是最不得已的治療方法之一。你務必要知道，化學治療會進一步破壞原本就已經受損的免疫系統。**請注意：所有的細胞毒性藥物都是致癌物，它們會在未來「引起癌症」。**

自行實施葛森療法時，任何經過化療的患者，療程都和標準的療程不同。比方說，藥劑量就有顯著的差異，而且沒有絕對的準則。不過，我們還是可以在這裡提供有關減量或減輕強度的一般癌症療法資訊。患者接受的細胞毒性治療療程數、藥物劑量和使用的特定藥物種類，都必須列入考慮。這是因為使用完整、未經修改的葛森療法，對於事先曾以細胞毒性藥物進行過大量化療的癌症患者來說，可能極度危險。

下列有關減量葛森療法的討論，是特別針對曾經接受過化療的患者。依據這些知識行事，有助於此類患者作出更快速的反應，體驗到更良好的癌症長期復元進展。否則的話，有些資訊不足的癌症患者，可能會使用我們之前在第14章中說明的、較為積極的葛森療法自我治療，這樣可能會阻礙他們的長期復元。

對於癌症患者來說，遵循葛森研究所提出的某些勸告，可以提高存活機

率,最終能夠更快、更有效率地帶來健康。這些特殊的規則和建議是超過50年的經驗,以及患者使用後將意見回饋給我們的結果。

化療的可怕副作用

每一個人都該了解到,任何型式的化學治療,對於接受任何種類細胞毒性藥劑的人來說,都是體能受損的序曲。這是因為化學治療藥物進入血流的方式,若非經靜脈注射直接進入,就是透過胃腸黏膜吸收而間接進入,而一般人都假設藥物會被運送到腫瘤細胞欣欣向榮生長的地方。

施予化學治療確實不同於手術和放射線治療,因為這2種療法的影響集中在身體某些特定的部位和區域。化學治療使用的時機,是癌細胞有可能堆積在原發性腫瘤以外的位置,或是藉由血流循環全身的時候[5]。

我們已經在前面幾章中提過,**化學治療很少讓癌症患者存活超過5年(所謂的「治癒」)——所有癌症患者中,只有不到15%有此成績**。化療或許能暫時阻止脫軌的細胞生長,給予的藥物也或許能抒解疼痛,並且讓患者壽命延長一點[6],但是依我們之見,一開始就求助於化療是一種錯誤。相反地,化療應該在其他比較溫和的療法都失敗時,用來當作最後一線的療法。

癌症化療中使用超過65種的市售細胞毒性藥物,還有數量相當於此的藥物正在接受臨床試驗。有些化療藥劑會造成輕微的問題,像嗜睡、一般性疲勞、腹瀉、掉髮、口腔潰瘍、血球計數降低、噁心和嘔吐等副作用——這些是最廣為人知的直接副作用,因為癌症患者公開而顯著地遭受這些困擾。

然而,腫瘤醫師和患者中鮮少有人討論到更嚴重的額外影響,像是藥劑殘留、效果長期持續,以及對於個人生活品質惡化等更深遠的影響。

預先接受過化療的患者,體能通常極為虛弱。他們會變得虛弱是因為❶血液中把氧氣和其他營養素帶給細胞的成分數量降低,❷經常發生最終可能造成次發性腫瘤的各種細胞突變,❸腫瘤成長加速而非萎縮,❹重要組織中根深蒂固的毒性,除非抗癌化學藥物的毒性從這些受損組織的細胞中排出,否則難以復元。

這些身體虛弱的徵兆是鮮少受到討論的重大副作用，但卻是應該避免使用細胞毒性藥物進行化療的主要理由。

即使患者在進行化療後保持良好的體能，我們仍然要在下文中簡單討論之前提過的副作用：

1.血球計數降低

化療造成血液中各成分的數量長期受到抑制，導致身體虛弱、神智昏沉、長期倦怠、心靈疲乏、情緒憂鬱，以及完全虛脫。比方說，白血球數量減少會使得經歷化療者易受疾病感染。因此，任何避免傷風感冒的措施都絕對不能省略。

另外，化療會造成血小板數量過低，使人容易淤青和流血。病患也因此必須小心避免割傷、燙傷或是身體的傷害，將阿斯匹靈、酒精和其他血液稀釋劑列入拒絕往來戶。有時候，如果患者的血小板數量降到極低，還可能必須輸血[7]。

2. 細胞突變

接受化療數年之後，患者可能會出現次發性腫瘤，例如急性白血病。國際癌症研究署（IARC）已經確認了20種不同的常用抗癌藥物，實際上本身就是強力的致癌物[8,9]。在這種情況下發生的癌症，通常與2種特別常用的市售烷化劑治多善（Cytoxan™）和威克瘤（Alkeran™），以及幾乎所有類荷爾蒙抗癌化學藥劑有關。將這些致命的藥物組合起來，以「雞尾酒」的方式給予患者，會造成更糟糕的腫瘤後遺症。

化學治療的忠實擁護者羅納德·迪維塔（Leonard DeVita）博士，在他受到推崇的著作《癌症：腫瘤學的原理與實務》之中，承認細胞毒性藥物有促癌作用。

迪維塔博士表示說：「化學治療的合併用藥會顯著提高次發性腫瘤的風險，特別是非淋巴性白血病。環磷醯胺、lomustine以及唯克斯汀（vincristine）這3種細胞毒素會導致治療後4年中白血病的發生率達到14％。用於治療何杰

由於果菜汁效果極強，故化療患者一開始應先略過3次建議的紅蘿蔔汁。

金氏症的氮芥子氣、唯克斯汀、去氫可體松和procarbazine，產生白血病的比率高達17%⋯⋯放射線會進一步增加白血病的風險。」

3. 加速腫瘤生長

有時候，當腫瘤直接接觸到被認為「應該能使腫瘤萎縮」的化學治療藥劑時，造成的直接結果反而是加速腫瘤生長。組成腫瘤結構的細胞顯然出現抗藥性，然後和目標正好相反，癌細胞擴張和轉移的能力反而提高了。對患者進行的臨床研究和實驗室的動物實驗，已證實這個看似矛盾的現象[10,11]。

4. 根深蒂固的毒性

化學治療會因為身體嘗試為自己排毒，而使得組織進行複雜的反應。細胞毒性藥劑是終極的汙染物，被身體視為廢棄物，代謝機制也想把這些廢物從體內排除。在這個過程中，體內會同時產生輕微和顯著的健康問題。

身體器官會用幾種方式反抗醫療毒物的存在：❶肝臟的功能打折扣，❷持續產生腹瀉，以沖刷掉具有刺激性的膽汁，❸下腹部絞痛，❹胃腸脹氣和排氣，以及❺其他的一般性全身症狀，週期性地以類似感冒的形式出現，包括頭痛、出汗、強烈的體味、虛弱、暈眩、昏厥、腸痙攣，以及肌肉痛和疼痛等。

這些不適代表來自細胞毒性藥劑的藥性，根深蒂固地盤據在組織之中。不適症狀是輕微但反覆出現的毒性反應。一旦使用葛森療法將細胞毒素清除乾淨，這些毒害就會復發，成為葛森研究所工作人員口中的「好轉反應」，類似前文中C女士所描述的情況。

沒有虛弱症狀的事前化學治療

我們說過，所有的化學治療都有毒性，但這並不表示所有的案例都一定會出現化療導致的身體虛弱症狀和徵兆。患者接受有毒化學藥劑的時候，很可能會出現輕微的功能障礙，不過，這些功能障礙可能不會展現出明顯的徵

兆。在這種情況之下，患者即使經歷了化學治療，仍然不會體驗到任何虛弱的感覺。

在預先接受過合成化學藥品和藥物的治療後，才接受葛森療法的患者，有可能避免身體上的虛弱，因此，本章提供這些人葛森療法進行方式的建議。經過藥物治療又幸而沒有表現出副作用的人，可以維持正常的食慾、保有行動能力，體重也不會急遽下降。我們稱這些人為真正的幸運兒。

即使如此，任何符合這些描述的人，仍然應該接受本章後面的部分中所討論的減量葛森療法。患者和任何為葛森療法提供建議的醫療專業人員，都應該考慮到化療的療程數、劑量和接受的特定毒性藥物種類。**追求完整、無修正的葛森療法，對任何經歷過化療的患者來說，無論距離最後一次化療已經過了多久的時間，都是極端危險的事。**葛森研究所工作人員的經驗告訴我們：曾受過化學治療的患者若接受「減量」或修改過的葛森療法，會更快產生反應，長期復元狀況也更加良好。如果使用任何一般的、更為積極的療法進行治療，代價可能是賠上安全性和長期的復元。因此，我們警告因為化療而使病情更加複雜的患者，應遵循下文所述的減量葛森療法。

為化療患者打造的減量葛森療法

任何罹患一或多種退化性疾病（其中當然包括癌症），又有化學治療記錄的患者，都應該遵循下列修正的葛森療法[12]。例如葛森博士的《大成功！葛森醫師癌症療法》一書中就曾經提及，飲用新鮮現榨的有機果菜汁，是極佳的營養來源，也是威力強大的排毒工具[13]。因此，先前接受過化學藥物治療的患者，攝取果菜汁的方式會有所不同。

攝取果菜汁

對於曾經以毒性藥物進行化學治療的患者，建議在使用果菜汁療法時，

曾接受化療的患者是魯格爾試劑的禁忌症（至少療程初期是如此）。

最初可以從約57到113公克的少量開始飲用。由於果菜汁的效力極強，因此在療程開始時，應該暫時略過3次建議的純紅蘿蔔汁。

此外，任何一種果菜汁的劑量，都會視患者的情況、容忍這些果菜汁的能力，及任何可能造成的副作用而改變。若患者能忍受少量果菜汁，果菜汁的量就會在2到3天之後增加。一般來說，患者喝下的量會從約57到113公克，先一度增加到約113到170公克，最終則在7到10天之後，進展到可接受完整的225公克。最後，可以為經過化療的患者加上每天3杯的紅蘿蔔汁。

> **注意！**
> 請務必仔細確認患者持續容忍所有的果菜汁，而沒有出現顯著的噁心感或其他副作用。如果副作用真的出現了，請減少果菜汁的劑量。

我們建議患者應該遵守下列的果菜汁飲用規劃表：每天最好攝取❶1杯柳橙汁，❷4杯綠色蔬果汁，❸5杯紅蘿蔔蘋果汁，以及❹3杯紅蘿蔔汁。為了減少噁心感和提高對飲用果菜汁的容忍度，可以在果菜汁中加入最多達總體積50%的稀粥。

鉀化合物溶液（液體）

鉀化合物的建議起始劑量為每次1茶匙，每天10次，這相當於醋酸鉀、葡萄糖酸鉀和單磷酸鉀大約各500毫克或12.5毫當量。所有的鉀總共是每天1.5公克或37.5毫當量。

經歷化療後身體狀況卻依舊良好的患者，如果沒有觀察到副作用，或許可以在7到10天之內，小心地逐步將劑量增加到每次4茶匙、每天10次的正常劑量。如果是身體狀況不盡理想的患者，劑量應該視患者的忍受範圍，增加至每次2茶匙、每天10次，然後小心地觀察，非常緩慢地提高至每次3茶匙、每天10次，再來則是每次4茶匙、每天10次。

鉀化合物溶液有其禁忌症：患有腎功能不全或一般腎臟功能障礙、胃炎、噁心、嚴重轉移性骨癌，或是任何出血問題徵兆的患者，應該從每次1茶匙、每天10次開始服用。劑量可以緩慢增加，同時觀察化合物的效果。**任何**

有心臟功能不全、心肌梗塞或鬱血性心衰竭病史的人，在實驗室的驗血結果經過醫師分析之前，都「不應該」接受鉀。

魯格爾試劑（碘化鉀KI，一半強度）

魯格爾試劑的建議劑量是每天6滴。然而，曾接受化療的患者是魯格爾試劑的禁忌症。不僅如此，如果患者有對碘過敏的病史，魯格爾試劑就不適用，至少不適用於治療初期。3到5天之後，可以小心地加入魯格爾試劑，從1滴開始，然後隨著能夠忍受的劑量而增加。

患有肝功能不全、肝臟有活躍的原發性或轉移性腫瘤、肝炎或肝硬化的患者，應該從每天1到2滴魯格爾試劑開始，以避免出血或血小板減少。患有轉移性骨癌的患者，應該接受減量的魯格爾試劑，以避免過度的骨質損害和疼痛。任何已知受到重金屬毒性影響的患者，最初每天應該額外接受1到2滴的劑量。

甲狀腺激素

甲狀腺激素每天服用1到2次，每次劑量為1格令，但是甲狀腺激素使用的禁忌症和魯格爾試劑類似。請查看病患有無甲狀腺機能亢進的徵兆，包括心搏過速、焦慮、失眠和顫抖。如果發生上述任何徵兆和症狀，請減少劑量。另外也請注意，如果單獨出現暫時性的心搏過速，可能是毒性或復發反應。患有心臟功能不全或其他心臟問題的患者，應該從每天最多2格令甲狀腺的劑量開始。

菸鹼酸

這種維生素B3營養素劑量為每天服用6次，每次50毫克。菸鹼酸確實有一些禁忌症，像是患有肝功能不全、肝臟有活躍的原發性或轉移性腫瘤、肝

曾接受化療的患者在施行咖啡灌腸時，要小心別過度刺激肝臟。

炎或肝硬化的患者。這些患者每天應該最多只能接受100到150毫克的菸鹼酸。擁有出血、潰瘍或胃炎病史的人，或是目前正在接受去氫可體松、其他類固醇或可邁丁的人，不應該服用菸鹼酸。

胰酵素

來自豬的胰臟酵素，允許的劑量為每次3錠325毫克的酵素，每天4次。其使用禁忌為肉瘤患者。

肝臟粗萃取物／維生素B12注射

以肌肉注射的方式，每天接受100微克的維生素B12和3毫升肝臟粗萃取物。除了造成維生素B12濃度過高，及偶爾出現過敏反應，肝臟粗萃取物／維生素B12注射並沒有已知的禁忌症。

Acidol

名為Acidol（甜菜鹼鹽酸和胃蛋白酶）的胃腸酵素產品，服用劑量為每天3次，每次2粒膠囊，餐前服用。這種助消化劑的禁忌症有胃潰瘍、胃炎、嚴重噁心、腸道出血和食道疾病。患有這些疾病的患者，以及服用可邁丁的患者，不應該使用Acidol。

輔酶Q10

輔酶Q10雖然不是維生素，卻有類似維生素的性質。初始劑量為每天服用1次，每次90毫克。如果沒有出現心搏過速或心律不整的副作用，第2天可以將劑量增加為每天300毫克，第3天則增加為600毫克，此後即維持此較高的劑量。

Wobe-Mugos或Megazyme Forte

這些胃腸酵素主要適用於為嚴重、過度排氣所苦的患者。有些報告也指出，這些酵素可能有助於減少腫瘤體積。

苦杏仁苷

苦杏仁苷以amygdalin之名為大家熟知，適用於治療轉移性骨癌，治療肺癌時或許也很有用。如果能夠取得苦杏仁苷，主要用於減輕疼痛，一般會在初次給予並每天服用後的10天到2個星期才開始產生效果。劑量為每天1次，每次3公克（5毫升），採靜脈注射。

啤酒酵母

這種衍生自啤酒釀造的食用酵母，在大多數情況下不建議使用，因為有引發或加重酵母菌症候群的風險。另外，很多使用啤酒酵母的人，都回報出現劇烈腹脹和排氣的情況。

蓖麻油治療

這種植物油禁止使用於曾進行過化療的患者。但**蓖麻油還是可用於接受葛森療法6到9個月後的化療患者，不過進行時要非常小心，身體排出化學治療的殘留藥物時，或許會產生毒性極強的副作用。**蓖麻油是強力的排毒劑，深藏的細胞毒性可能會離開組織，這樣的毒物釋出會產生嚴重的好轉反應。

咖啡灌腸

我們已經詳細說明過，經過化療的患者在施行咖啡灌腸時，是每天以約

經過化療患者的咖啡灌腸每天2～3次即可，有些人的劑量會減半，混入一半的洋甘菊茶。

900公克的灌腸液進行2到3次灌腸。有些人的劑量會再減半，在約450公克的咖啡中混入450公克的洋甘菊茶。灌腸劑量會視需要逐漸增加，但是必須小心不要過度刺激肝臟，使得身體內積存的化學治療殘留藥物排出，而引發毒性極強的副作用。

受過化療之癌症患者的後續治療

使用減量的葛森療法時，必須加上後續治療。在第1年的治療中，藥物處方經過變更，例如在從住院治療中心出院（可能是進入葛森療法醫院，開始進行葛森療法之後的6到9個星期）大約1個月後，甲狀腺、鉀和魯格爾試劑的用藥都會有所調整。如果之前患者的用藥劑量降到極低，這些藥量可能會增加25%到50%。其他營養補充品一般來說都是維持初始劑量。

如果患者之前接受葛森療法的正常劑量（例如服用40茶匙的鉀和18滴魯格爾試劑），則劑量會減少大約50%，調整後的劑量通常會維持9到14個月。營養補充品的調整通常是依據診斷的驗血結果，以及其他的診斷工具。

相較於葛森博士的年代，現在的患者在服用這3種主要藥物時，劑量必須更高，服用時間也更長。若藥量減少得太快（例如《大成功！葛森醫師癌症療法》中安排的時間表），患者經常會遭遇復元速度減緩或疾病復發的狀況。

對於在採用葛森療法前先接受過化療的特殊患者，遵循本章的指示可以確保改善健康，並有機會從疾病之中康復。

注意！
這套後續療法和葛森博士的《大成功！葛森醫師癌症療法》中的資訊，有相當重大的差異。

1. Morra, M.; Potts, E. *Choices: Realistic Alternatives in Cancer Treatment*. New York: Avon Books, 1980, pp. 174, 175.
2. Moss, R.W. *Questioning Chemotherapy*. Brooklyn, N.Y.: Equinox Press, 1995, p. 173.
3. Bognar, D. *Cancer: Increasing Your Odds for Survival*. Alameda, Calif.: Hunter House, 1998, p. 10.

4. Buckman, R. *What You Really Need to Know about Cancer*. Baltimore: The Johns Hopkins University Press, 1997, p. 9.
5. 參前述資料，Morra, M.; Potts., E., p. 176。
6. 同上。
7. Dollinger, M.; Rosenbaum, E.H.; Cable, G. *Everyone's Guide to Cancer Therapy*, rev. 3rd ed. Kansas City, Mo.: Andrews McMeel Publishing, 1997, p. 67.
8. Ludlum, D.B. "Therapeutic agents as potential carcinogens." In *Chemical Carcinogenesis and Mutagenesis*, ed. by P.L. Grover; C.S. Cooper, Berlin, Germany: Springer-Verlag, 1990, pp. 153~175.
9. Marselos, M.; Vainio, H. "Carcinogenic properties of pharmaceutical agents evaluated in the IARC monographs programme." *Carcinogenesis*. 12:1751~1766, 1991.
10. Houston, S.J., et al. "The influence of adjuvant chemotherapy on outcome after relapse in patients with breast cancer." *Proceedings of the Annual Meeting of the American Society of Cancer Oncologists*. 11:A108, 1992.
11. "Side glance: laboratory-bred mice." *Journal of the National Cancer Institute*. 87:248, 1995.
12. *Gerson ™ Therapy Practitioner's Training Seminar Workbook*. Bonita, Calif.: The Gerson Institute, 1996.
13. Gerson, M. *A Cancer Therapy: Results of Fifty Cases and The Cure of Advanced Cancer by Diet Therapy: A summary of thirty years of Clinical Experimentation*. Bonita, Calif.: The Gerson Institute, 1999.

16 極虛弱患者的療法
Modified Therapy for Severely Weakened Cancer Patients

所有曾接受過化學治療的患者，都應該接受減量的葛森療法，而身體虛弱的患者，無論是否接受過化療，也都應該接受密度較低的療法。

來自加拿大魁北克省蒙特婁市的齊諦（Joergon van Zsidy）博士，希望大家能夠知道他是個康復的肝癌倖存者。齊諦博士在過去罹患退化性疾病，身體最為虛弱時，自行實施了葛森療法。他現在看起來好極了，但是齊諦博士說，在情況最危急的時候，「我已經一隻腳進了棺材，病情比任何人能夠想像到的都還要嚴重。葛森療法毫無疑問救了我一命，直到現在也仍然在幫助我。」

齊諦博士原本在荷蘭是執業精神科醫師，現在則是在加拿大魁北克省蒙特婁市工作的自然療法醫師和大學教授。1988年，他注意到自己長期且極度地疲勞，而且缺乏精神──這種情況現在已經被確認為疾病，稱為「慢性疲勞症候群」。就在疲勞出現的同時和稍後，齊諦博士又碰上了新的不適症狀，包括全身冒出發癢的斑點、憂鬱、嚴重頭痛以及噁心的毛病。

起初他嘗試治療自己，現在他承認：「儘管如此，我先是個愚蠢的醫師，然後又成為愚蠢的患者。」

接下來的幾個星期，齊諦博士在他個人的治療下，感覺不到病情有任何起色。這時慢性便祕找上了他，而且持續了很長一段時間，有時候便祕甚至嚴重到他5天都無法排便。而便祕造成的併發症之一，就是他長期骨關節炎所導致的慢性關節疼痛，特別是兩側的膝蓋。

為了解決膝蓋疼痛的問題，齊諦博士服用阿斯匹靈和其他的止痛劑。然而，症狀絲毫沒有停止，使得他開始求助於自己認識的醫療人員。他最後向專業醫師求診，治療各式各樣的不適症狀，卻得到各種從曖昧不清到無理冒犯的醫療建議。結果他決定和這些疾病共同生存，盡力治療它們就好。

1年後，這位淪為病人的自然療法醫師，必須處理一系列不同的病徵和症狀。他遇到的新問題包括皮膚底下出現脂肪瘤，而在幾處皮膚上進行切片腫瘤檢查之後，結果證實是陰性。但是完整診斷檢查中包含的驗血，卻顯示他罹患了肝炎，接著他的皮膚就因黃疸而發黃。齊諦博士的體重開始往下掉，情況嚴重。6個月之後，他的體重少了22.7公斤，期間他進出醫院7次，治療嘔吐、極度虛弱和淋巴結腫脹。當然，他已經停止自我治療很久了，現在依賴成群的專業醫師照顧他的各種需求，不過卻毫無幫助，為數眾多的徵兆和症狀依舊不動如山。

即使他一再重複地接受檢查，也找不出任何癌症，直到一位內科醫師為他進行電腦斷層（CT）掃描，發現3個癌症陽性反應的淋巴結。經過多次額外的實驗室和臨床檢驗之後，終於在齊諦博士的肝臟右葉上，發現一些小型的惡性腫瘤。此外，肝臟的左葉還有一個較大的腫瘤，長2公分，寬3公分。如果最初的肝炎診斷是正確的，現在病情已經發展成確診的肝癌了。

這位不幸者的厄運還沒有停止，他又遭遇進一步的殘疾。他的雙腳腫脹，腹部積滿液體（腹水），長著癌症的肝臟極度脹大，食物令他嘔吐，雙膝的疼痛成為折磨他的酷刑。不僅如此，齊諦博士的腹部還因為

> 極度虛弱患者在施行葛森療程時要留意勿太快或密集，以免無法適當康復。

可稱之為「慢性消化不良」的問題，而不斷疼痛和痙攣。他覺得自己悲慘萬分，虛弱又精疲力竭，希望能早日得到解脫。

然而，他的主治內科醫師和顧問腫瘤醫師，都否決了化學治療，因為他們一致同意這位患者的病情，已經發展到細胞毒性藥劑無能為力的地步了。由於他過去年幼時曾經罹患結核病，因此醫師不考慮使用去氫可體松（如果身體存在舊有或被包圍起的結核病灶，就不可以給予皮質類固醇）。

齊諦博士的體重掉到只剩44公斤，虛弱到無法從床上起身排泄，他本人和醫師都相信自己已經時日無多。他告訴自己的兄弟，希望能死在群山環繞、看得見河流和山丘的蒙特妻家中，於是他的兄弟立刻安排救護車來接他。在他的要求下，被他視為摯友的隔壁鄰居，為他在齊諦家族的私人墓園中掘了一座墳——這實在是件令人哀傷的事。

由於齊諦博士小便失禁，而且無法忍受失去個人尊嚴，因此他迫不及待地想要死亡，而且認真考慮自殺加速死亡的到來。他真的嘗試過，只是身體虛弱到極點，讓他無法真正付諸行動。因此，這位病人在他自己的地獄裡，等待並忍受著煎熬。

儘管吃下大量止痛藥，各種揮之不去的疼痛依然頻頻打斷他的睡眠。觀察過齊諦博士情況者，很難找出比他更憔悴、悲慘和虛弱的人。

接下來發生了一些事，劇烈改變了他各方面的狀況。齊諦博士的兄弟為他買了一本書角都被翻得翹起來的葛森博士修訂第3版著作，令他大開眼界。這位患者決心要嘗試飲食療法，這是他試著要活下去的最後希望。

齊諦博士開始遵循葛森療法。他的家人、朋友還有鄰居一起幫助他完成葛森博士的癌症療法。這位瀕死的人除了遵行療法程序，還固定藉由咖啡灌腸進行排毒。事實上，齊諦博士過度進行灌腸，將次數增加到每個小時1次（比每天應該進行的次數多了8到10次）。他的親友協助他執行這項程序，結果令他和協助他的人都大吃一驚。這位患者向我們報告，他看到他的糞便中有大量寄生蟲，同時發出難聞的味道。

他也開始大量飲用由生鮮有機蔬菜和水果現榨的果菜汁，盡可能地食用有機栽培的蔬菜，同時服用處方的藥物。接下來，齊諦博士開始以每星期0.7公斤的速度增加體重。8個月之後，他兩側膝蓋的關節炎完全消失，他原本沿著山路行走好幾公里，現在則改為慢跑。齊諦博士忠實地遵行葛森療法2年，在提供我們刊登於本書的稿件中，他表示自己在這段期間「感覺比之前任何時候都好」。

從齊諦博士初次體驗葛森療法到現在，已經超過7年了。現在他仍持續執行葛森療法的大多數內容，而且只吃有機蔬果，飲食中沒有任何動物性蛋白質和穀類。他大量飲用新鮮有機蔬果汁，也實施咖啡灌腸，有時規律地施行，不過大多數時候都是不定期。

齊諦博士在他的個案報告結尾說道：「過去7年來，我從未再次感受到任何虛弱的感覺，也從來沒有出現感冒、流行性感冒、頭痛、關節炎或任何疼痛。我的肝癌消失了！感謝葛森療法，我不再感受到疾病的症狀，甚至感受不到任何些微的不適。感謝上帝和葛森博士，我又恢復了健康。」

在治療處於極度虛弱狀態的癌症患者時，無論事前是否經過化療，葛森博士使用的營養、飲食與藥物療法都極度保守。這些修正的療法中，包含我們在本章中所述的特定準則，這一類衰弱患者進行葛森療法時的自我治療注意事項，公布在下列的段落中。不僅如此，照顧患者時還必須特別小心，定期監控有無電解質不平衡、出血、脫水等現象，或其他與癌症相關的併發症，無論罹患的是哪一種癌症。身體虛弱的癌症患者想要加入葛森療法，是一種相當危險的狀態。我們下文中也會再次重申，這麼做有失去體力的危險。

任何參與葛森療法的人——患者、照顧者、醫師或者其他醫療專業人員，都必須體認到葛森療法的排毒和鹽分／水分管理的效力極為強大。千萬不要過度刺激身體，因為

> **注意！**
> 所有曾接受過化學治療的患者，都應該接受減量的葛森療法，而身體虛弱的患者，無論是否接受過化療，也都應該接受密度較低的療法。

對於極度虛弱患者而言，適當的果菜汁療法有助於提供高品質、易消化的營養。

如果療程實施得太快或是太過密集，缺陷嚴重的患者就無法適當地康復。患者的變數包括身體的整體狀況、症狀、血液檢驗結果、年齡、診斷和一些其他因素。

本章說明適合上述虛弱癌症患者的減量葛森療法。此處提出的療法，是第14章中所述的標準葛森療法的修正版，也和第15章討論的修正療法有些許不同。下文中會討論每一種藥物，以及其劑量、時間間隔、禁忌症、飲食考量和1年之後的後續治療，並從果菜汁的飲用開始。

虛弱狀態患者的果菜汁飲用

我們必須強調，飲用果菜汁在葛森療法中，是飲食治療的重要面向。果菜汁提供大多數的維生素、礦物質、酵素、植物性化合物，以及其他治療時需要的營養素，和充足的液體攝取。飲用新鮮現榨的有機蔬果汁，讓人得以吸收和運用更多存在於榨汁用食物之中的完整營養素。受到退化性疾病危害的患者，在食物的消化和吸收上幾乎都會遇到困難，這可能是毒性、消化系統功能障礙、胃酸產量減少，或是各種其他原因所造成的。像這樣的胃腸虛弱，同樣也會導致許多患者難以消化和吸收維生素及礦物質的藥丸或膠囊。

在葛森博士治療過虛弱患者——經常是末期的患者——之後，尋找能夠增加營養素吸收的方法就成為他的目標。他這麼做是為了穩定增加生理上的治療，緩解或治癒原本已經進入末期的患者。他的臨床實驗顯示，**以有機栽培的生鮮食物製作的新鮮果菜汁，提供了最方便、最有效的高品質營養供應工具，飲用這樣的新鮮果菜汁能夠帶來最佳的臨床結果。**

葛森研究所的人員會持續評估建議的果菜汁的效果，他們也會考慮增加其他果菜汁和果菜汁產品，並且尋求同時能增進治療和盡量減少葛森療法施行難度的方法。沒有人說葛森療法是個輕鬆的方法。目前為止，工作人員仍然沒有找到任何方法，能夠減少、取代或取消任何目前建議飲用的果菜汁。

此外，我們還必須強調，果汁必須在「要飲用的時候」新鮮準備。這麼

做的效果很好,這也是葛森研究所不願意改變此作法原因。既然存在著獲得證實的方法,可以治療和療癒退化性疾病,葛森研究所的工作人員就不願意為了做實驗,而讓病人承擔生命危險。

新鮮果菜汁的能量

果菜汁在治療中有什麼功能?為什麼會選擇特定幾種果菜汁?為什麼果菜汁會用在特定用途中?果菜汁為什麼要新鮮現榨?這只不過是葛森療法的病人向我們提出的問題中的幾項罷了,我們的回答如下:

在葛森博士30年(1928到1958年)的臨床執業過程之中,他的抗退化性疾病療法經過大幅度的變更,改變範圍包括了處方果菜汁的量、體積和種類。多年來,許多患者成功地只靠葛森博士在著作《大成功!葛森醫師癌症療法》中發表的一張果菜汁與藥物表格,當作治療的地圖(請參閱他的「表格」和「綜合飲食療法」)[1]。

雖然葛森療法醫師處方的多數治療程序,都遵循本書經修訂的準則,但是接受有經驗的葛森療法醫師治療的患者,可能會發現自己的「果菜汁處方」會隨著驗血結果、好轉反應或其他病徵和症狀而改變。嚴重損傷和虛弱的患者,在治療的第1個星期中,藥物和果菜汁幾乎每天都須加以修改。

那些對葛森療法提出建議的專業醫療人士,承認自己不十分了解這些非常特別的有機現榨果菜汁,是如何能夠增進療癒效果,只知道這些果菜汁明顯可以提供補充的維生素、礦物質、酵素和微量礦物質。單就補充營養素的觀點來看,很可能不足以解釋榨汁後立即飲用的果菜汁,和隔了數小時才飲用的果菜汁,為什麼會有差異。的確,擺了一段時間之後,部分果菜汁會氧化,而損失一些維生素和酵素──氧確實有這種影響力。

新鮮果菜汁中的酵素活性受到相當多的討論,這些酵素在許多生物化學功能中的重要性已經廣為接受,但是,任何一個學習生物學的學生都知道,酵素一旦接觸到胃酸就會立即被破壞。新鮮果菜汁和放了幾個小時的果菜汁,在治療反應上的差異究竟來自何處?一個可能的原因,就是新鮮果菜汁

現榨的新鮮果菜汁所具有的植物生命力，可以在心理層次促進患者的治療。

中存在的酵素，可以在抵達胃之前，直接透過口腔和食道的黏膜吸收。這個理論的證明，是來自於觀察到以鼻胃管灌食的患者，對葛森療法並沒有任何正面反應。

另一個可能性是來自有關人類與植物能量的密傳醫學文獻中所述，新鮮現榨的果菜汁中存在著一種植物的「生命力」、「氣」或是「生命能量」，有些人相信這種「生命力」對患者的生命力有益。這種果菜汁可以在能量或心理層次促進患者的治療，而不是在細胞或生化層次。

葛森研究所並沒有能夠支持上述任何假說的證據，但是該研究所的人員，不希望排除任何提供我們所有人更深入理解的可能性。**除了營養補充，果汁還有藉由其中所含的大量液體而沖刷腎臟的功用。**

因此，儘管葛森療法鼓吹飲用果菜汁能夠引發治療程序，你還是務必要了解，真正的生理恢復效果，是來自攝取「新鮮的果菜汁」。你必須持之以恆，這個程序已經獲得長期正面結果的證實。這一切都讓葛森研究所的人員，有充分的理由遵循葛森博士關於飲用果菜汁對抗癌症和其他退化性疾病的原始指示。

虛弱癌症患者的果菜汁處方

大多數情況下，我們都建議虛弱癌症患者在開始飲用果菜汁療法時，每次使用約113公克的劑量，並且暫時先跳過3次純紅蘿蔔汁。果菜汁的劑量視患者狀況、患者容忍果菜汁的能力，以及可能導致的潛在副作用而異。如果患者可以容忍較少量的果菜汁，那麼可以在4到7天之後增加用量，通常是從每一劑約113公克增加為約142到170公克。增加幅度必須謹慎地監控，而且必須小心確保患者一直能夠容忍所有的果菜汁，而沒有出現明顯的噁心或其他副作用。

飲用果菜汁的時間表應該要遵循此處提供的準則，每天飲用：

- 1杯柳橙汁

- 4杯綠色蔬菜汁
- 5杯紅蘿蔔蘋果汁
- 3杯純紅蘿蔔汁

稀粥可以加入任何一種果菜汁中,最多可達到體積的50%,以減少噁心感和增加耐受度。

虛弱癌症患者的藥物和其他療法

對於罹患癌症的人來說,有一項令人挫折的因素,就是支持正常細胞健康代謝的食物熱量,也會被渴望能量的癌細胞利用。這種情況常會造成虛弱、體重減輕、缺乏活力、容易疲倦,以及身體強度甚至不足以完成個人生活事務,例如梳頭、煮飯或採購食物等。這種情況稱為「惡病質」,一種幾乎會隨著任何慢性疾病出現的一般性身體衰退。癌症患者的治療方式中,無論是否包含化學治療、免疫療法或放射治療,都會因為這種病症而導致身體虛弱。

為什麼會發生惡病質造成的身體虛弱?

有一個假說是,患者及其腫瘤會同時另外產生「代謝過盛」的問題,也就是免疫出現缺陷的身體,把儲存的能量太快燃燒殆盡的狀態。第二個理論是慢性疾病患者無法正常製造出瘦肉質量,但是卻可以產生脂肪組織。這樣的患者在體重增加的時候,增加的可能只是脂肪和水的重量,而不是肌肉和瘦肉組織。

然而請記住,在面對反覆的臨床和實驗室實驗時,這兩個理論都沒有通過頂尖的腫瘤學家進行的各種測試[2]。

第三個可能的原因,是癌症患者的消化系統無法將脂肪和動物性蛋白質(所謂的「標準食物」)分解成可用來餵養正常組織的最終產物。這些分解到一半的食物無法滋養正常的體細胞,而腫瘤組織卻可以靠這些「半成品」

生鮮食物和果菜汁不僅提供營養，其酵素還有助於摧毀腫瘤組織。

而生長旺盛，因此患者的體重減輕，腫瘤卻日益坐大。相對的，葛森療法提供的食物含豐富的營養素和酵素，即使慢性病患受損的消化系統也能輕易消化，但生鮮食物和果菜汁中的酵素卻有助於摧毀腫瘤組織。這就是為什麼患者不僅能維持（或增加）體重，還可以分解腫瘤組織的原因。

遵循葛森療法準則的工作人員和病患，知道患者病弱的身體無論是否經過化療都需要經過修改的特殊療程。下文中敘述標準葛森療法的某些變更，適用於失去體力且因此失去自信的患者。請注意，本章中的指示，除了某些排除條件或劑量差異外，都和第15章中所提供的相當類似。

鉀化合物溶液（液體）

鉀化合物的建議起始劑量為每次1茶匙，每天10次，這相當於醋酸鉀、葡萄糖酸鉀和單磷酸鉀大約各500毫克或12.5毫當量。所有的鉀總共是每天1.5公克或37.5毫當量。

身體極度虛弱的患者，在3到5天之內，或是症狀改善和穩定之前，不應該接受任何鉀補充劑。5到7天後，可以小心地從每天10茶匙的一般劑量，增加至每次2茶匙、每天10次。如果沒有觀察到副作用，可視患者的容忍程度將劑量提高到每次3茶匙、每天10次，再來則是每次4茶匙、每天10次。

鉀化合物溶液有其禁忌症：出現腎功能不全或一般腎臟功能障礙、胃炎、噁心、嚴重轉移性骨癌，或是任何出血問題徵兆的患者，應該從每次1茶匙、每天10次的鉀開始服用。在觀察到化合物的影響之後，劑量可以緩慢地增加。**任何有心臟功能不全、心肌梗塞或鬱血性心衰竭病史的人，在實驗室的驗血結果經過醫師分析之前，都「不應該」接受鉀。**

魯格爾試劑（碘化鉀 KI，一半強度）

魯格爾試劑中的碘化鉀，用量為每天1到2滴。患者身體虛弱是魯格爾試劑的禁忌症；此外，如果患者有對碘過敏的病史，魯格爾試劑就不適用，至

少不適合治療初期。不過3到5天之後，可以小心地加入魯格爾試劑，從1滴開始，然後隨著能夠忍受的劑量而增加。

患有肝功能不全、肝臟有活躍的原發性或轉移性腫瘤、肝炎或肝硬化的虛弱患者，應該從每天1到2滴魯格爾試劑開始，以避免出血或血小板減少。患有轉移性骨癌的患者，應該接受減量的魯格爾試劑，以避免過度的骨質損害和疼痛。任何已知受到重金屬毒性影響的患者，最初應該每天額外接受1到2滴的劑量。

甲狀腺激素

甲狀腺激素每天服用1次，每次劑量為0到1.5格令，但是甲狀腺激素使用的禁忌症和魯格爾試劑類似。請查看有無甲狀腺機能亢進的徵兆，包括心搏過速、焦慮、失眠、顫抖和其他併發症。如果發生上述任何徵兆和症狀，請減少劑量。另外也請注意，如果單獨出現暫時性的心搏過速，通常是毒性或復發反應。若患者出現心臟功能不全或其他心臟問題，應該從甲狀腺的每日最低劑量開始服用。

菸鹼酸

這種維生素B3營養素劑量為每天服用3次，每次50毫克。菸鹼酸確實有一些禁忌症，像是患有肝功能不全、肝臟有活躍的原發性或轉移性腫瘤、肝炎或肝硬化的患者，這些患者每天應該最多只能接受100到150毫克的菸鹼酸。**擁有出血、潰瘍或胃炎病史的人，或是目前正在接受去氫可體松、其他類固醇或可邁丁的人，不應該服用菸鹼酸。**

肝臟粗萃取物／維生素B12注射

這種綜合藥物是用肌肉注射的方式，每天接受100微克的維生素B12和3

毫升肝臟粗萃取物。除了患者的維生素B12濃度過高，以及偶爾出現過敏反應，肝臟粗萃取物／維生素B12注射並沒有已知的禁忌症。

胰酵素

來自豬的胰臟酵素，允許的劑量為每次3錠325毫克的酵素，每天4次。**其使用禁忌為肉瘤患者。**

Acidol

名為Acidol（甜菜鹼鹽酸和胃蛋白酶）的胃腸酵素產品，服用劑量為每天3次，每次2粒膠囊，隨三餐服用。

服用這種助消化劑的禁忌症有胃潰瘍、胃炎、嚴重噁心、腸道出血，和食道疾病。患有這些疾病的患者，以及在施行葛森療法的同時服用可邁丁的患者，不應該使用Acidol。

輔酶Q10

輔酶Q10雖然不是維生素，卻有類似維生素的性質。初始劑量為每天服用1次，每次90毫克。

如果沒有出現心搏過速或心律不整的副作用，服用的第2天可以將輔酶Q10的劑量增加為每天300毫克，第3天則增加為600毫克。此後即維持此較高的劑量。

Wobe-Mugos或Megazyme Forte

這些胃腸酵素主要用於為嚴重、過度排氣所苦的患者。有些報告也指出，這些酵素可能有助於減少腫瘤體積。

苦杏仁苷

苦杏仁苷以amygdalin之名為大家熟知，適用於治療轉移性骨癌，治療肺癌時或許也很有用。如果能夠使用苦杏仁苷，主要是用於減輕疼痛，不過必須在初次給予並每天服用後的10天到2個星期，才會產生最佳的效果。劑量為每天1次，每次2公克（5毫升），採靜脈注射。此藥劑或許有助於治療經過或未經過化療的嚴重虛弱癌症患者，使用與否須由醫師決定。

啤酒酵母

這種衍生自啤酒釀造的食用酵母，在大多數情況下不建議使用，因為它可能有引發或加重酵母菌症候群的風險。另外，很多使用啤酒酵母的人，都回報出現劇烈腹脹和排氣的情況。

蓖麻油治療

這種植物油禁止使用於曾進行過化療的患者，至於未受過化療的極度虛弱患者，或許可以在施行葛森療法6到9個月之後，採用蓖麻油療法。不過，進行時要非常小心，因為身體排出先前化學治療的殘留藥物，或許會產生毒性極強的副作用。

蓖麻油是強力的排毒劑，深藏的細胞毒性可能會離開組織，這樣的毒物釋出會產生嚴重的好轉反應。

咖啡灌腸

咖啡灌腸是失去體力的癌症患者適用的標準療法。灌腸液的劑量為約900公克，每天進行1到2次。有些人的劑量會再減半，在約450公克的咖啡中混入約450公克的洋甘菊茶。咖啡灌腸劑量會視需要逐漸增加，但是必須小心

曾接受過化療的患者禁用蓖麻油治療；未受過化療的極虛弱患者則需很小心施行。

不要過度刺激肝臟，使得身體內積存的有害化學治療殘留藥物排出，而引發毒性極強的副作用。

虛弱癌症患者的第1年後續治療

使用這套減量葛森療法，須加上後續治療。在第1年的葛森療法中，藥物處方經過變更，如在從住院治療中心出院（可能是進入葛森療法醫院，開始進行葛森療法之後的6到9個星期）約1個月後，甲狀腺、鉀和魯格爾試劑的用藥都會調整。若之前患者的用藥量降到極低，這些藥量可能會增加25%到50%。其他營養補充品一般都是維持初始劑量。

如果患者目前接受葛森療法的正常劑量（例如服用40茶匙的鉀和18滴魯格爾試劑），而且表現出令人滿意的進展和體力恢復，這些劑量會減少大約50%。調整後的劑量一般來說會維持9到14個月。營養補充品的調整通常是依據診斷的驗血結果，以及其他的診斷工具。

體力衰竭、脆弱、耗盡的患者無論在進行葛森療法前是否接受過化療，遵循本章中的指示都可確保改善健康，並可能從疾病中復元。只要接受葛森博士最初提出的建議，幾乎任何人都可以克服身體上的虛弱。

> **注意！**
> 這套後續療法和葛森博士的原著《大成功！葛森醫師癌症療法》有相當重大的差異。相較於葛森博士的年代，現在的患者在服用這3種主要藥物時，劑量必須更高，服用時間也更長。如果藥量減少得太快（例如依照葛森博士原著中安排的時間表），患者經常會產生問題，遭遇復元速度減緩或疾病復發的狀況。

1. Gerson, M. *A Cancer Therapy: Results of Fifty Cases: A Summary of 30 Years of Clinical Experimentation and The Cure of Advanced Cancer by Diet Therapy*, 6th edition. Bonita, Calif.: The Gerson Institute, 1999, pp. 223~248.
2. Nixon, D.W.; Zanca, J.A. *The Cancer Recovery Eating Plan: The Right Foods to Help Fuel Your Recovery*. New York: Times Books, 1994, pp. 23~26.

17 非癌症患者的療法

Modified Therapy for Noncancer Patients

治療不同疾病時,葛森療法的飲食、果菜汁和藥物都會經過修改——葛森療法又治好了一種疾病!

1995年2月的第1個星期,居住在賓州匹茲堡市的34歲女性潘蜜拉‧波塔克(Pamela Ptak),照例開車到位於麻州春田市的父母家中去拜訪他們。第二天早晨,她從青少年時期使用的床鋪上醒來,發現左眼的視野中央,黏著一塊大型的灰色斑點。當她站在鏡子前閉上右眼的時候,連自己的頭都看不見。這塊區域被眼睛中央的斑點擋住,看起來像是一塊灰色的陰影,顯得黯淡、詭異而帶有波紋。不僅如此,波塔克左眼的這塊斑點,還讓她失去了大部分的彩色視覺。

她驚覺到情況不對,只靠著右眼的視力開車回到匹茲堡。一回到家中,她就依照附近匹茲堡東區一家醫院的建議,到推薦的眼科醫師處就診。這位眼科醫師認為他的新病人罹患的是「中心漿液性視網膜病變」,這種疾病通常會自行消失。「中心漿液性視網膜病變」的特徵是神經視網膜或黃斑部的視網膜色素上皮細胞發生急性的局部剝離。

這位病人相當不幸,因為醫師的診斷是錯的。阻礙波塔克視線的斑

> 非癌症患者的果菜汁療程，可先從每天10杯（每杯約225克）開始。

點並沒有消失，一直存在到1995年6月。後面這4個月中，斑點的症狀更加惡化。

波塔克再度向同一位醫師求診之後，醫師讓她接受另一種叫作眼底螢光血管造影的診斷程序，結果顯示她雙眼的視網膜上，現在已經形成許多斑點，好幾層重疊在一起。這位眼科醫師觀察到，視網膜後方的組織「被吃掉了」，出現凹洞。他從眼底鏡中，看到一種有如「鳥巢」的血管叢，中央還有出血現象。這些繪聲繪影的描述讓她十分不舒服，使得她找上另一位眼科醫師，尋求第二意見。

第二位眼科醫師診斷出這位年輕女性罹患的是另一種疾病——「眼組織漿菌症」，並且催促她立刻開刀取出血管叢。但是以眼部手術的方式解決眼組織漿菌症的想法，並不受這個患者青睞。

眼組織漿菌症是一種眼睛的急性退化性感染，起因為吸入莢膜組織漿菌的孢子。這種感染症可能轉為慢性疾病，在視網膜發生某些變化前都不會出現症狀。第二位醫師追本溯源，認為她眼疾的來源是因為在廣告代理商的高度毒性環境中工作，工作場所持續暴露在噴灑的黏著劑、毒性美術材料、工作進度的緊迫壓力，以及嚴重的情緒壓力之中。波塔克也經常在她的公寓中噴灑殺蟑螂藥和其他殺蟲劑，因為家中有成群出沒的害蟲，其中之一可能就帶有造成她視覺障礙的真菌。

就在波塔克為了是否要進行眼部手術而猶豫不決的同時，有個朋友建議她考慮葛森療法，作為替代的治療方式。這種療法對任何退化性疾病都有效，不管是急性或慢性疾病，包括由致病微生物引起的疾病在內。由於她對葛森療法的概念很熟悉（她曾看過2位被診斷出患有癌症的朋友，用這種療法救回一命），因此決定自己著手進行葛森博士的療法。她發現這並不困難，因為同一條街上的健康食品超市，可以用公道的價格提供客戶有機農產品，波塔克幾乎所有的食材都來自這裡。

因此，從1995年6月底到7月31日短短的1個月之中，波塔克忠實地在家中執行葛森療法，包括每天2次咖啡灌腸，第1次是在早上出門上班前，第2次是晚上一回到家中之後。她飲用大量的果菜汁，裝在保溫瓶

中帶著，在整天的工作中定時飲用。她希望葛森療法在接下來的幾個星期中發揮功效，但無法確定事實是否真是如此，即使阻礙她視野的灰點似乎已經小了很多。

8月1日的時候，這位患者再度造訪第二位眼睛外科醫師，討論他建議的眼科手術。當醫師看到這位患者的左眼時，他著實大吃一驚，卻也喜出望外。斑點已經萎縮，小到幾乎看不見，而且完全沒有出血的徵兆。葛森療法對波塔克的免疫系統造成相當大的刺激，讓免疫系統自然而然地殺死了莢膜組織漿菌。她再也不需要抗真菌藥物、抗生素，也不需要手術。斑點終於不再阻礙她的視線，直到今天視力都相當正常。花費在治療上的時間，比1個月稍微長一點。波塔克快樂地向我們報告：「葛森療法又治好了一種疾病。」

> **注意！**
> 一般來說，我們不建議使用完整、未經修改的葛森療法治療非癌症疾病。雖然這通常不像為經過化療的患者施行不適當的療法一樣危險，但是在某些疾病存在時使用密集的療法，仍然有相當程度的風險。

在葛森療法中，並沒有可以適用於各種不同非癌症疾病的單一飲食／藥物治療方式，這完全是因為每一種疾病都有不同的飲食來源，和變化多端的治療需求。葛森博士提供的標準療法，仍舊是本章討論的起點。治療不同的疾病時，飲食、果菜汁和藥物都會經過許多修改。

請注意這裡公布的療法確實有用，但是也有變數。變數產生影響，是因為❶患者的整體狀況、❷患者的實驗室驗血結果、❸患者的症狀、❹患者的年齡、❺醫療診斷，以及❻眾多其他因素。不過事實上，幾乎每一種類型的健康問題都會因葛森療法而好轉。

非癌症疾病的一般療程

接下來我們會在本章之中，從「成癮」開始介紹一些可以用修正式葛森

一般來說，非癌症患者並不像癌症患者一樣嚴重缺乏甲狀腺激素。

療法妥善治療的較常見疾病。不過，首先我們必須提供你適用於非癌症患者的一般治療方案。這種一般治療方案，可供任何因急性或慢性疾病而苦惱的患者遵循。請讓你自己或你協助的親人能夠確信，治療特定疾病時任何必要的適當修正，都已經包含在下文中的一般療法之中。

任何使用這套療法者，都須得到有關減量療法背後原因的適當說明，否則患者有時會以較積極的方式自行用藥，而危及安全性和長期康復的前景。

果菜汁

治療非癌症疾病的飲食療法，可以從每天飲用10杯約225公克的果菜汁開始，而略過純紅蘿蔔汁。如果患者身體狀況良好，應該可以毫無困難地攝取所有的約225公克果菜汁。但是，如果患者表現出任何形式的虛弱症狀，請從較少量的果菜汁開始，一般來說可使用約113到170公克。

病情相當嚴重的非癌症患者，應該按照時間表飲用下列果菜汁：

1. 柳橙汁。
2. 綜合綠色蔬菜汁。
3. 紅蘿蔔蘋果汁。

注意！
在使用葛森療法時，請務必先確認患者可以容忍所有的果菜汁，而不會出現明顯的噁心或其他副作用，然後再考慮增加果菜汁的量。

鉀化合物溶液（液體）

鉀化合物的建議起始劑量為每次2茶匙，每天10次，等於醋酸鉀、葡萄糖酸鉀和單磷酸鉀約各1公克（1,000毫克）或25毫當量。鉀總共是每天3公克或75毫當量。一般情況下，患者不需要癌症患者所需的40茶匙鉀。

鉀化合物溶液有其禁忌症：出現腎功能不全或一般腎臟功能障礙、胃炎、噁心，或是任何出血問題徵兆的患者，應該從每次1茶匙、每天10次開始服用。化合物可以一邊觀察其影響，一邊緩慢地增加劑量。**任何有心臟功能**

不全、心肌梗塞或鬱血性心衰竭病史的人，在實驗室的驗血結果經過醫師分析，並得到攝取鉀會有益處的結論之前，都「不應該」接受鉀。

魯格爾試劑（碘化鉀 KI，一半強度）

魯格爾試劑中的碘化鉀，用量為每天3到6滴。某些特定的非癌症疾病是魯格爾試劑的禁忌症。如果患者有對碘過敏的病史，魯格爾試劑就不適用，至少不適合治療初期。不過3到5天之後，可以小心地加入魯格爾試劑，從1滴開始，然後隨著能夠忍受的劑量而增加。

其他患有肝功能不全、肝炎或肝硬化的病患，應該從每天1到2滴魯格爾試劑開始，以避免出血或血小板減少。已知受到重金屬毒性影響的患者，最初應該每天額外接受1到2滴的劑量。

甲狀腺激素

甲狀腺激素每天服用1或2次，每次劑量為1格令。一般來說，非癌症患者並不像癌症患者一樣嚴重缺乏甲狀腺激素。接受過葛森療法訓練的專業醫療人員發現，對病人而言在某些情況下，服用最高5格令的甲狀腺激素短短3到5天，會比服用一般癌症患者的處方劑量14天更加有益。

甲狀腺劑使用的禁忌症和魯格爾試劑類似。請查看有無甲狀腺機能亢進的徵兆，包括心搏過速、焦慮、失眠、顫抖等。如果發生上述任何徵兆和症狀，請減少劑量。另外也請注意，如果單獨出現暫時性的心搏過速，通常是毒性或復發反應。若患者出現心臟功能不全或其他心臟問題，開始服用甲狀腺激素時每天的最高劑量不得超過2格令。

菸鹼酸（維生素B3）

這種維生素B3營養素劑量為每天服用3次，每次50毫克。菸鹼酸確實有

在葛森療法中，大多數的狀況都不建議攝取啤酒酵母。

一些禁忌症，像是患有肝功能不全、肝炎或肝硬化的患者。這些肝臟受損的患者每天應該最多只能接受100到150毫克的菸鹼酸。擁有出血、潰瘍或胃炎病史的人，或是目前正在接受去氫可體松、其他類固醇或可邁丁的人，不應該服用菸鹼酸。

胰酵素

來自豬的胰臟酵素，允許的劑量為每次3錠325毫克的酵素，每天4次。依照葛森博士的看法，胰酵素的使用禁忌為肉瘤患者。

肝臟粗萃取物／維生素B12注射

每天接受3毫升肝臟粗萃取物的肌肉注射，並且在同一支針筒中加入0.05毫升的維生素B12，以達到100微克的正常劑量。除了維生素B12濃度過高，以及偶爾出現過敏反應之外，肝臟粗萃取物／維生素B12注射並沒有已知的禁忌症。

Acidol

名為Acidol（甜菜鹼鹽酸和胃蛋白酶）的胃腸酵素產品，服用劑量為每天3次，每次2粒膠囊，隨三餐服用。服用這種助消化劑的禁忌症有胃潰瘍、胃炎、嚴重噁心、腸道出血，和食道疾病，患有這些疾病的患者，以及在施行葛森療法的同時服用可邁丁的患者，不應該使用Acidol。

輔酶Q10

輔酶Q10雖然不是維生素，卻有類似維生素的性質。初始劑量為每天服用1次，每次90毫克。如果沒有出現心搏過速或心律不整的副作用，服用的第

2天可以將輔酶Q10的劑量增加為每天300毫克,第3天則增加為600毫克。此後即維持此較高的劑量。

Wobe-Mugos和Magazyme Forte

這2類胃腸酵素主要適用於為嚴重、過度排氣所苦的患者。有些報告也指出,這些酵素可能有助於減少腫瘤體積。

苦杏仁苷

以amygdalin之名為大家熟知,不適合治療癌症以外的疾病。

啤酒酵母

這種衍生自啤酒釀造的食用酵母,在大多數情況下不建議使用,因為它可能有引發或加重酵母菌症候群的風險。另外,很多使用啤酒酵母的人,都回報出現劇烈腹脹和排氣的情況。

蓖麻油治療

如果有使用到這種植物油的話,通常是每個星期給予1到2次。進行時要非常小心,因為蓖麻油是強力的排毒劑,深藏的毒素可能會離開組織,這樣的毒物釋出會產生嚴重的好轉反應。

咖啡灌腸

咖啡灌腸是遵循葛森療法的患者適用的標準療法。每天進行1到2次約900公克劑量的灌腸,頻率可以增加到最多1天5次。請記住咖啡灌腸有刺激肝

臟的傾向，可能導致身體細胞內某些長期積存的有害殘留物質排出，而引發毒性副作用。

非癌症患者的第1年後續治療

使用這套適用於非癌症患者的減量葛森療法時，必須加上後續治療。在第1年的葛森療法中，藥物處方經過變更，例如在從住院治療中心出院（可能是進入葛森療法醫院，開始進行葛森療法之後的6到9個星期）大約1個月後，甲狀腺激素、鉀和魯格爾試劑的用藥，如果原本使用正常劑量，此時都會向下修正。其他營養補充品一般來說都是維持初始劑量。營養補充品的調整通常是依據診斷的驗血結果，以及其他的診斷工具。

請注意，這套後續療法和《大成功！葛森醫師癌症療法》中的資訊，已經有相當重大的差異。相較於葛森博士的年代，現在的患者在服用這3種主要藥物時，劑量必須更高，服用時間也更長。如果藥量減少得太快（例如依照《大成功！葛森醫師癌症療法》中發表的時間表），患者經常會產生健康問題，遭遇復元速度減緩或疾病復發的狀況。

儘管如此，只要接受葛森療法，幾乎任何非癌症患者都可因此而獲益。在本書開始時，我們提過52種經過確認對葛森療法反應良好的疾病。我們見證了這些疾病的改善、病情逆轉以及完全康復。

逆轉非癌症疾病

這世界上有許多急性與慢性退化疾病，只要使用葛森療法加以治療（前文中已經討論過），並過著葛森博士在書中建議的原始生活方式，幾乎任何人都能使其根除。我們在這裡從中舉出18種作為範例：❶幾乎任何類型的成癮；❷動脈粥狀硬化；❸慢性疲勞症候群；❹可回復性結腸造口術；❺第一

和第二型糖尿病；❻各種遺傳疾病；❼肺氣腫；❽心臟病與心血管疾病；❾A、B和C型肝炎；❿腎臟病；⓫重金屬中毒；⓬多發性硬化症；⓭骨關節炎；⓮骨質疏鬆症；⓯類固醇治療；⓰全身性紅斑性狼瘡；⓱類風濕性關節炎；⓲潰瘍性大腸炎。

我們在下文中，依照葛森療法的治療效力，為從這些疾病中舉出的一小部分範例提供評論。使用葛森療法的修正療法，一切疾病都能永久治癒。

戒除成癮問題

有成癮習慣者，可藉由葛森療法而完全逆轉或戒除成癮。在以經過某些改變的標準葛森療法戒癮時，效果最好的成癮種類為：

·可待因、嗎啡、尼古丁、安非他命、鎮靜劑／安眠藥

想要尋求治療、擺脫這些藥物控制的不幸者，應該被視為某種類型的化療患者。成癮的藥物必須在3到10天內停止使用，否則的話，如果治療過於積極，可能會造成極為嚴重的反應，例如腹瀉或無法飲食。另外，還可能出現電解質不平衡的併發症。對於原本是為了要止痛而處方藥物，結果卻導致成癮的患者，在成癮治療的初期階段可能需要安慰劑。

·海洛因、古柯鹼

我們從有限的患者人數樣本中得到的經驗顯示，**使用完整、密集的葛森療法，幾乎不會產生戒斷症狀**，因此療法無需修改。然而，我們無法排除嚴重反應的風險，也就是剛才在描述尼古丁／鎮靜劑和安眠藥／安非他命成癮療法時警告過的反應，尤其在患者可能濫用多種毒品的情況下。這些成癮者的反應須小心監控，負責監督的專業醫療人員在必要時應適當地介入。

·酒精

葛森療法還不曾頻繁用於慢性酒精中毒，但是我們相信酒精成癮者應該

13杯新鮮果菜汁可以滿足成癮者的渴望，令他們不再渴望毒品。

可以使用前文所述的尼古丁／鎮靜劑和安眠藥／安非他命成癮療法。治療時必須小心監控肝功能，適用於肝功能不全或衰弱患者的注意事項，也同樣適用於這些不快樂的患者。

· 尼古丁

葛森療法不需要特殊的修改，就能克服尼古丁成癮。有些癮君子可能會暫時借助機械道具，例如可以放進嘴巴或拿在手中的東西。這些道具足以取代和吸菸相關的身體活動。如果沒有菸鹼酸的禁忌症，可以使用菸鹼酸作為食品補充劑，這是很好的輔助營養素；有些患者表示菸鹼酸的效果和尼古丁類似（畢竟菸鹼酸的實際化學成分就是尼古丁酸）。大多數情況下，使用葛森療法的吸菸者，在戒除尼古丁成癮時不會出現任何戒斷症狀。

吸菸習慣或其他成癮的治療確實有效，但可能還需要其他更一般化的解釋，以供進一步的釐清。

· 咖啡

毫無疑問的，我們想到藥物成癮時，第一個念頭就是這種事都發生在馬路邊，尤其是混亂的市區中。沒錯，過去20年中，毒品或非法藥物的使用氾濫到駭人聽聞的地步，但還是有些其他的、甚至更嚴重的藥物成癮，我們也已經為此提出了療法。

我們必須澄清，有一種極為常見的成癮就是酒精成癮，而酒精可是合法藥物。目前已經確認有1,200萬美國人酒精成癮，另外還有不計其數的成癮者未得到正式宣告。**另外一種公開分享而且獲得接受的藥物成癮，則是另一種合法藥物的使用：喝咖啡。**

星巴克咖啡店把自己打造成身價數十億美元的企業，靠著這種咖啡成癮來營運的專賣店，全世界的民眾受到愚弄，誤以為飲用這種泥巴色的烏黑液體是一件有樂趣、有營養、歡樂、無害又獲得社會接受的行為，但它卻完全不具備這些特質。事實上，喝咖啡會為大腦帶來短暫的興奮，然後很快造成疲勞；咖啡會引發低血糖現象，強迫血流中出現過量的胰島素。咖啡會讓動

脈退化，特別是在從動脈粥狀硬化進展到血管硬化時，造成血流的阻塞。咖啡也可能造成新生兒缺陷，我們只能從為母親的成癮而付出代價的嬰兒人數加以揣測。至於母親方面，**飲用咖啡也被許多整體醫療運動人士認為是乳癌的可能來源。**

很多毒品都是用來當作興奮劑，其他則是「娛樂用藥品」。若考慮到這些藥物造成的嚴重傷害，「娛樂用」一詞無疑是罪惡的誤導。

毒品也在醫療中廣泛用於止痛。這時我們會在類鴉片藥物（通常是嗎啡）的使用和成癮之間，遇到一條微妙的界線。服用類鴉片藥物處方的理由有2個：止痛，以及衍生出來的、心理上的成癮。因此在討論到處方藥物時，我們必須定義一些名詞。

「耐受性」指的是因為身體已經習慣了藥物，而使得需要的使用劑量愈來愈大。而「耐受性」和「身體依賴」是截然不同的用語，身體依賴指的是藥物突然戒除時，會發生戒斷症狀。但是所謂的成癮，則是除了耐受性和依賴性之外，還出現「心理依賴」的情形，或是為了非醫學的用途而強迫性地使用藥物[1]。

我們相信有很多成癮，包括酒精和香菸成癮，是源於基本的身體缺陷。成癮者警覺到自己正渴望著某樣東西，通常其實是營養素，而且身體的運作也沒有達到最佳狀態。當他在使用酒精、香菸或咖啡時，會覺得比較平靜，或是能刺激身體或心理產生更大的成就感。一旦這個人體驗到更強烈的藥物、毒品、安非他命、大麻等物質時，很容易就「上癮」而無法自拔。

造成這種上癮情況的主要原因之一，是根本的匱乏沒有獲得解決，生鮮酵素、維生素和礦物質的營養攝取持續不足。更糟的是，酒精可能讓人停止飲食而飲酒，造成嚴重的營養缺乏。吸菸上癮的人也會用抽菸代替一頓營養的飲食，特別是在面臨壓力的時候。

葛森療法的輝煌戒癮成績

除了前面為每一種特定藥物成癮提供的療法，我們對葛森博士的療法還

> 許多成癮者之所以渴望某種東西,其實很可能是營養素不足,而身體狀況也不佳。

有一些其他的想法。葛森療法在克服成癮上交出了一些值得注意的成果,連古柯鹼和海洛因成癮也不例外。成癮患者得到13杯新鮮現榨的蔬果汁,飲用時,最佳營養滿足了他的基本渴望,於是令患者出乎意料地,再也不渴望毒品了。

沒錯,戒斷症狀確實會發生。戒斷症狀出現時,也就是身體組織開始將累積的藥物從細胞釋出到血流中的時候,咖啡灌腸會將這些毒素清除。唯一的問題會發生在最初幾天的晚上。到了晚上,就沒有蔬果汁的供應,脫離藥癮的患者睡覺時,也無法進行排毒的灌腸。

在戒除毒癮的最初幾個夜晚,患者常會做可怕的夢,並且在半夜1到2點醒來。他們應該吃一些水果或果汁,並起床進行灌腸。這樣能夠緩解毒性,也可能抒解對毒品的渴望,讓患者再度回復睡眠。**夜間睡眠問題會在1個星期之內消失。我們看到了克服成癮的傑出成績,連使用多種毒品的重度成癮者也能治好。**

有一個年輕人(請參閱第7章中羅伯的故事)染上各種嚴重的毒癮,某一天症狀發生了。30多歲的他躺在地板上,虛弱到無法起身,體重下降約20公斤,覺得自己瀕臨死亡。他的母親提供他葛森療法的食物和果菜汁以及灌腸,救了他一命。幾個月中,他的體重恢復了約16公斤,覺得自己又回到了從前。他即使在治療開始時,也完全沒有經歷任何戒斷問題,回復了正常的生活與活動。

我們看到葛森療法還可以為吸菸者和酗酒者發揮迅速而強大的效果(請參閱貝婭塔‧畢夏普(Beata Bishop)的著作《治療的時刻》)[2]。

另外一位年輕人,現在已經34歲,當時染上了古柯鹼(被認為是最難以克服的毒癮),來到葛森療法醫院尋求治療。他說他「所有的」好朋友都因為使用古柯鹼而過世。

這個小伙子承認,他因為吸毒導致肺部出現問題,如果葛森療法無

法幫助他，2個月內必死無疑。他也是個重度的菸槍。在成為葛森療法的病人之後，他經歷了類似我們前文中描述的夢魘，但這些都借助夜間的咖啡灌腸而緩解。因此1星期內，他就不再需要毒品和香菸了。

目前已經完成的研究顯示，許多人對簡單的食物成癮，而這實際上是過敏反應。亞歷山大‧夏烏斯（Alexander Schauss）博士在他的著作《飲食、犯罪與行為不良》中指出，**18到21歲之間的暴力青少年罪犯，通常是對糖上癮，和／或大量飲用其實會讓他們產生過敏的牛奶**。夏烏斯博士表示，當這類令人不愉快的食物被撤換掉，轉而提供維生素、礦物質和合宜的飲食，這些暴力犯罪者就會變得冷靜而講理[3]。

當然，葛森療法刻意排除了經常會引發某些人過敏的食物。沒有殺蟲劑和化學添加物的有機素食，達成了克服過敏和過敏反應的目的。

動脈粥狀硬化

使用葛森療法治療動脈粥狀硬化（動脈硬化），通常可以獲得相當良好的成效。存在於完整純素食品中的抗阻塞營養素，以及起源於標準葛森療法的排毒程序，可以消除這種疾病。

慢性疲勞症候群

患有這一系列被視為慢性疲勞與免疫功能失常症候群（CFIDS）或慢性疲勞症候群（CFS）症狀的患者，以葛森療法治療的成效十分良好，他們應該會在短時間內看到大幅改善的成果，但要到大約9個月後才會完全痊癒。這些參與葛森療法的患者如果願意，每天可以飲用完整的13杯果菜汁。

在治療的初期，慢性疲勞症候群患者通常會在灌腸之後覺得情況更嚴重，這是因為身體細胞釋出了毒素。一般建議最初從每天2次灌腸開始，然後逐漸增加到4次。

慢性疲勞症候群在灌腸後會覺得病情變嚴重，是因為身體細胞釋出了毒素。

如果灌腸次數過多的話，可能會觸發嚴重的不良反應。而慢性疲勞症候群的患者常會在產生反應的時候或是2次反應期間，經歷極端強烈的情緒反應，例如憂鬱以及哭泣。從心理學的觀點來看，他們通常表現出情緒管理上的困難。

可回復性結腸造口術

接受可回復性結腸造口術的患者們，每天通常會使用灌洗工具組，進行2次結合咖啡和洋甘菊茶的灌腸。葛森療法的工作人員會提供使用這種工具的說明。

結腸造口術患者進行咖啡灌腸時，可以將咖啡和洋甘菊茶以1：1的比例混合，以減少可能的痙攣或抽搐。果菜汁的量，尤其是綠色蔬果汁，通常會減少至約113公克。綠色蔬果汁的吸收情況不佳，會用相當快的速度穿過胃腸消化道。

第一和第二型糖尿病

糖尿病一詞指的是造成血糖過高的代謝異常。血糖升高的2個主要原因，分別對應到2種主要的糖尿病類型：幼發型，又稱為第一型；以及成人型，又稱為第二型。

身體可透過幾種方式利用胰島素，其中之一就是將糖分轉化成細胞能夠使用的能量，以控制血糖濃度。如果胰島素缺乏或是分泌機制受損，就會造成嚴重的健康問題。

第一型糖尿病是因胰島素缺乏或不足引發，起因通常是蘭氏小島——也就是胰臟內產生胰島素的細胞受損。

雖然第一型糖尿病的起因尚未完全明瞭，但可能和幾項因素有關，例如遺傳傾向和病毒感染。有一個理論認為，**兒童時期發生胰臟炎，會導致負責生產胰島素的胰島細胞受損**。免疫系統的失調似乎也有關連，因為第一型糖

尿病患者體內普遍存在胰島細胞抗體，這很可能同樣和現在或過去的病毒感染有關。患者通常被診斷出這種疾病，進入短暫的緩解期，然後胰島細胞就終身失去功能。

第一型糖尿病通常發生在兒童時期，而且通常和患者的體重無關。在美國，大約8%的糖尿病例屬於這一類，歐洲則稍微更高一點。第一型糖尿病的症狀包括尿量增加和脫水造成的口渴；視線模糊和體重降低（儘管食慾正常）也是常見現象。急性胰島素缺乏引發的症狀包括上述健康問題，以及噁心、嘔吐和胰島素休克[4]。

第二型糖尿病和第一型相反，主要成因並不是胰島素缺乏，而是身體無法妥善使用製造出的胰島素。這些患者體內的胰島細胞能力足夠，但只有一小部分的胰島素真正被細胞用來生產能量。這種疾病的原因同樣尚未釐清，而有一派理論似乎可以從葛森療法有效治療糖尿病患的臨床觀察獲得支持。這派理論認為個別細胞的胰島素受體，經常會被膽固醇阻礙。其他的可能原因還包括遺傳傾向[5]。

第二型糖尿病患者經常是40歲以上，而且體重過重的人士。這一型的糖尿病通常會和高血壓、高膽固醇，也就是肥胖者常見的症狀一起出現。第二型糖尿病患者的症狀多半比較難以界定，不過有時會出現容易口渴和尿量增加，有時也會發生慢性皮膚感染和身體末梢血液循環變差的情況[6]。

糖尿病的正規治療與可能的併發症

疾病的控制視患者罹患的糖尿病類型而異。第一型糖尿病的控制方式永遠都是結合飲食和胰島素注射。胰島素療法由病人自行實施，其設計能夠提供身體持續且濃度不斷變動的胰島素。依照美國糖尿病協會的建議，進行飲食控制時，蛋白質最好佔熱量攝取的10%到20%，而脂肪和油脂也不能超過這個比例。剩餘的百分比則是由多醣類加上其他產品，且必須符合患者的胰島素攝取量。

第二型糖尿病患者也採用相同的飲食方式，不過經常會把減重列為目

葛森療法能讓第一型糖尿病病患對胰島素的依賴大幅降低。

標。市面上也有一系列的非胰島素藥物，這些藥物的功能從增加胰島細胞的胰島素產量，到減緩醣類吸收，不一而足。有時候，第二型糖尿病患者也會自行注射胰島素。

糖尿病控制幾乎百分之百都是為了長期症狀控制而設計。飲食控制經常是困難的平衡遊戲，因為患者必須在每天的治療中，考慮到活動量、不同的食物產品、代謝需求、可能的胰島素需求，以及其他健康因素。

治療時儘管採用了常規醫學療法，還是會造成一些併發症，其中包括眼睛和視力問題，例如白內障、視網膜受損和青光眼。腎臟問題也經常困擾糖尿病患者。**第二型糖尿病患者罹患某些腎臟病的風險是15%到20%，第一型糖尿病患者更是2倍於此**[7]。

糖尿病與葛森療法

使用葛森療法治療第一型糖尿病患者時，他們的胰島素需求量通常會大幅減低，不過還是有很多人永久依賴胰島素。一旦蘭氏小島的細胞被破壞，身體即使在最佳健康狀態下，也無法重新生產胰島素。如果細胞只是受損，在葛森療法的協助下，身體將有若干治癒並恢復功能的機會。

此外，如果患者出現和糖尿病相關的退化症狀，例如視力減退、腎臟受損或循環問題等，治療通常有助於逆轉症狀的惡化。不過，第一型糖尿病患者確實需要持續遵循非常接近葛森飲食的食譜，才有助於維持身體的最佳健康狀態。

第二型糖尿病的矯正就容易多了。接受葛森療法治療的患者，通常不再需要胰島素的控制。我們在前文中提過，第二型糖尿病的一個可能原因，就是膽固醇沉積，造成胰島素受體的阻塞。由於葛森飲食的脂肪含量極低，而且不含膽固醇，因此可以非常有效地快速降低膽固醇。我們認為葛森博士的飲食能夠快速逆轉這種阻塞問題，讓細胞受體得以使用胰島素。許多葛森研究所的人員都觀察到，患者一旦遵循葛森療法，幾乎立刻就能減少對胰島素的依賴。

住院接受葛森療法的糖尿病患者，會食用經過修改以減少糖分攝取的葛森飲食。患者的身體經常會對治療產生反應而開始好轉，最後回到標準的葛森療法。幾個星期之後，我們觀察到許多第二型糖尿病的案例，可以重新開始進行完整的葛森療法，包括完整用量的紅蘿蔔蘋果汁。這種果菜汁原本會對糖尿病患者造成嚴重的問題。

糖尿病可能會因為它為身體帶來的諸多其他問題，而進一步衍生出併發症，其中最值得注意的就是腎臟受損。**雖然葛森療法能夠大幅逆轉這種損害，但要是腎臟超過某個臨界點——通常是正常功能只剩下20%或更低，這種療法就不再有效。**正在或即將進行洗腎的人，或是已經接受過腎臟移植手術的人，也會面臨同樣的問題。

克服糖尿病

第二型糖尿病經常可以借助葛森療法大幅改善，在某些案例中甚至能完全克服疾病。治療第一型糖尿病時，常可在某些案例中看到穩定病情的效果，腎臟與視網膜的損害得以逆轉。高血壓通常會消失。有些第一型的患者能夠完全停用胰島素，但是這種結果並不常見。血液中的血糖濃度必須小心地監控。

在飲用果菜汁和遵循飲食療法方面，葛森療法確實經過一些修改：

- 蘋果汁取消了，柳橙汁被葡萄柚汁取代，部分紅蘿蔔蘋果汁被綠色蔬果汁取代，視胰島素攝取量而定。
- 當作零食的水果被生鮮蔬菜取代。
- 所有的蜂蜜、楓糖漿、紅糖和其他甜味劑一律取消。
- **若血糖穩定下來，每天的飲食中可加入1或2塊水果。建議使用哈密瓜。**

在服用葛森療法建議的藥物時，甲狀腺激素減少為每天1或1.5格令。魯格爾試劑減少為每天3滴。鉀則限制在每杯果菜汁1茶匙，除非發生嚴重的水

腫，才可以增加到每杯2茶匙。在好轉反應期間，患者對胰島素的需求可能會暫時提高。隨著時間過去，第二型糖尿病患者需要的胰島素補充劑量，通常會完全歸零。第一型患者往往需要持續補充胰島素，但其他的退化程序通常會停止。

遺傳疾病

遺傳疾病通常不會因葛森療法而好轉，但遺傳缺陷的症狀可獲得改善。有一個囊腫纖維化的患者遵循葛森療法，使得病情顯示出大幅的進展。

肺氣腫

我們觀察到，肺氣腫患者只要忠實遵循葛森療法，就會出現正面反應。肺活量會增加，相關症狀也能獲得控制。

心臟病與心血管疾病

葛森療法治療高血壓效果斐然，事實上，效果好到連陪伴心臟病患者的人，都必須接受降血壓效果的篩檢，因為我們觀察到患者和陪伴者光是遵循葛森的飲食，就雙雙出現低血壓的現象。抗高血壓藥物應該從治療的第3到5天，開始緩慢減少用量。腫瘤造成的高血壓需要更長的時間，才會對治療產生反應。心臟病對葛森療法的反應也相當良好，且讓我們舉例說明：

1990年10月，有一位後來確認叫作法蘭克·溫斯洛（Frank Winslow）的人，因為多重健康問題，而住進了墨西哥提華那市的葛森療法醫院。這位患者極度肥胖，體重達到約137公斤。當時46歲的他，已經在38歲時遭遇過重大的心臟病發作，不但使心臟受損，還留下高血壓的後遺症。

法蘭克還患有痛風，正在服用標準的痛風藥物。他只要停止服藥一天，立刻就會產生嚴重的痛風發作。他另外還有棘手的糖尿病，即使服用藥物和胰島素，他的血糖仍然在240到400 mg/dL之間（正常值是120 mg/dL以下）。

　　法蘭克接受葛森療法，不過加上一些修改，因為他患有高血壓和糖尿病。現在你可能已經知道，葛森的果菜汁飲用療法通常包含13杯水果和蔬菜汁，1杯約225公克的柳橙汁，5杯以大約35：65的比例混合的紅蘿蔔蘋果汁（1/3個蘋果加上2/3根紅蘿蔔），3杯紅蘿蔔汁各加上2粒肝臟粉膠囊，4杯用各種沙拉菜葉製作的蔬菜汁，每杯各加入1個小蘋果。為了減少糖分的攝取，他的柳橙汁換成葡萄柚汁。而法蘭克的其他果菜汁中蘋果含量也較少。他多喝了一些綠色蔬果汁，取代部分紅蘿蔔汁。

　　其他為了因應糖尿病而作的調整，包括患者房間裡沒有提供水果盤，這是其他患者通常擁有的待遇。法蘭克的水果盤換成了1盤生菜：紅蘿蔔條、青椒長條、芹菜梗、小球芽甘藍、番茄——這樣他肚子餓的時候就有東西可以大嚼一番。除了這些，還有葛森療法1天3頓的正餐，其中包含所有的有機素食、新鮮準備而且沒有鹽和油脂，沒有冷凍或罐頭食物，只有極少量的草藥香料。

　　有了三餐和13杯果菜汁，加上每天的1盤生菜，法蘭克沒有任何一刻挨餓。但是他在2個半月之中，每天減輕了約0.5公斤！當然，他也接受葛森療法中的其他治療：每杯果菜汁中加入2茶匙鉀化合物，以及一點甲狀腺藥物、魯格爾試劑（碘）和消化酵素。

　　法蘭克第1天就停止服用痛風藥物，而且痛風再也沒有發作！他施行葛森療法例行的咖啡灌腸，每天接受3毫升肝臟粗萃取液加上0.1毫升維生素B12的肌肉注射。他每天還額外服用3次200微克的吡啶甲酸鉻（這種藥物不會給予非糖尿病患者）。

　　這時法蘭克的血壓也降了下來（不含鹽和油脂的葛森療法，通常只要幾天就能讓血壓下降），因此他的降血壓藥物劑量也減少了。

　　5個星期內，法蘭克不僅瘦了約16公斤，而且沒有服用任何藥物或

當脂肪因葛森療法而快速溶解，若未密集排毒，包含脂肪組織在內的化學物質就會毒害病人。

胰島素，血糖就（從240的高峰）降回正常的105。他每天持續減輕0.5公斤，直到恢復合理的正常體重93公斤（只穿襪子量身高時，他高達188公分）。這位患者一直食用正確的食物，因此能夠按照自己的食慾需求攝食，不再隨時感到飢餓。

葛森博士的療法中有一個很重要的部分，那就是咖啡灌腸。當這位患有其他併發症的第二型糖尿病患者快速減輕體重時，他也代謝了許多儲存在脂肪組織內的毒素。換句話說，當脂肪溶解時，如果沒有密集地排毒，包含在脂肪組織內的化學物質，就會進入一般血液循環，毒害這位病人。咖啡灌腸有助於開啟肝臟的膽管，讓毒素從腸道排出（有關葛森療法的完整細節，請參閱其他關於果菜汁、食物烹煮和咖啡灌腸的章節）。

這個值得注意的個案也告訴我們不少有趣的事實：

生病的家族

提華那市醫院中的醫師可以明顯看出，法蘭克除了其他的問題，還是個甲狀腺機能過低的典型案例。他極度超重，又已經發生過一次嚴重心臟病發作和糖尿病，這全都和他的甲狀腺機能過低有關。

另外，他有2個兒子，一個14歲，一個17歲，分別受過敏和氣喘所苦，這也都是甲狀腺機能過低（通常會遺傳）和免疫缺陷的徵兆，這2個男孩也都有這毛病。

這個家族中還有一件更驚人的事，那就是法蘭克現在差不多76歲的父親，大約7年前也曾經因為罹患晚期胰臟癌，而成為葛森療法的患者。他的醫師認為他的預後「毫無希望」，說他的生命大概只剩3到6個月。他來到提華那市的葛森療法醫院機構，忠實遵循葛森療法，最後完全康復。現在這位高齡的長輩已經痊癒超過8年，身體至今依然健康。他在被診斷出胰臟癌之前，同樣經歷過3次心臟病發作。現在他的心臟病同樣沒有復發，過著活躍而有樂趣的生活。

研究這個家族獨特的情況,可以了解到一些事。在此我們可以看到這個家族的另一位成員,同樣患有甲狀腺機能過低、遇上心臟病發作,最終罹患癌症。即使兒子看到父親戲劇性地康復,還是拖延病情,最後嚴重到瀕臨生死關頭,才讓自己接受早已救了父親一命的療法!

讓動脈不再有致死的斑塊

在以葛森療法治療心臟病的時候,有一個重要步驟就是以甲狀腺藥物增加代謝、燃燒脂肪,把膽固醇使用殆盡。甲狀腺激素很顯然必須從低濃度開始,以免受損的心臟負擔過重。其次,補充了亞麻仁油的食物,有助於溶解動脈中堆積的脂肪和膽固醇,增加血液攜帶氧氣的能力。另外一件很重要的事,就是鉀的使用,這可以促進酵素發揮功能(同樣也是溶解斑塊),使血液不致過度凝結。因此,鉀能夠減少血栓形成,降低心臟病發作和/或中風的危險。

葛森博士在開發療法的初期,就察覺到鉀對於所有慢性疾病的治療極為重要。他指出,就他個人的看法,所有慢性退化疾病的開頭,都是細胞流失鉀,以及鈉的入侵(我們稱之為「組織傷害症候群」)。在心臟病的領域中,墨西哥市大學醫學院索迪・帕拉瑞司教授,後來也發表過有關組織傷害症候群的相同看法。這位教授曾經寫過12本書,以及超過300篇有關自己治療心臟病的文章。

索迪・帕拉瑞司博士還指出,依照他的看法,心臟病不是心臟的問題,而是身體的疾病——尤其是失去鉀以及過量的鈉。他也在治療心臟病患者時,只給予他們低鈉高鉀的飲食。他在發表了有關心臟病的原創研究和許多著作之後,才得知葛森博士的研究和類似的想法,只是葛森博士將他的低鈉高鉀飲食,應用於所有慢性疾病的治療,得到同樣傑出的成果。**低鈉高鉀的飲食組合,對抗任何疾病都無往不利。**

當然,葛森療法還包含許多其他項目和療程,例如以新鮮製備的果菜汁進行密集營養治療、使用消化酵素和亞麻仁油,以及排毒用的咖啡灌腸。葛

鉀可以減少血栓形成，降低心臟病和中風的發作。

森博士不僅改善病情，還讓病人長期存活下來。**葛森療法患者的動脈斑塊和侵犯都可以逆轉，動脈血管壁上不再出現任何斑塊，和常規醫學的信念與教導正好相反。**

另外一位病人是葛森博士的多年老友，紐約市的亨利・席法・西蒙（Henry Schaefer-Simmern）教授。這位患者在40多歲時菸癮極大，心臟病接連發作了幾次，每次相隔不過數天。從他藍色的嘴唇就能看出，他是靠著微弱的血液循環勉強活下來了。席法・西蒙教授在1940年代晚期接受了葛森療法，後來過著相當活躍的生活，直到80多歲時過世為止。

幾乎所有額外的急性或慢性退化疾病，在患者使用修正過的葛森療法之後，都可以得到永久的矯正。

A、B和C型肝炎

我們明顯觀察到，使用葛森療法可以完全緩解並恢復肝功能。治療方式和任何癌症化療患者幾乎相同。請務必小心監控肝臟酵素。

腎臟病

由於葛森療法提供的是低蛋白飲食，因此能夠控制腎臟病，只要腎功能沒有降到15%以下，都可以盡量提升。一旦患者開始洗腎，就沒有辦法接受葛森療法的治療。由於腎臟在大多數情況下都無法完全復元，因此腎臟病患者必須終身遵循葛森療法。

重金屬中毒

在治療重金屬中毒時，魯格爾試劑應該減為每天1或2滴。排毒程序應該要緩慢地開始。適用於體能良好化療患者的修正葛森療法，通常可用來克服重金屬中毒。

多發性硬化症

葛森療法在多發性硬化症的治療嚇到葛森療法的病人。不過如果堅持下去，繼續遵循療法，身體就會恢復並治療這些髓鞘，最終得到痊癒。

骨關節炎

骨關節炎通常出現在年紀較大的人身上，比類風濕性關節炎更常發生，但是造成身體衰退的速度比較慢。

這種疾病通常是關節緩慢惡化所造成的，背後的起因大多都是過多身體無法自行吸收、腎臟無法排出的蛋白質所導致的損害。

然而，骨關節炎並不會伴隨著發炎反應，所以造成關節傷害和破壞的速度比較慢。我們看到的骨關節炎案例通常是食指、小指，以及手腳任何一個關節中的堅硬骨質腫塊。骨關節炎最終也會侵犯比較大的關節。

> **注意！**
> 多發性硬化症「被認為」是「自體免疫疾病」，也就是說感覺起來像是身體本身的免疫系統正在摧毀髓鞘。常規醫學如此假設，而且沒有其他治療選擇，通常都是以免疫抑制劑治療多發性硬化症患者，就像是癌症的化療，在這種治療之後，葛森療法不易產生療效。此外，本疾病的患者通常還會長期接受去氫可體松的治療，這也會阻礙葛森療法的復元效果。

這2種關節炎——骨關節炎和類風濕性關節炎——理論上都與遺傳有關，我們有很好的原因支持這個理論。首先，我們得要記住，這2種疾病的患者，身體都無法處理過量的動物性蛋白質，而這或許能推測出患者的胰臟功能較弱，無法產生所需的蛋白質分解酵素——胰臟功能較弱的傾向是有可能遺傳的。

不過還有一件必須詳加考慮的事：**如果一種疾病經常在某個家族裡面發生，很可能是飲食類型導致的。**我們得記住家庭成員常會吃相同的食物，不僅如此，女兒們還會烹調她們向母親學來的菜餚。這麼一來，同一類型的飲食就會蔓延整個家族，代代相傳。

骨關節炎通常是因為身體無法吸收而腎臟無法排出過多蛋白質所導致。

葛森研究所對這種情形作了很有趣的描繪：

一位名叫莉莉安・斯托梅提斯（Lillian Stomatis）的55歲女性，到葛森療法的醫院來，想要緩解類風濕性關節炎。她的右膝極度腫脹，痛得無法忍受。

為了應付醫院的生活，她帶著妹妹羅莎莉（Rosalie）一同前來，協助她行走到浴室、穿衣和處理其他個人事務。

這位妹妹是有魅力的年輕女性，她才28歲，已經清楚顯示出關節炎的初期症狀。更不幸的是，羅莎莉還帶著自己的女兒，留著髮辮的5歲小女孩，而她已經出現了關節炎的第一個症狀！因此我們可以看到，關節炎的退化性變化會一代一代地提早出現。

年紀較大的人似乎有比較厚實的本錢，比較少受到空氣、水、土壤和日常食物及新藥的毒性危害。比較年輕的人，愈來愈習慣為了疼痛、不適、失眠、精神不振，以及更不恰當的理由而服藥。這些服藥的行為讓惡化更加迅速。除此之外，年紀很小的孩子還必定伴隨著疫苗接種的額外問題。

生前曾擔任美國兒科學會會長，也是芝加哥一家大型兒童醫院主任的羅伯特・孟德爾頌（Robert A. Mendelsohn）博士曾經說過，大量證據指出**疫苗接種會對年幼孩童造成傷害。**

對許多兒童來說，減毒的病菌或是病毒就足以造成嚴重傷害、大腦功能異常、糖尿病和類風濕性關節炎。孟德爾頌博士的警告以及著作受到常規醫學的強烈非議，但是大量兒童因為接種疫苗而造成腦部受損的事實依舊存在，並未獲得改善。

其他的疾病影響比較不容易證實，不過我們必須再次提出以疫苗對抗疾病這種作法背後的基本問題：疫苗究竟做了什麼，才會引發疾病而不是預防疾病？將毒素送進身體又沒有完全排出，會抑制酵素的作用。如果某些酵素遭到阻斷或抑制的話，有些營養素就無法適當地消化和分泌──這就是疾病的源頭。

洛杉磯一位高齡82歲的醫師費斯坦（H. R. Feinstein）博士，來到葛森療法醫院的原因主要是髖關節出現相當嚴重的骨關節炎疼痛，而其他醫師力勸他進行髖關節置換手術，他拒絕了，轉而加入葛森療法。但他又遇上別的問題——這位醫師持續服用高血壓的藥物，血液中的膽固醇數值超過300（正常數值最高是200），而且聽力也嚴重喪失。費斯坦博士帶著罹患關節炎的妻子隨行，但是她的關節炎是類風濕性關節炎，而不是骨關節炎。她同樣也有膽固醇過高的困擾。

這位醫師很驚訝他的膽固醇在接受葛森療法的1個星期內就下降了超過100，接著他還能夠減少高血壓藥物的劑量。到了2星期的住院期間的尾聲，費斯坦的兒子出了嚴重的車禍，身為父親的他當然十分焦急，為了以防萬一，他吃了過多的降血壓藥物，結果很快就暈過去了，醫院中的葛森療法醫師都很擔心，因為這位患者畢竟已經82歲了。醫師們為他採取急救措施，卻發現費斯坦先生只是因為藥物的關係，導致血壓降得太低罷了。

一段時間過去，高血壓藥物離開了費斯坦的血流，讓他完全恢復健康。到了住院第3個星期結束時，患者的聽力已經大有改善，血壓也可以不靠藥物而維持正常。

費斯坦博士髖關節的疼痛消失了，骨關節炎不再讓他痛苦。當然，他的髖關節並沒有痊癒，但是在X光檢查結果中，他可以看到療癒的過程已經展開，摩擦減少，因而止住疼痛。至於他妻子腫脹的手指同樣也有改善，但由於她急著趕到兒子身邊，導致治療中斷，並沒有得到太驚人的結果。

另一位同樣是骨關節炎的患者，61歲的圖書館員瑪麗安·桑德斯（Marion Sands）女士，帶著極端變形的指節和手指，來到提華那市的葛森療法醫院。為了讓手指排列在正常的位置，她戴了皮革的整形護套。她經歷了3個星期的療程，回家的時候已經學到了可以幫助自己的知識。在家中接受大約2年的葛森療法以後，她的手幾手完全恢復正常，

手指直挺，肌肉也恢復到大致能夠運用自如的地步，再也不需要任何皮革護套。

我們之前提過，骨關節炎的病人經歷了長期、深度的傷害，需要花很長一段時間持續遵循葛森療法，才能讓骨骼和肌肉慢慢恢復。不過重要的是，如果患者有足夠的決心，能夠堅持這套要求嚴格、限制重重的營養療法長達足夠的時間，就可以得到這樣的成效。

骨質疏鬆症

骨質疏鬆症患者的骨骼會出現脫鈣作用。這種問題的出現常會讓對抗療法的醫師產生一種反應——他們往往要患者飲用大量乳品（以攝取鈣質）。不幸的是，這麼做是過度簡化問題，也是不正確的解決方式。

首先，我們要記住，乳品中過多的蛋白質原本就會造成疾病。其次，弗蘭西斯·布登傑（Francis M. Pottenger）在他的經典著作《貓的營養研究》之中[8]指出，經過巴氏殺菌法加熱破壞的乳品，或是烹煮過的乳製品，若未經過肝臟酵素處理就不會被吸收，完全有害無益。使用鈣質補充劑也沒有效果，鈣片無法受到妥善地吸收。**鈣必須搭配紅蘿蔔汁、生菜菜葉蔬菜汁和大量新鮮生菜中活生生的酵素，以適當的組合進入身體。**

在這些有機栽培的新鮮食物中，身體獲得的不是藥物的鈣，而是除了鈣以外的完整礦物質營養素：鎂、錳、鋅、銅、鉀、碘和許多其他礦物質，以及讓身體能夠吸收這些礦物質，並且將它們安放在骨骼中的活性酵素。葛森療法用這種方式，不但能減輕鈣質的缺乏，還讓身體真正地重建骨骼。

根據觀察，葛森療法能夠有效改善骨質疏鬆症骨骼的鈣化。

類固醇治療

在病人罹患全身性紅斑性狼瘡、類風濕性關節炎、胃腸不適、腦瘤和其

他疾病時，慣例上會接受對抗療法的類固醇治療，這時「不應該」立即停用這種可體松藥物，葛森療法將會取而代之。

在適當的監控之下，妥當的作法應該是讓患者盡量以合適的方式，慢慢擺脫類固醇藥物。類固醇有嚴重的副作用，使用類固醇的病人胃部有更高的機率會受到刺激。

在類固醇從血流中消失滿5天之前，應該禁止使用Acidol和菸鹼酸，而鉀則應減少至每天10或20茶匙。

全身性紅斑性狼瘡、類風濕性關節炎和硬皮症

一旦類固醇完全清除，全身性紅斑性狼瘡、類風濕性關節炎（RA）和硬皮症（全都是膠原病），毫無例外地都對葛森療法反應極佳。然而，**如果患者服用類固醇為期超過2年，或是患者預先接受過化療，那即使使用葛森療法，也得不到良好的效果。**全身性紅斑性狼瘡和類風濕性關節炎患者的灌腸應該限制在每天2到3次。患者的反應可能很劇烈，反應期間應該小心地監控患者。

潰瘍性大腸炎

罹患潰瘍性大腸炎的患者，即使目前仍在出血，對葛森療法的反應依舊出奇的良好。我們曾經觀察到幾個完全、長期緩解的患者。

在治療潰瘍性大腸炎初期，可以用洋甘菊代替咖啡進行灌腸，並且必須暫時避免某些生食。

潰瘍性大腸炎、克隆氏症、大腸激躁症、腸漏症候群，以及其他的腸道疾病，確實能夠在以葛森療法治療患者時，表現出正面的反應。

1. McPhee, S.J.; Schroeder, S.A. "General approach to the patient; health maintenance & disease prevention;

潰瘍性大腸炎患者在葛森療法初期，最好以洋甘菊代替咖啡灌腸。

    prevention; & common symptoms." In *Current Medical Diagnosis and Treatment*, 36th ed., ed. by L.M. Tierney, S.J. McPhee, and M.A. Papadakis. Stamford, Conn.: Appleton & Lange, 1997, p. 14.
2. Bishop, B. *A Time to Heal: Triumph over Cancer: The Therapy of the Future*. New York: Penguin Putnam, 1985.
3. Schauss, A. *Diet, Crime and Delinquency*. Seattle, Wash.: Life Sciences Press, 1988.
4. Karam, J.H. "Diabetes mellitus & hypoglycemia." In *Current Medical Diagnosis and Treatment*, 36th ed., ed. by L.M. Tierney, S.J. McPhee, M.A. Papadakis. Stamford, Conn.: Appleton & Lange, 1997, pp. 1069~1109.
5. Kumar, P.; Clark, M. *Clinical Medicine*. London: Balliere Tindall Publishing, 1994, pp. 830~831.
6. 參前述資料，Karam, J.H., p. 1090。
7. 同上，Karam, J.H., p. 1096。
8. Pottenger, F. *Cats, a Study in Nutrition*. San Diego, Calif.: Price Pottenger Nutrition Foundation, 1983.

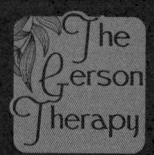

Part 4

葛森療法的必備指南
Using the Gerson Approach

18 心病也靠葛森醫

Psychological Approaches of the Gerson Therapy

病人死於自身恐慌的病例，遠比真正死於癌症還要多！我們必須更加了解，恐懼感與其他負面情緒到底會造成什麼影響。

葛森療法病患背負沉重的心理負擔，許多病患在諮詢葛森療法前，都已經歷過難以忍受的傳統療程；在北美洲，這些傳統治療方法對病患是種折磨，更是令人不悅的經驗，不但過程相當難受，有時還會威脅到患者生命。病患們為了治病，通常不只花光了積蓄，也把自身免疫力搞得一塌糊塗，這時候最需要的就是情感上的支持——大多是因為病人需要經常進行診斷性的實驗過程、令人驚恐的臨床檢查，切片檢查也讓人焦慮，還有許許多多折磨身心的醫療過程。

癌症病患最大的心理創傷，來自於坊間普遍認為癌症是不治之症，在很多狀況下的確沒錯，因為大部分的化療與放射線療法都伴隨著高死亡率。即使是最近被廣為接受的免疫療法，也有其潛在危險。從傳統觀點看來，病患終究會認為癌症無法治癒。

癌症病患與家屬們前來諮詢葛森療法時，心情大多很憂鬱，許多人更伴

隨著其他負面情感，包括感到擔憂、悲痛、恐懼、哀傷、憤怒、易怒，並以自我為中心。除了治病以外，當病患沉浸在憂鬱、焦慮與不幸的心情之中，葛森療法也提供心理治療，並賦予他們希望。

我們發現，病患若在罹病初期——也就是在身體受損較輕微的階段——就採用葛森療法的話，康復過程會較為順利；換句話說，愈早使用葛森療法，治療成效愈好，也愈容易完全康復。

這些鬱鬱寡歡的病患們，無論是罹病早期或者在較晚的時候前來求助，都願意嘗試這種較為陌生且不屬於傳統醫學的葛森療法，病患們必然得面對一條漫長、單調又孤軍奮戰的康復之路。雖然懷抱強烈的希望與決心，卻又不能保證絕對成功，因此在治療過程中，心理層面扮演了相當重要的角色；而不管是標準的葛森療法，或針對個人量身打造的葛森療程，都提供了一套程序方針。

消除負面情緒

由於癌症會造成生命威脅，特別是病患們受惡性腫瘤所苦或患有其他慢性病時，提供心理上的支持將會使他們康復得更快更好。葛森療法成功的其中一項重要因素，就是療法的排毒作用能大幅改善病患本身的觀點。標準的美式飲食（SAD）與生活方式隱藏著許多毒素來源，會將毒素帶入人體血液與循環系統當中，這些毒素到達腦部後，就容易影響個人心情，讓人感到焦慮、憂鬱、恐懼、驚慌以及其他負面情緒。

只要實行葛森療法幾天後，病人就會感受到明顯的改善，感覺更有信心，情緒也較穩定，不過，我們還是希望最好能提供病人額外的心理諮商。

葛森醫師曾說過，病人死於自身恐慌的病例，遠比真正死於癌症還要多，「身體也成了疾病的一部分」。**身體的病痛使人產生恐懼，這兩者導致體內累積愈來愈多毒素，也加速心理情緒的惡化**，所以我們必須更加了解，恐懼感與其他負面情緒到底會造成什麼影響。

病況早點好轉能讓病患重拾希望，這遠比其他方法來得有效。

　　有鑑於我們的想法與情緒都是一種生化行為，心理神經免疫學指出，我們的感覺、心情，以及各種觀點都會影響個人的免疫系統；抱持希望與決心的想法，能夠增強免疫系統，但若懷有絕望或是無助的心態，免疫系統就會被破壞。若追根究底來看，病人診斷出癌症，自然會有心理與情緒創傷，且每個人表現出來的反應不一，從絕望、恐慌，到冷淡或甚至狂怒都有，而這些**負面情緒阻礙了患者免疫系統的正常運作，以至於惡性腫瘤有機可乘，造成致命一擊**。

　　葛森機構的成員，是以重建病患的免疫系統為目標，因此，病患的心理因素絕不能變成妨礙身體康復的絆腳石。若是全方位考量的醫師，必會盡力消弭心理與情緒（精神上的）的負面因素，以加強病人本身（肉體）的免疫力。對正在自我照護的病人，或者是正在照顧病患的看護來說，如果尚未尋得葛森病院的協助，我們強烈建議將處理負面情緒視為治療重點，因為負面情緒影響甚鉅，必須將之消除；病人受創的負面心態極需重新調整，並轉為正面心態。

　　「不可醫身不醫心」，這是柏拉圖大約2,400年前所寫的。身體與心靈密不可分，既然兩者都生病了，那就該兩者一起醫好，否則將大大降低讓身體成功康復的機會，如果患者的意識一直自我抗拒，那不管是葛森療法或其他醫療手段都無法有效運作。

　　確實，負面情緒對人體功能會造成破壞性的影響，特別是影響神經系統。負面情緒所產生的壓力，會進一步對自律神經或體性神經造成有害刺激，包括交感神經與副交感神經分支。此外，血壓、心律、呼吸頻率與耗氧量會增高；葡萄糖會非必要性地消耗；腎臟濾清作用、腸胃分泌與活動力會下降，影響消化系統與身體排出廢物和毒素的功能；病人甚至還可能會有失眠、疲勞、食慾不振、倦怠、逃避和感到厭倦等現象。

　　自律神經系統一旦出現失調現象就必須著手抑制並消除，但病人自己該怎麼做？醫師該如何協助病人緩和這些生理反應？知名作家諾曼‧卡森斯（Norman Cousins）博士在其暢銷著作《笑退病魔》中提供了讀者許多治病良方，描述正面情緒的作用如何有助於啟動病患自然的療癒機制。

多一些了解，少一點害怕

　　病患與病魔大戰時，正面情緒是相當強力的武器，舉凡笑容、勇氣、韌性、關愛與體貼，或了解病人心靈並與其相互連結，都是相當正面的情感。卡森斯醫師寫道：「醫學報刊上，愈來愈多文章探討負面情緒造成的高昂代價，特別是癌症，容易造成強烈的負面情緒，例如哀傷、憤怒與恐懼感。如果認為著重情緒反應有害無益，根本沒道理可言。早在重病之前，我就相信創造力、求生意志、希望、信念，以及愛情這些情緒，能發揮相當重要的生化作用，還能對康復過程與身體健康有所助益；正面情緒是種能賦予生命力的體驗。」[1]

　　法國物理學家馬莉·庫利（Marie Curie）博士，同時也是諾貝爾獎得主，她表示「生命中沒什麼事情好怕，只是需要多一點了解，而現在就是多去了解的時機，如此我們自然會少點恐懼。」要戰勝疾病，首先要了解患病過程與病因。找出疾病發生的原因，有助於讓苦惱的病患了解葛森療法的作用與目的，以及為何療法如此有效。

　　在重病的時候，病患難以專注了解葛森醫師的概念，所以家人或者照護者必須適時協助病患。若能了解並接受葛森醫師重獲健康的方法，就能讓病患懷抱扭轉病況的希望，減少心中的恐懼。

　　光靠文字並無法抹去所有的恐懼，我們也認同，得到好的結果才是最重要的——病況早點好轉就能讓病患重拾希望，這遠比其他方法來得有效。

　　許多病人剛剛來到葛森健康機構的時候，完全不想進食，也不想喝水。但是情形很快就有所改善！葛森療法可以幫助病人度過這段時期，提供他們簡單的食物與果汁，這些食物較容易消化吸收，這對維持身體的新陳代謝其實相當重要！如此一來，病人的血液流通會變得較為順暢，神經系統將有所改善，也可以進一步恢復其他身體機能。爾後，病人開始能吃能喝，也睡得比較好，最顯而易見的差別，就是病人開始感到有活力了，代表療法刺激了病人的生命本能。或許這也是第一次，診斷與預後報告讓病人得知自己還能活得長久，他們還有美好的未來！

當病患的身體在排毒時，照護者也要準備應付可能隨之而來的情緒轉變。

照護者的重要任務

葛森療法依然要求病人徹底改變生活型態。對病人而言，日常生活不可避免會有許多起起伏伏，無論任何狀況都可能成為左右醫療成效的轉捩點。治療過程對病患就像是嚴格的戒律，即使是最聽話的病患也有可能破戒，此時，其他照護者的責任就很重要了，必須要提供穩定的協助、情感共鳴，以及心理諮詢。照護者要如何確實提供這些功能？就是盡力去完成所有對病患有益的事情，包括：

- 打造出讓病人有安全感的空間，讓病人能專心聆聽，並且要基於客觀的立場來與病人互動。
- 與病人建立治療夥伴的關係，讓對方也能主動參與治療過程並分擔責任，就像是盟友一般。
- 消弭癌症伴隨著的恐懼感，就好像打破迷信一樣。這必須要重新調整病人的自我意識，協助轉化對病人有害的觀念──要找出想法中偏向自我打擊的觀念，並且加以消除。
- 探索病人的信仰基礎，以及其家族互動。倘若家族互動較為負面，且會影響治療過程，就必須嘗試將其改善，或者將病人帶離趨於分裂的生活環境，抑或是將造成家族分裂的因子抽離其生活周遭。
- 處理使病人憤怒或掛心的一切事務。
- 在排毒療程中妥善處理病人激烈的情緒激盪，以及偶發的反社會行為。

照護者的另一項重要任務，是要避免病患認為無法獨自在家進行葛森療法；照護者要盡可能全面地協助病患，以完成葛森療法。從幫忙採購食材開始、運送到病患家中、協助烹調食物、確認是否有其他助手、準備果汁、分配果汁分量、規劃日常生活排程、盡可能按照療程行事、做不完的清洗工作、咖啡灌腸、在灌腸器使用困難時提供幫助、處理病人的治療反應或偶然

發怒時的意外行為、幫忙排解無聊、鼓勵病人持續療程等，最重要的是，確保雙方都處於穩定的精神狀態。

當病患的身體毒素排除之後，照護者也要準備應付病患的情緒轉變。英國倫敦的新聞記者，同時也是精神科醫師的貝婭塔‧畢夏普表示，「身體排毒的同時，心理也會排毒。毒素經過中央神經系統，會激起預料之外的反應與行為：猛烈的情緒激盪、語氣暴躁、憤怒、情緒不穩、莫名控訴，並具有侵略性。病人正常的文明行為會趨於式微，而長久以來（或許從兒時就開始了）受到否定與壓抑的本能情緒，此時就會展露出來，而這些都算是治療過程。無論我們能協助病患到什麼程度，要時時保持冷靜、關愛的態度，更要有恆心毅力、等待一切雨過天青。」[2]

10大祕訣釋放壓力

要幫助重症患者抒解心理的負面想法──不管是癌症、心臟病、糖尿病、關節炎、嚴重傳染病，或任何退化性疾病──葛森療法的成員們需將此視為療程的一部分，額外考量並採用一些有助於舒緩心理壓力的方法：

1. 用對方法使病患放輕鬆。
2. 形象法，使病患想像其正在自我療癒。
3. 簡單的冥想法。
4. 不斷地自我肯定。
5. 訓練並開發右腦的想像力，使其富有創意、藝術感和理想。
6. 改善家族負面的互動關係。
7. 強調對於人事物的正面想法。
8. 讓病患徹底了解葛森療法，使其充滿信心與意願遵守療程需求，包括某些嚴格的規定，以透過嚴謹的自我生活規範最終達到完全康復。
9. 透過咖啡灌腸或其他排毒方式，能迅速減緩身體內在的不適感。

在療癒患者疾病的同時，協助抒解負面情緒亦為療程的重要部分。

10.持續協助病患表達自身感受，以及症狀產生的反應。

　　下面我們將簡單討論前5項方法，當病人患有癌症或其他有生命威脅的疾病時，這5種方法有助於改善患者的心理情緒。

深呼吸放輕鬆

　　每次只要15分鐘，1天3次——分別在起床時、午飯過後，以及睡前——以漸進式的方法使病患能真正放鬆；首先放鬆頭部，接著放鬆頸部，再來是肩膀，一直到腳指頭，全身放鬆。

　　透過荷西‧希瓦（Jose Silva）發明的「希瓦心靈控制法」，就能達到如此真正放鬆的境界，步驟如下：

1.舒適地坐在椅子上，或者躺在地上。
2.閉上雙眼放輕鬆。
3.深深吸氣，讓肺部充滿氧氣。
4.呼氣時，讓身體更為放鬆。
5.慢慢從100往回數到1。
6.回想印象中最寧靜的地方，做做白日夢也無妨。
7.在心中默念強烈自我肯定的句子，例如「我的身心會永保健康」。
8.自我想像，打造讓自己感覺最安逸舒適的情境[3]。

形象法——想像自己正在康復

　　夏提‧葛溫（Shakti Gawain）是自我意識運動的提倡者兼導師，而這是她教導學生形象法的基本技巧，步驟如下：

1.用自己的方法讓全身放鬆，或可參考荷西‧西瓦的放鬆法。

2.想像自己最渴望的健康狀態。
3.想像自己擁有健康的體魄，自我讚賞，享受這種感覺，向摯愛及朋友們展現自己有多健康。
4.想出一些正面的語句（肯定語氣），來肯定自己的健康狀態。
5.最後告訴自己，身體會永遠都這麼健康[4]。

當自己放鬆並準備好想像時，要非常專注認真地進行；描繪出自己的身體有腫瘤在成長，接著想像腫瘤停止成長，之後腫瘤愈來愈小，**在每次想像時，腫瘤都要比上次想像變得更小一點；也要想像自己的免疫系統很強壯，不管用什麼形象都好，想像身體的防禦系統非常完善**，眾多白血細胞（白血球）保護著身體，其中包含淋巴細胞、巨噬細胞、單核白血球等。

簡單冥想法

冥想，指的就是靜下心來，不受周遭事物所牽引，專注於一個念頭，能讓人休息時徹底釋放壓力。**冥想時要保持耐心，並且持續練習自己的專注力**，因為我們的心思總是很容易就飄到其他事物上，或不自覺浮現許多雜念，所以必須不斷將心思拉回專注點上。因為注意力不容易集中，有時可能會有挫折感，要將冥想的念頭當作一個目標般前進，否則注意力分散，無法專心，往往造成無法命中靶心[5]。

有許多冥想的方法，都能讓心靈免於受到外在壓力的困擾，以下要討論由羅倫斯‧李山（Lawrence LeShan）醫師所倡導的方法，也是眾多冥想法的其中一種。

冥想就是刻意讓心靈平靜，印度的瑜伽導師曾問：「什麼是心靈？心靈只不過是把很多想法捆成一束；現在停止思考，告訴我心靈在哪裡？」

羅倫斯‧李山也是精神科醫師，並提倡冥想法與形象法都具有治療的功效，他認為透過數呼吸次數是很好的方法，能讓我們探索心靈；而這也是進行禪修時所使用的方法，目的是將注意力完全集中在一件事情上，也就是

專心細數吐氣次數。李山醫師建議:「盡可能專心細數呼吸次數,集中注意力,既緩和又確實,一直重複,目標是讓自己全心投入數的過程⋯⋯這就是訓練自己盡量讓注意力集中於一件事情,只要浮現其他意識或其他想法、感受、印象,或其他感覺,就表示心思已經偏離了冥想的軌道。」

我們建議每次吐氣時數1次,練習集中注意力,數到4之後再從頭數起,在每次吐氣中間,也就是吸氣時可以加上「到」來填補空檔,就像這樣數「1——到——2——到——3——到——4」不斷重複,這是個好方法,能讓你進入冥想的境界[6]。

自我肯定法

產生形象的過程中,最不可或缺的就是自我肯定,這是強烈又正面的語句,就像在宣誓某項事物的存在[7]。

當一個人說「我愈來愈健康了」的時候,自己心靈也會如此告訴身體。要記住「身體會聽心靈的話」!這可不是胡謅的。心中所想的念頭,對於身體健康相當重要,如果我們的想法跟話語間不自覺帶有負面的念頭,就會對肉體本身產生些許負面影響,這些字眼會堆積在心靈當中,並且由內而外滲透出來。

此外,如果這些負面的想法會對其他人造成痛苦,那這些念頭會轉變成自我否定,反而倒過來咬你一口;「善有善報,惡有惡報。」這句話雖然是陳腔濫調,卻屢試不爽。

要練習在心中自我肯定(或者大聲說出來),就要將心中過去那些負面的、腐朽的、令人倦怠的想法轉變成較正面、有建設性的念頭,以改善對於生命與健康的態度與期望。**你可以將自我肯定的語句寫下來,或是朗誦出來,當然也可以當成歌曲一樣唱出來。**總之要不斷地自我肯定,這對於治療過程是相當重要的。

葛森療法鼓勵病患運用明確的自我肯定來「製造健康」,這對於急性或慢性病、傳染病以及退化性疾病的病情都很有幫助。

這裡提供一些範例，你可以參考，並自己創造自我肯定的話語：

- 我每天都變得愈來愈健康了。
- 我又健康又有活力，而且容光煥發！
- 我健康又健全，簡直完美無缺。
- 我由衷感謝，能擁有如此健康又幸福的生活。
- 我很高興能過得這麼好，真期待未來的日子。
- 我找到一條很棒的康復之路，我願意昂首向前。
- 我不但很愛自己，也很感激自己，這就是我。
- 多虧治療非常有效，我快要戰勝病魔了。

關於如何透過自我肯定來獲得健康與幸福，我們有一些建議：

1. **自我肯定的話語一定要用現在式**。就好像已經心想事成一樣，將目標視為即將到來的事實，因為想法在心中成型之後，才會浮現在身體上。
2. **自我肯定的話語，內容一定要是自己真正想要的**。別說些不想成真的事；不要有自我否定的內容，除非是想要屏除情緒的阻礙或是陋習；如果非要有負面語詞不可，記得要緊接著說些正面的話。
3. **自我肯定的話語不要太長**。要簡潔有力，才能傳達強烈的意念。
4. **量身訂作**。仔細篩選並打造適合自己的話語。
5. **要相信**。讓自己內心相信自我肯定的功效，不要對其效用產生任何懷疑或遲疑。
6. **自我肯定搭配形象法，效果更佳**。可以單獨運用自我肯定的話語，當然也能跟形象法一起使用。

開發右腦的想像力

直到最近這150年，人類才開始了解頭腦的運作方式，也才發現還有太

訓練掌控心理層面的右腦，有助於患者堅強對抗疾病。

多未知的部分值得研究。正當科學家認為他們已經研究出來大腦的活動方式，像是思考、記憶，以及語言功能在大腦的不同區塊時，最新的發現似乎又顯示，答案是不能肯定的。

對於右腦的想像力，人們不斷研究出新的成果——至少我們了解，頭腦運作的微妙程度，不是我們之前所想像的這麼簡單；過去50年以來，人類其實都低估了大腦功能，一般人所謂功能「正常」的頭腦，其實還有著更大的潛力[8]。

人類大腦可以分成兩邊，也就是左半球與右半球，每一邊都掌管不同的腦力功能，也就是科學家說的「大腦側化」，代表不同功能分別分布在大腦兩側（左腦或右腦）。

左腦掌管了閱讀、書寫、算數與數量概念、計算、口說與語言技巧、科學概念、推理技巧、線性處理、邏輯觀念，以及右邊身體運作等功能；右腦則善於掌管音樂感、空間規劃與藝術能力、整體思考、想像力、洞察力、直覺能力、三度空間與格局概念，以及左邊身體運作等功能。另外，右腦也負責身體鬆弛功能、想像力、創造力、形象力、冥想與自我肯定的功能[9]。

有趣的是，女性的左腦較男性來得發達，所以語言流暢度通常會比男性來得好，此外，女性對於細節的記憶力也較佳。不過，若要穿梭於世界各地，男性的空間感與方向感比較好，心中會自有一張地圖，而女性則偏向注意地標來找路。不同性別的大腦功能不同，部分原因應該是由於荷爾蒙的差異所造成[10,11,12]。

由於右腦掌管了心理層面，而心理又有助於病患對抗癌症，因此我們強烈建議，患有退化性疾病的患者，可以用前面介紹的種種方法來訓練右腦的想像力。

---

1. Cousins, N. *Anatomy of an Illness*. New York: W.W. Norton & Co., 1979, p. 86.
2. Bishop, B. "Psychological considerations for the Gerson patient." In *Gerson Therapy Physician's Training Manual*. Bonita, Calif.: The Gerson Insititute, 1996, p. 62.
3. Silva, J.; Stone, R.B. *You the Healer*. Tiburon, Calif.: H.J, Kramer, 1989, p. 18.

4. Gawain, S. *Creative Visualization*. Novato, Calif.: Nataraj Publishing, 1995, pp. 27~28.
5. Ozaniec, N. *Meditation for Beginners*. London: Hodder & Stoughton Educational, 1995, p. 2.
6. LeShan, L. *How to Meditate*. Boston: Little, Brown & Co., 1974, pp. 58~59.
7. Gawain, S. *Creative Visualization*. New York: Bantam Books, 1982, pp. 21~26.
8. Buzan, T. *Use Both Sides of Your Brain*. New York: E.P. Dutton, 1974, p. 13.
9. Leviton, R. *Brain Builders!* West Nyack, N.Y.: Parker Publishing Co., 1995, pp. 330~331.
10. Herlitz, A.; Nilsson, L.G.; Backman, L. "Gender Differences in Episodic Memory." *Memory and Cognition* 25(6):801~811, 1997.
11. Sherwin, B.B. "Estrogen and cognitive functioning in women." *Proceedings of the Society for Experimental Biology and Medicine* 217(1):17~22, 1998.
12. Fink, G.; Sumner, B.E.; Rosie, R.; Grace, O.; Quinn, J.P. "Estrogen control of central neurotransmission: effect on mood, mental state, and memory." *Cellular and Molecular Neurobiology* 16(3):325~344, 1996.

19 在家進行葛森療法

How to Follow the Gerson Therapy on Your Own

在家中進行葛森療法的「絕症」患者，必須要自我規範生活方式，更要真正下定決心，並且對人體要有強烈的求知慾。

最後戰勝癌症或其他「絕症」的病患，到底有哪些特質？我們的責任是要提供有用的資訊，幫助患者戰勝所謂的絕症，而經過我們的觀察，能夠戰勝威脅生命的重病並獲得新生，這些人都有一些共同特質，在此章節首先就讓我們來一窺究竟。

這些「勝利者」除了每天接受治療外，他們還會：

- 經常提問，透過問題不斷發現健康的契機。
- 積極諮詢專業的健康照護人士。
- 質疑傳統腫瘤藥物（COM）的實用性。
- 尋找其他另類療法（CAM）。
- 探究上述2種療法的原理，並屏除大眾迷思。
- 時時保有充沛的精神力量。

- 有高昂的精神力,就能保持信心,充滿希望,期待治療成效。
- 拒絕自怨自艾,自己有責任保持身體功能正常運作。
- 避免壓力上身,保有良好抗壓性。
- 準備一套健康生活守則,並自我要求一定要遵守。

由華盛頓西雅圖發行,1999年10月號《醫師與病患的湯森通信》中,艾爾·史柴佛(Al Schaefer)討論了病患戰勝癌症的議題。史柴佛先生寫道:「這些存活者都會問自己,到底該怎麼做——怎樣才能好起來(並保持健康),也會問問其他人意見,『如果你是我的話,你會怎麼做?』」

你可以戰勝癌症

戰勝癌症的人都會發現,從癌症醫師一直到用藥病患,普羅大眾對於惡性腫瘤的認知,其實都是受到報章媒體的渲染,而媒體散播的訊息其實也都來自於組織完善的藥物宣傳機制,不斷散播著:「癌症等於死亡;癌症就是腫瘤;腫瘤無法抑制,永遠不可能治癒!」要是癌症病患將此錯誤訊息當真,就等於扼殺了康復的機會,謊言也就會成真;但若病患拒絕相信這種說法,謊言自然會被戳破,而患者戰勝癌症存活的機會也就大大增加[1]。

另一套謊言來自近乎被洗腦的北美醫界,他們不斷告訴社會大眾:❶手術、放射線治療及化療是治療癌症的唯一方法,其他方法一概都沒用;❷組織切片檢查、腫塊切除配合病理檢驗、電腦軸切面斷層攝影、乳房X光攝影、X光片及其他高科技手法是最可靠的診斷方法;❸改善飲食與補充營養對癌症治療毫無效果可言;❹早期發現早期治療,才能提高存活機率;❺癌症患者接受治療後,5年內沒有復發或轉移,表示癌症已經痊癒。

以上5種宣言,完全是**癌症治療產業為了獲利而說的謊**;戰勝癌症的人很清楚,這些來自對抗醫學的言論其實都不正確,應靠著自己多方觀察與吸取知識,自我建立更為準確的信念。

「我確定這些虛構的謊言對病人有害無益，也一定有其他更有效的方法，能讓我重拾健康。」這句話出自於拒絕相信謊言的人，最終戰勝了所謂的「絕症」；這位病患就是抱持正面的心態，找到了更好的療法，變得更有自信，靠自己的力量找回未來。

有些成功案例曾尋求健康專家的協助，這些專家早已摸透傳統療法的迷思，所以能對病患的觀念有所啟發；有些案例是因為遇到好醫師，誠摯的關心病患，所以會鼓勵病患多嘗試其他的療法──這可是相當難能可貴的；還有其他案例，是受到其他成功案例所激勵，才相信癌症與其他疾病是可以治癒的。**腫瘤的存在只是一種病狀，其病因都可以治癒，只是尚未治療罷了。**

這些從「絕症」中康復的人，不隨世俗言論起舞，不浪費時間尋找所謂的「祕方」，或者抗癌疫苗，甚至是所謂的「奇蹟」療法──癌症機構雖然宣稱這些能治療癌症，但卻從未成功過。內行人都知道，抗癌產業推廣這些療法，主要目的還是為了從中大量獲利。

戰勝癌症的病患不尋求奇蹟療法，而是另尋無毒的替代療法，並且會問說：「有多少人用這種方法治好癌症？你知道有誰是因此康復的嗎？我可以跟他聊聊嗎？會不會產生有害副作用？副作用是什麼？這些產品成分是什麼，治療過程又是如何？」

這些成功案例都會攝取優質食物，吸收必要的營養成分，並從裡到外排除身體廢物。身體就像靈魂寄宿的殿堂，病患們改吃素食，拒絕攝取動物產品，每天喝10到14杯新鮮蔬果汁；避免服用所有藥品、飲料、咖啡、巧克力，以及加工食品；只能按照葛森療法的規定進食，當然還要加上前面提過的冥想。

在家如何進行葛森療法

如果是在家中進行葛森療法的「絕症」患者，必須要自我規範生活方式，更要真正下定決心，並且對人體要有強烈的求知慾。有些患者積極學習

農業知識、營養學、人體排毒技術、心理學、形象學、冥想，還有癌症治療相關策略，以及許多與退化性疾病相關的資訊；到後來，病患自己都變成專家，可以分析哪些事物比較單純、比較好，而且真正有益於我們的身心，並將這些知識與他人分享。不過最重要卻也最困難的，還是要鼓勵病患在家實行馬克斯‧葛森博士的療法，以幫助病患完全康復。

無庸置疑地，這些抗戰勝利的患者都一致肯定，在家自主進行葛森療法，真的能讓病患重拾健康。

為了了解在家進行葛森療法的方式，本章節從不同角度提供療程介紹，也介紹其他新發明的輔助療法，內容有助於病患尋求葛森療法所需素材，有些資料較難取得，本章節也有提供。本書的主要作者夏綠蒂‧葛森，相當熟悉她父親發明的療法，並描寫了過去40年來「治癒絕症」的經驗。

如果自己正受病所苦，或身旁摯愛正在對抗威脅生命的退化性疾病，請趕快往後翻閱，我們所提供的輔助療法資訊，能讓病人成為自己的醫生：

1. 由於葛森療法才是消除疾病的主要療程，其他的療程媒介、素材、療法或步驟都必須視為輔藥用途，而且必須是天然產品，也不可為了加強輔藥功效而以其替代葛森療法的正常療程。
2. 假如受過葛森機構訓練的醫師要對療程內容有所更動，則附帶療法必須要有醫師的監督方可進行。
3. 如要額外添加其他療程，請先諮詢葛森療法醫師。

關於下面列出的療程與素材，各地葛森相關院所內都有提供相同資訊，提醒你，每間葛森醫療中心都是獨立運作的，而且都經過葛森機構的認證，但並非各地院所都有提供下列的額外療程。專業的葛森醫師評估後，可能會建議採取一項，或同時進行多項附加療法。

・苦杏仁苷

是純度較高的苦杏仁素，在果核或杏仁中會自然生成，其他食物中也

有，算是一種含氰糖苷（內含氰化物），但是無毒。單方苦杏仁苷並無療效，而是當作止痛成分，但一般認為含有某些抗癌成分。服用苦杏仁苷並不包含在葛森療法的例行療程之內。

若病患要在葛森療法中補充苦杏仁苷攝取，不可以苦杏仁苷替代療法中的主要元素，否則會影響療效（某些主張苦杏仁苷療法的醫師，認為葛森療法的飲食攝取方式會影響療效，「請勿」聽信這類非葛森療法的讒言）。

• **極化療法**

根據《默克標準醫療程序手冊》所描述，此療法有助鉀成分透過細胞膜進行輸送，這是由著名的墨西哥城心臟科醫師兼研究員，德梅特里奧·索迪·帕拉瑞司博士所提倡，可配合葛森療法進行。基本的極化溶液，也就是GKI，對體內缺乏鉀的病患有益，能幫助鉀（K）在細胞膜間進行輸送，溶液中還包括了葡萄糖（G）與胰島素（I），用的是靜脈注射法。

極化療法可以促進修復因為癌症或退化性疾病而受損的心臟及其他組織；有末端水腫現象的病患，極需要使其進行再吸收作用，並釋放造成體內水腫的液體。

• **氧氣療法**

包括過氧化氫（H_2O_2）以及臭氧（O_3）療法，能促進血液中帶氧量，再活化健康細胞，並有助於消滅病毒及其他病原體；這些成分能以氧氣浴（在標準尺寸的浴缸內，加入1.9至2.3公升濃度3%的過氧化氫）的方式，使局部皮膚吸收，或透過直腸供給。使用環境臭氧產生機，也可幫助提供臭氧，對病患有益。

除了密集式的葛森療法外，在葛森病院或相關院所內，也有提供之前提過的輔藥療程與其他附加療程，但必須額外收費。

• **活化細胞療法**

透過注射或服用胎細胞組織，以增強特定器官機能，在排毒療法過後，

功效特別顯著,但是不可在葛森療法初期嘗試,使用前請先洽詢你的葛森療法院所。

• 胰酵素

高濃縮的胰酵素能分解並消化腫瘤細胞,幫助病患減輕腫瘤負擔;額外並密集地使用胰酵素,有助於病患消滅多種癌細胞。

• 大喜寶茶(保哥果草本茶)

已證實有抗癌成分,起源於美洲當地的原住民茶飲。

• 維他命C

口服或經由直腸給藥,能有效消除化療,或放射線療法所產生的自由基相關病變。

• 熱療法／水療法

浴缸裝滿熱水並將全身浸入,使體溫到達約攝氏40度,這種近乎發燒的體溫有助於殺死腫瘤組織,最好在實施苦杏仁苷療法過後使用;如此結合熱水浴及苦杏仁苷的方法,是解除癌症病痛的最佳良方,能舒緩不適並增進血液與淋巴循環,幫助體內排毒。但**患有神經系統疾病,如多發性硬化症者,不適合用高溫熱療,冷敷療法較好。重要提醒:水中不可含有氟化物成分。**

• 泥膏

合成粉末狀產品,與水混合變成泥狀敷在身上發炎處,能排除毒素,對緩解關節炎、癌症、蚊蟲叮咬、腹瀉與中毒症狀,效果就如同活性碳。泥膏產品能幫助排毒,泥粉也能幫助緩解腸胃炎等不適。使用泥膏產品請按照下列步驟:

1.將足量溫水與適量泥粉混合成泥狀。

約40℃的全身熱水浴，有助於緩解癌症病痛。

2.迅速將泥膏塗抹於乾淨的方形棉布上，避免降溫。
3.將棉布敷在患處。
4.以塑膠布或毛布料覆蓋患處。
5.用別針將其位置固定，敷至隔天或泥膏乾燥後。
6.將布料移除後，以濕布輕輕擦拭乾淨。
7.重複上述步驟。
8.泥膏布用後即丟。

1. Schaefer, A. "Some characteristics of cancer survivors." *Townsend Letter for Doctors & Patients*. 195:70~71, October 1999.

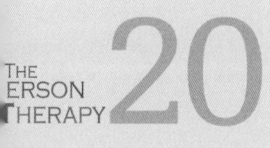

葛森檢驗項目說明

Gerson Lab Tests Explained

別被陌生的醫學名詞給嚇跑,透過正確的知識,讓自己即使在沒有健康專家的協助下,也能自我監督健康狀況。

　　在此章節中,我們要解釋特定的檢驗項目,對追蹤個人健康狀況來說,這些是必要的檢驗項目;針對採行葛森療法的病患,進行血液及尿液的實驗室檢驗,這是受過葛森療法訓練的健康專家們,所採行標準流程的第一步。而這些受邀實行葛森療程的執業者包括了醫學博士、骨科醫師以及自然療法醫師。

　　如果你是採行葛森療法的病患,卻遍尋不著受過葛森機構訓練的健康執業者,以至於沒有專家從旁監督的話,沒關係,你還是有辦法進行適當的健康監督:為了你自己,也為了你的摯愛,你可以尋求採行傳統對抗療法的醫師,請他協助進行相關項目檢驗(當然是付費服務)。之後,運用此章節提供的指引,或許你也能看得懂檢驗報告,不過你還是需要受過認證的專業人士,協助進行醫療檢驗。

　　再者,透過提供退化性疾病病患諮詢的多年經驗,本書共同作者相信,

血鈣濃度檢驗能讓專家了解病人的神經肌肉活動、酵素活動、骨骼發展和凝血機能是否正常。

下面所提到醫師提供的相關解釋與資訊，有助你了解身體的治療過程中會產生何種生理反應。但是我們還是要提醒你：**沒受過葛森療法訓練而採用傳統對抗療法的醫師，若對你提出服藥或改變飲食內容的建議，對你來說可能並非有益，也可能觸犯葛森療法的禁忌。**

此處提供了各檢驗項目的相關解釋，除了幫助讀者不被陌生的醫學名詞給嚇跑，還可以進一步透過正確知識來認識這些檢驗項目，讓自己即使在沒有健康專家的協助下，也能自我監督健康狀況。若你對特定檢驗項目想要更深入了解，請諮詢為你進行檢驗的專業實驗室——既然實驗室從你的身體組織做取樣檢驗，你就有權利獲得進一步的資訊。

血鈣濃度檢驗

血鈣檢驗的目的是要測量血中的鈣含量濃度，檢驗濃度高低有助於健康專家了解病患生理狀況，包括病患神經肌肉活動、酵素活動、骨骼發展，以及凝血機能是否正常。

鈣離子（Ca^+）是主要的細胞外離子，在消化道將食物吸收並攝取足夠的維他命D後，有助於吸收鈣離子。若體內鈣離子過多，會經由尿液與排泄物排出體外；假使鈣離子濃度不足，則會從骨骼或牙齒中提取所需的量，以補充血液中不足的鈣離子含量。一般人每天必須攝取1克的鈣離子，才能平衡所需的鈣離子含量。**對葛森病患來說，應避免透過服用鈣質補充品來攝取鈣離子，通常只要透過果汁與食物就能攝取足量的鈣質。**

血鈣檢驗有助於診斷心律不整、凝血功能不全、酸鹼平衡、神經肌肉疾病、骨質與內分泌系統等問題。正常成人的血鈣濃度約在8.9至10.1 mg/dL之間（原子吸收光譜量為2.25至2.75 mmol/L）；孩童的血鈣濃度會比成年人來得高。

當鈣離子濃度太高而產生「高血鈣症」，代表可能有副甲狀腺機能亢進、骨佩吉特氏症、多發性骨髓瘤、轉移性癌症、多發性骨折，或長時間不

動造成循環不良等現象。同時，血鈣含量太高也表示鈣質排量不足，也可能是罹患腎臟疾病或腎上腺機能不全。

反之，若鈣含量過低（低血鈣症），則可能是由於副甲狀腺機能減退、病患進行過全副甲狀腺移除，或是吸收不良所造成；血鈣濃度降低可能是因為庫欣氏症候群、腎衰竭、急性胰臟炎或腹膜炎所引起。

高血鈣症可能引起深層的骨骼疼痛、腎結石造成側腹疼痛，以及低肌肉張力等症狀；剛開始時會有噁心、嘔吐以及脫水的現象，並導致恍惚或昏睡等症狀，最後可能導致心臟停止。

低血鈣症可能產生末梢麻木或刺痛、肌肉痙攣、面部肌肉抽蓄（沃斯特克氏徵狀）、手腳痙攣（特羅索氏徵狀）、癲癇以及心律不整等。

血磷濃度檢驗

血磷濃度檢驗是要測量血液中的磷酸鹽濃度，以判斷身體活力、碳水化合物代謝、脂質代謝以及酸鹼平衡是否正常。磷酸鹽離子（P^+）是細胞中主要的陰離子，是構成骨骼所不可或缺的元素；檢驗其血中濃度有助於診斷體內酸鹼失衡，或腎臟、內分泌、骨骼與鈣質相關疾病。

對正常成人來說，血磷濃度值在2.5至4.5 mg/dL之間（0.80至1.40 mmol/L），或每升1.8至2.6毫當量之間，孩童的含量較高，為了促進骨骼發育，會提高至7 mg/dL（2.25 mmol/L）左右。

透過腸道攝取飲食中的維他命D，有助於吸收磷酸鹽，體內多餘的含量會透過腎臟的調節機制排出。由於鈣質與磷酸鹽交互作用，透過尿液排出的磷酸鹽含量增加或減少，代表血鈣濃度相對減少或增加。

血液中磷酸鹽含量異常提高時（高磷血症），代表可能喝了太多碳酸飲料，可能引起骨質流失、牙齒礦物質流失、骨折不易復元、副甲狀腺機能減退、肢端肥大症、糖尿病酸中毒、腸阻塞與腎衰竭等症狀。

血磷濃度過低（低磷血症）則可能起因於營養不良、吸收不良症候群、

透過血鈉濃度檢驗可以了解身體水分分布、細胞外液滲透壓和體內酸鹼平衡是否正常。

副甲狀腺機能亢進、腎小管酸中毒，或治療糖尿病酸中毒等；對孩童而言，低磷血症會抑制孩童的正常發育。

血鈉濃度檢驗

血鈉濃度檢驗是要測量血中的鈉含量，以了解身體水分分布、細胞外液滲透壓、神經肌肉機能，以及體內酸鹼平衡是否正常。鈉離子（Na$^+$）是主要的細胞外陽離子，並會影響血中氯與鉀的含量多寡。

鈉主要透過腸道吸收，並主要由腎臟排出，也有少量的鈉會經由皮膚汗液排出。此礦物質可幫助腎臟調節體內水分，當鈉離子減少時，身體排水量會增加，反之若鈉離子含量較高，則會使身體留住較多水分（水腫）。

檢驗鈉離子含量有助於評估體內電解質、酸鹼平衡，與是否有腎臟、腎上腺或神經肌肉系統的疾病；血鈉檢驗也可檢查某些藥物療法的成效如何，如利尿劑。以成人來說，正常的血鈉濃度值在每升135至145毫當量（mmol/L）之間，對葛森病患而言，大約127毫當量左右都在可接受範圍內。

鈉離子失衡主要源於水分攝取量改變，或體內鈉離子的消耗量改變；鈉離子含量過高（高血鈉症），可能是因為水量攝取不足、尿崩症、腎功能受損、長時間換氣過度、嚴重嘔吐或嚴重腹瀉所造成；而體內鈉含量過高也可能是由於攝取過多鹽分導致。高血鈉症的症狀包括口渴、坐立不安、口乾舌燥、黏膜黏稠、皮膚潮紅、少尿、反應遲鈍、高血壓、呼吸困難與水腫等。

鈉攝取不足導致血鈉含量過低（低血鈉症）的情況較為少見，就連葛森療法採用的低鈉飲食，也不會造成低血鈉症，因為一般飲食中就會攝取足夠的鈉含量；但低血鈉症還是有可能發生，引起病患感到擔憂、厭倦、頭痛、皮膚失去彈性、不正常痙攣、顫抖或抽搐；原因包括過度出汗、進行消化道吸引排空、使用利尿劑療法、腹瀉、嘔吐、腎上腺機能不全、發燒，或慢性腎功能不全伴隨酸中毒等。若你曾進行血鈉濃度檢驗，請一併進行尿液中鈉濃度檢驗。

血鉀濃度檢驗

　　血鉀濃度檢驗可算量化分析，測量血中鉀含量多寡，以判斷身體調節功能、滲透均衡、肌肉活動、酵素活動、酸鹼平衡及腎臟功能是否正常。鉀離子（K^+）是細胞內主要離子（陽離子），而在細胞外液也存在少量鉀離子。

　　由於腎臟幾乎會排出身體吸收的所有鉀離子，人體每天必須要從飲食中攝取至少40毫當量的鉀（mmol/d），而一般日常飲食約能提供一天60至100毫當量；血中正常鉀含量值約在每升3.8至5.5毫當量（mmol/L）之間。

　　鉀離子對於維持心肌與骨骼肌正常的電子傳導相當重要，而鉀離子會受到腎上腺皮質固醇荷爾蒙的變化，以及體內酸鹼值的波動、血中葡萄糖含量，以及血鈉含量所影響。鉀離子與鈉離子含量之間會相對變化，若其中之一攝取量較大，另外一方的攝取量就會相對減少。雖然鈉離子較容易保留在體內，但由於人體並無有效方法保存鉀離子，所以還是常常在短時間內產生鉀離子不足的現象。

　　血鉀濃度檢驗可用來評估人體是否有鉀含量過高（高血鉀症），或是鉀含量耗盡（低血鉀症）的臨床症狀，也可用於檢視腎臟功能、酸鹼平衡，與葡萄糖代謝正常與否，也可評估是否有心律不整、神經肌肉與內分泌系統相關疾病。高血鉀症，是由於體內細胞有過多鉀離子進入血液當中，原因包括發燒、粉碎性傷害、糖尿病酮酸中毒，以及心肌梗塞。也可能是因為腎衰竭，造成鈉離子與鉀離子異常交換；或是愛迪生氏症的患者，由於缺乏醛固酮，導致體內合成鉀離子並消耗鈉離子。

　　高血鉀症的症狀包括身體虛弱、噁心、腹瀉、腹部絞痛、肌肉強直以致酸軟麻痺、少尿或心搏過緩；心電圖會顯示PR區間延長，寬QRS波，高T波呈帳篷型，以及ST波降低。而低血鉀症則會表現出反應遲緩、心律急促、心律虛弱、心律不整、精神錯亂、低血壓、缺乏食慾、

注意！
雖然葛森療法鮮少導致血鉀含量提高的現象，但若確實發生此情形，則須暫時減少或暫停服用鉀補充品，並請立即諮詢葛森療法專業醫師。

腎臟會排出身體吸收的所有鉀離子，所以人體每天必須從飲食中攝取鉀。

肌肉無力與感覺異常等現象；而心電圖則顯示出T波平穩、ST波降低，以及U波升高的情形。嚴重的低血鉀症可能會發生心室顫動、呼吸麻痺，或心臟停止等。

血氯濃度檢驗

　　血氯濃度檢驗是另一種量化分析，測量血中氯離子（Cl⁻）含量，氯離子是細胞外液的主要陰離子。鈉離子與氯離子互相作用，有助維持滲透壓、血量、動脈壓與酸鹼平衡。人體透過腸道吸收氯，並主要經腎臟排出體外。

　　透過評估體液狀態，血氯檢驗可判斷出2種體液失衡現象：酸鹼失衡（酸中毒或鹼中毒），以及細胞外陰陽離子失衡。正常的血氯濃度值在每升100至108毫當量（mmol/L）之間。若血中氯含量正常，代表氯與重碳酸鹽比例平衡，也就是酸鹼平衡；若胃液過度流失，或其他分泌物中含有氯，可能代表低血氯代謝性鹼中毒，或體內的氯含量過高；若攝取氯則可能導致高血氯代謝性酸中毒。

　　血氯含量提高（高氯血症）可能起因於嚴重脫水、腎機能停止、頭部創傷（引起神經性換氣過度），以及原發性皮質醛酮症，會表現出恍惚、急促深呼吸，以及虛弱導致昏迷等徵狀。

　　血氯含量過低（低氯血症）與血中鈉離子及鉀離子減少有關，可能由持續嘔吐、進行消化道吸引排空、腸瘺管、慢性腎衰竭或愛迪生氏症所造成。鬱血性心臟衰竭，或細胞外液過多引起的水腫，可能會導致稀釋性低血氯症，引起肌肉過度緊繃、手足強直與呼吸抑制等現象。

乳酸脫氫酵素檢驗

　　乳酸脫氫酵素檢驗（LDH），是要測量體內5種特定同功酶，這些同功

酶能催化肌肉中丙酮酸還原為乳酸的可逆反應。許多常見疾病——像是心肌梗塞（MI）、肺梗塞、貧血、肝病、腎臟病，以及其他疾病——都會提高總乳酸脫氫酵素的含量，而乳酸脫氫酵素檢驗能用來區分其中不同之處。

乳酸脫氫酵素可分為5種同功酶，LDH^1跟LDH^2存在心臟、紅血球細胞以及腎臟內；LDH^3存在肺部；LDH^4與LDH^5則存在肝臟與骨骼肌肉中。檢驗這些酵素，有助於之後檢驗與心肌梗塞有關的肌酸磷酸激酶（CPK），也有助於追蹤病患對某些化療的反應。總乳酸脫氫酵素濃度的正常值，在每升48至115單位之間，而5種同功酶的正常比例如下：

LDH^1：約佔總量的17.5%至28.3%
LDH^2：約佔總量的30.4%至36.4%
LDH^3：約佔總量的19.2%至24.8%
LDH^4：約佔總量的9.6%至15.6%
LDH^5：約佔總量的5.5%至12.7%

由於很多疾病都與LDH酵素有關，醫師診斷時會廣泛運用乳酸脫氫酵素檢驗。

AST/SGOT檢驗

天門冬胺酸轉胺酶與血清麩胺草醋酸轉胺酶（AST/SGOT）檢驗，是根據胺基酸代謝後的含氮部分來測量特定胺基酸殘值。天門冬胺酸轉胺酶（AST）存在於許多組織細胞的細胞質與粒腺體中，主要是在肝臟、心臟、骨骼肌肉、腎臟與紅血球細胞中。

在細胞受損時，天門冬胺酸轉胺酶會被釋放入血液中，若在血中驗出其存在（伴隨肌酸磷酸激酶與乳酸脫氫酵素），則代表有心肌梗塞的危險；此檢驗也有助於診斷急性肝臟疾病，並可用來追蹤病患復元情形。成人正常的

如果血液中的天門冬胺酸轉胺酶含量為正常值的10至20倍，要小心有嚴重的心肌梗塞。

血中天門冬胺酸轉胺酶含量，範圍在每升8至20單位之間，而嬰幼兒的含量約比成人高出4倍。

若天門冬胺酸轉胺酶含量極高，則代表可能有病毒性肝炎、嚴重骨骼肌肉創傷、剛動過大手術，或藥物引起肝臟受損，以及被動性肝鬱血。若其含量為正常值的10至20倍，則代表可能有嚴重的心肌梗塞、嚴重的傳染性單核球增多症，或酒精性肝硬化。若其含量在正常值的5至10倍，屬於中高範圍，代表可能有裘馨氏肌肉萎縮症、皮肌炎或慢性肝炎，正處於疾病的前驅症狀期或消退期。若其含量為正常值的2至5倍，屬於中低範圍，則代表可能有溶血性貧血、轉移性肝腫瘤、急性胰臟炎、肺動脈栓塞、酒精戒斷症候群、脂肪肝，或初期的膽管阻塞。

血清膽紅素檢驗

血清膽紅素是血紅素分解後的主要產物，此檢驗是透過測量膽色素，可得知肝臟與膽囊的健康狀況。膽紅素在網狀內皮組織形成後，會鍵結至白蛋白上並輸往肝臟，再與葡萄糖醛酸結合後，形成膽紅素葡萄糖醛酸和膽紅素二葡萄糖醛酸苷。這2種化合物會被排至膽汁內，測量間接或肝前（未結合的）膽紅素，有助於評估肝膽功能與紅血球合成功能是否正常。

若血清膽紅素濃度提高，通常表示肝臟受損，肝臟實質細胞無法將膽紅素與葡萄糖醛酸結合，以致間接膽紅素重新回到血液之中。另外，其含量提高也提供了健康專家警訊，透露患者可能有嚴重的溶血性貧血；此檢驗也有助於診斷黃疸、膽道阻塞，或未結合膽紅素濃度已升高至危險範圍。

對正常成人而言，間接血清膽紅素含量為11 mg/dL或更低；直接膽紅素則低於0.5 mg/dL；嬰兒的總血清膽紅素範圍在1至12 mg/dL之間；若其含量提高至20 mg/dL，代表新生兒的肝臟發育不全，或先天酵素缺乏，可能需要換血治療。

如果成人體內含量提高，代表可能有自體免疫或輸血反應、溶血性

或惡性貧血、出血現象，或是病毒性肝炎引起的肝細胞失能。無須多提，若直接結合膽紅素含量升高，通常是由於膽道阻塞以致溢入血液當中。肝內膽道阻塞可能是由病毒性肝炎、肝硬化，或是鎮靜劑鹽酸氯普魯麻淨（chlorpromazine）反應所造成；肝外阻塞則可能是由於膽結石、膽囊癌、胰臟癌或膽管疾病所引起。

血清γ－麩胺醯轉移酶檢驗

血清γ－麩胺醯轉移酶（GGT）檢驗，是要檢驗腫瘤性肝病引發的阻塞性黃疸，也能用於判斷是否飲酒過量。γ－麩胺醯轉移酶酵素對於藥物或酒精攝取相當敏感，所以可用來測定治療酒精中毒的成效，也有助於診斷阻塞性黃疸以及肝癌。

> **注意！**
> 葛森療法有刺激免疫的效果，可能會導致血中血清γ－麩胺醯轉移酶含量升高。

γ－麩胺醯轉移酶的正常含量值，對男性來說依照年齡而有所變動，但對女性則否；18至50歲男性的變動範圍約在每升10至39單位之間，超過50歲的男性則在每升10至48單位之間，而女性的正常範圍在每升6至29單位之間；若含量提高，代表可能演變成鬱積性肝病。

酸性磷酸酶檢驗

酸性磷酸酶檢驗，是透過測量前列腺與紅血球的同功酶，以診斷是否罹癌。這2種磷酸酶酵素會出現在肝臟、脾臟、紅血球細胞、骨髓、血小板以及前列腺中，當酸鹼值為5時會特別活躍。

若成功治療前列腺癌，則酸性磷酸酶含量就會降低；其一般正常含量值在每毫升0至1.1 Bodansky單位之間，或1至4 King-Armstrong單位之間，或

鹼性磷酸酶檢驗最常用於診斷轉移性骨癌。

0.13至0.63 Bessey-Lowry-Brock單位之間，或每升0至6國際單位之間；而經由放射免疫分析法測定的結果，則在0至4.0 ng/mL之間。

前列腺酸性磷酸酶含量提高，代表可能罹患佩吉特氏症、高雪氏症、多發性骨髓瘤，或腫瘤已擴散至前列腺囊；若已轉移至骨骼，則酸性磷酸酶與鹼性磷酸酶的含量都會增高，代表成骨活性提高──可能罹患轉移性骨癌。

鹼性磷酸酶檢驗

鹼性磷酸酶（AP）這種酵素，在酸鹼值9.0時最為活躍，會影響骨骼鈣化以及脂質與代謝物的運輸。鹼性磷酸酶檢驗是測量鹼性磷酸酶酵素的合成作用，會存在肝臟、骨骼、腎臟、腸內膜與胎盤中。在成人的血液中，會出現骨骼與肝臟的鹼性磷酸酶，又以肝臟的鹼性磷酸酶最為顯著──除了在懷孕3個月時，胎盤所分泌的鹼性磷酸酶會佔總量的一半。

鹼性磷酸酶檢驗對診斷輕微膽管阻塞特別準確，代表肝臟可能受損。臨床上最常用於診斷轉移性骨癌，或藉由評估骨骼的成骨活性，以檢查是否有骨骼疾病，以及是否有腫瘤或膿瘡使肝臟受損，導致膽管阻塞。此外，鹼性磷酸酶還可提供額外資訊，用於肝功能研究以及升糖酵素檢驗，也可用以評估維他命D治療佝僂症的反應。

鹼性磷酸酶的正常含量值，會根據不同的檢驗方法而有所變動，但成年人通常會在每升30至120單位之間，而孩童則在40至200單位之間。由於在骨骼形成與發育期間，鹼性磷酸酶的濃度會提高，所以嬰兒、孩童以及青少年的含量通常會比成年人高出3倍。其他單位的正常含量為每百毫升1.5至4 Bodansky單位；或每百毫升4至13.5 King-Armstrong單位；或每百毫升0.8至2.5 Bessey-Lowry-Brock單位。而骨骼肌抗體1260檢驗的範圍則在每升30至110單位之間。

鹼性磷酸酶含量升高，代表可能有骨骼疾病、肝內膽汁阻塞導致膽汁鬱積、惡性腫瘤或是傳染性浸潤、纖維化、佩吉特氏症、癌症骨轉移、副甲狀

腺機能亢進、胰臟癌引起轉移性骨癌，以及尚未引起血清膽紅素含量變化的肝臟疾病。

若檢驗出鹼性磷酸酶含量為中度含量，代表急性膽汁阻塞，可能是由於活動性肝硬化造成肝臟發炎，或單核球增多症、軟骨症、缺乏性佝僂症，以及病毒性肝炎所引起。

ALT/SGPT檢驗

在克氏循環（編註：一串製造體內能量的酵素反應）中，有2種酵素能催化可逆的胺基轉移反應，丙胺酸轉胺酶就是其中之一，也是身體組織產生能量的必要元素（第二種酵素就是天門冬胺酸轉胺酶）。若血中丙胺酸轉胺酶含量提高，代表可能在黃疸尚未出現前就有急性肝細胞損傷。在丙胺酸轉胺酶與血清麩氨基─丙酮酸轉胺酶（ALT/SGPT）檢驗中，我們使用光譜測定或比色法來檢查與評估肝炎、無黃疸肝硬化、肝毒與急性肝病的治療過程，也可藉此區分心肌或肝臟組織的損傷。

男性的丙胺酸轉胺酶含量值，在每升10至32單位之間，女性則是每升9至24單位之間，男女嬰分別是男性或女性的2倍高；當含量到達極高──高至正常值的50倍──就有可能是有病毒性或藥物性肝炎，或其他伴隨壞疽的肝臟疾病。

若丙胺酸轉胺酶含量屬於中高範圍，則可能有傳染性單核球增多症、慢性肝炎、肝內膽汁鬱積、初期或改善期的急性病毒性肝炎，或心臟衰竭引起的嚴重肝鬱血。

若丙胺酸轉胺酶含量屬於中低範圍，則可能患有某些疾病，導致急性肝細胞損傷，例如活動性肝硬化、酒精性或藥物性肝炎等。

若其含量只是稍微偏高，則可能有心肌梗塞，或是繼發性肝鬱血。

但若有使用鴉片類止痛劑，例如嗎啡、可待因或meperidine注射液，則ALT/SGPT的檢驗結果，就可能會受到干擾。

三酸甘油酯是人體脂肪的主要儲存型態，偏高表示有粥狀動脈硬化或心血管疾病。

血清總膽固醇檢驗

　　此量化分析，目的是測量在血液循環中含有的游離膽固醇及膽固醇脂化物，以反映出膽固醇化合物出現在身體組織的量。膽固醇是細胞膜結構及血漿中脂蛋白的成分，可由食物中吸收或是由肝臟及其他組織合成，能幫助形成腎上腺皮質素、膽鹽、雄性素及雌性素。富含飽和脂肪酸的飲食，會刺激脂質及膽固醇從小腸吸收，而提高膽固醇的體內含量；相對的，飲食中減少飽和脂肪的攝取，則能減少體內堆積。血清總膽固醇的增加，意味著提高罹患粥狀動脈硬化的心血管疾病的風險。

　　血清總膽固醇檢驗可評估脂肪代謝及冠狀動脈疾病的風險，也能幫助診斷腎臟疾病、胰臟炎、肝病、甲狀腺機能減退或甲狀腺機能亢進。血清總膽固醇的濃度變化，依年齡性別而不同，一般正常值為150到200 mg/dL。

　　血清總膽固醇值應低於200 mg/dL，若在200到240 mg/dL之間則代表處於心血管疾病高風險邊緣。超過250 mg/dL就可能成為心血管疾病、肝炎初期、脂質代謝失調、膽管阻塞、腎病變併發症、阻塞性黃疸、胰臟炎及甲狀腺機能減退的高危險群，這些症狀都需要治療。由日常飲食引起的高膽固醇血症，需良好飲食習慣及配合藥物治療，來減少膽固醇吸收。

　　攝取促腎上腺皮質激素、腎上腺皮質素、雄性素、膽鹽、腎上腺素、鹽酸氯普魯麻淨、鹽酸三氟陪拉辛（trifluoperazine）、口服避孕藥、水楊酸鹽、thiouracils及trimethadione等，皆可能引起高膽固醇血症。

　　低血清總膽固醇與營養失調，肝細胞壞死及甲狀腺機能亢進有關。葛森療法病患由於攝取極低脂的飲食，所以膽固醇值通常都在正常值以下。

脂蛋白與膽固醇分餾法檢驗

　　此檢驗可以用來評估罹患冠狀動脈的風險；利用離心還有電泳等方法，

可分離及測量血中的膽固醇，包括低密度脂蛋白及高密度脂蛋白。體內高密度脂蛋白量低的人，已證實比較容易罹患心血管疾病；相反的，體內高密度脂蛋白量高的人，罹患心血管疾病的機率則比較低。

正常的高密度脂蛋白膽固醇值為每百毫升血液中含29到77毫克，而正常的低密度脂蛋白膽固醇值為每百毫升62到185毫克。過高的低密度脂蛋白會增加心血管疾病的風險，而當高密度脂蛋白量提高時，則代表健康狀態較佳；過低的低密度脂蛋白則可能代表有慢性肝炎、早期的原發性膽道性肝硬化，或攝取過多的酒精。

> **注意！**
> 因為葛森療法攝取了最低量的脂肪，它通常能保護你遠離心血管疾病的威脅，但是它仍然提供了足夠的多元不飽和必須脂肪酸、脂溶性維生素這些人體無法自行合成的元素，以維持身體最佳機能。

血清三酸甘油酯檢驗

三酸甘油酯是體內脂肪的主要儲存型態（構成95%的脂肪組織），血清三酸甘油酯檢驗可以用來作為腎病以及心血管疾病當中，高血脂定量分析的指標。

三酸甘油酯數值會根據年齡來變化：

年齡	三酸甘油酯數值	
	mg/dL	nmol/L
0～29	10～140	0.1～1.55
30～39	10～150	0.1～1.65
40～49	10～160	0.1～1.75
50～59	10～190	0.1～2.10

當檢驗結果異常時，通常會建議進行其他檢驗項目。

在檢測腎臟損害的方法中，測量肌酸酐值會比血尿素氮值準確。

注意！
在實行葛森療法時，三酸甘油酯升高可視為治療過程的反應。

三酸甘油酯較高，意味著粥狀動脈硬化或是心血管疾病；中低程度表示可能有膽管阻塞、糖尿病、腎臟疾病、內分泌疾病，或攝取過量的酒精。低三酸甘油酯較少見，但在營養失調或是β—脂蛋白血症時會發生。

血清蛋白質電泳檢驗

人體中主要的血液蛋白質，包括白蛋白及4種球蛋白。這些蛋白質可藉由電場裝置，在酸鹼值8.6的條件下，根據大小、形狀及電荷的區別將蛋白質分成不同片段。超過50%總血漿蛋白質都是由白蛋白所構成，可藉由膠體滲透壓，防止微血管血漿的滲漏（血漿蛋白質會將壓力作用在微血管的管壁上），同時也能運輸多種不溶於水的物質——例如膽紅素、脂肪酸、荷爾蒙及藥物等。

球蛋白中包括α^1、α^2、β及γ 4種，其中前3種主要作為攜帶型蛋白質，用來運送血中的脂質、荷爾蒙及金屬，而第4種γ球蛋白與免疫系統的調控有關。

根據電泳所呈現的標記，蛋白質電泳檢驗使用電流去測量總血清中的蛋白質，及白蛋白—球蛋白的比例，並且將它們轉換成絕對數值，這些數值可以幫助發現某些疾病的存在，例如肝病、血液疾病、腎臟疾病、腸胃道疾病、腫瘤（良性及惡性）疾病及／或蛋白質缺乏。以下是正常血清中蛋白質的含量：

- 總血清蛋白質：6.6到7.9 g/dL
- 白蛋白片段：3.3到4.5 g/dL
- α^1球蛋白片段：0.1到0.4 g/dL
- α^2球蛋白：0.5到1.0 g/dL

- β球蛋白：0.7到1.2 g/dL
- γ球蛋白：0.5到1.6 g/dL

在估計總蛋白質時，可評估相關的總白蛋白與總球蛋白（在醫學上稱作A-G比例）的平衡與否。若A-G比例呈現相反狀態（白蛋白下降而且球蛋白升高）及低總蛋白質時，代表有慢性肝病。若A-G比例相反，但總蛋白值正常，則代表有骨髓增生性疾病（白血病及何杰金氏症），或是某些慢性傳染病（結核病及慢性肝病）。

血尿素氮檢驗

血尿素氮檢驗是測量血中所含的尿素氮量。氮是蛋白質代謝後的主要產物，在肝臟中由氨形成，再由腎臟排出，尿液含40%至50%的血中非蛋白質氮。血尿素氮的值反映了蛋白質的攝取量及腎臟排出量，但若要判斷是否罹患尿毒症，則檢驗血清肌酸酐的含量，會比血尿素氮值具更高的可信度（見下一節說明）。

> **注意！**
> 施行葛森療法者，因為初期日常飲食中的蛋白質攝取減少，所以有可能會出現血尿素氮值偏低的現象。

血尿素氮的正常範圍在8至20 mg/dL，此檢驗可用來評估腎臟功能，幫助診斷腎臟疾病，並評估身體的水合作用。當脫水導致腎臟血流減少、腎臟疾病、輸尿管阻塞及蛋白質分解作用劇烈增加時，會使得血尿素氮值升高；而嚴重肝臟損傷、營養失調及嚴重脫水，則會造成血尿素氮值下降。

血清肌酸酐檢驗

在檢測腎臟損害的方法中，測量肌酸酐值比血尿素氮值更為準確。肌酸

要檢查葡萄糖和空腹血糖值時,需先空腹12～14小時。

酐是非蛋白質代謝的最終產物。腎臟受損幾乎是造成血中肌酸酐增加的唯一原因,所以肌酸酐值與腎小球過濾率有直接的關係,可評估腎臟的腎小球功能及檢視腎臟損傷。

男性的血中肌酸酐濃度正常範圍在0.8至1.2 mg/dL之間,女性則在0.6至0.9 mg/dL之間。血清中過高的的肌酸酐值表示嚴重的腎臟疾病,可能有超過半數的腎元遭受破壞,例如巨大症及肢端肥大症患者。其中的干擾因素包括吸收過多的抗壞血酸、巴比妥鹽(barbiturates)、利尿劑及sulfobromophthalein。另外,**對運動員來說,即使腎臟功能正常,但其肌酸酐值還是有可能高於平均值。**

血清尿酸檢驗

尿酸是血中普林(purine)的代謝物,此檢驗主要是測量血清中尿酸的含量,用來診斷是否罹患痛風。在腎小球過濾及腎小管分泌時不會有尿酸,但是當酸鹼值為7.4或以下時會有極少量的溶解,像是罹患痛風,或是白血病造成過多的細胞生成及破壞,及腎臟發生功能障礙時。

男性體內尿酸濃度範圍在4.3至8 mg/dL之間,女性則在2.3至6 mg/dL之間。雖然高濃度的尿酸與疾病的嚴重程度無相關性,但是的確會增加充血性心臟衰竭、肝醣儲存失調、急性傳染性疾病(如傳染性單核白血球增多症、溶血性貧血、鐮刀型貧血、淋巴瘤、轉移性惡性腫瘤及牛皮癬)的機率。低濃度的尿酸則出現於急性肝衰竭及腎小管吸收異常,例如威爾森氏症及范康尼氏症患者身上。

檢驗的結果可能會受到某些藥物的干擾,如環利尿劑(loop diuretics)、醫肺妥(ethambutol)、唯克斯汀、吡嗪醯胺(pyrazinamide)、thiazides及低劑量的水楊酸鹽。此外像是飢餓、高普林飲食、壓力及酒精都會使尿酸急速增加。當以比色法測量尿酸含量時,乙醯胺酚(acetaminophen)、抗壞血酸(ascorbic acid)、禮多盼(levodopa)及非那西汀(phenacetin)會使數

值呈現錯誤的增加，而高劑量的阿斯匹靈、可邁丁、血清寧（clofibrate）、cinchophen、促腎上腺皮質素及phenothiazines則會使尿酸含量降低。

葡萄糖＆空腹血糖值（FBS）檢驗

對於糖尿症患者來說，若要測量葡萄糖或空腹血糖來觀察葡萄糖代謝，必須要經過12至14小時的飢餓。在空腹狀態，因為血糖降低而刺激升糖素的分泌，升糖素會增加肝醣分解而使血漿中葡萄糖含量上升，刺激葡萄糖新生作用，並且抑制肝醣合成。正常情況下，胰島素的分泌表示葡萄糖濃度有升高的情形；而糖尿病患者的情況是，由於胰島素缺乏功能而造成持續的高血糖濃度。在8到12小時飢餓後，空腹血糖檢驗值的正常範圍為：

- 空腹血清中，70到100 mg/dL。
- 空腹全血中，60到100 mg/dL。
- 非空腹狀態全血中，50歲以上為85至125 mg/dL，而50歲以下為70至115 mg/dL。

檢驗讀值可以幫助檢視糖尿病及其他醣類代謝失調的疾病，也可以檢視藥物或糖尿病的飲食治療效果、未治療的糖尿病其胰島素需要量，或已知及疑似低血糖症。空腹時血糖值若達140到150 mg/dL甚至更高，就很有可能被診斷為糖尿病；非空腹時血糖若是超過200 mg/dL，也被認為是糖尿病的症狀。血糖值升高的原因有可能是來自於胰臟炎、甲狀腺機能亢進、嗜鉻細胞瘤、慢性肝炎、腦部創傷、慢性疾病、長期營養失調、驚厥、缺氧症及突發性的不適所導致。

而低血糖則可能來自高胰島素血症、胰島素瘤、Gierke's disease、機能性或反應性低血糖症、甲狀腺機能減退、腎上腺機能不全、先天性腎上腺增生症、腦垂體機能減退、胰島細胞癌、肝壞死，或肝醣儲積症。

臥床休息時，紅血球數量下降是因為需要的氧氣量較少的緣故。

血清鐵及總鐵結合能力檢驗

利用緩衝液及著色液這2種血檢容液，進行❶結合在糖蛋白─運鐵蛋白的鐵含量，與❷血漿中總鐵鍵結容積（TIBC）。前提是所有的運鐵蛋白都與鐵結合，處於飽和的狀態。血漿總鐵鍵結容積可顯現出飽合態運鐵蛋白的實際量，用來區分血中鐵含量而獲得運鐵蛋白飽和的比率。正常的運鐵蛋白飽和度為30%，故這2種檢驗能ⓐ估計總鐵儲存量，ⓑ診斷血色素沉著症，ⓒ區分缺鐵性貧血或慢性疾病引起的貧血，ⓓ評估患者的營養狀態。

正常血清鐵及血漿中總鐵鍵結能力值如下：

	血清中鐵	血漿中總鐵鍵結容積 （mcg/dL）	飽和度 （mcg/dL）
男性	70～150	300～400	20～50
女性	80～150	350～450	20～50

當缺鐵時，血中鐵含量下降，血漿中總鐵鍵結容積會增加，造成運鐵蛋白的飽和度降低。患有慢性疾病如風濕性關節炎者，在體內鐵含量足夠情形下，雖然血中的鐵含量減少，但總鐵鍵結容積仍然不變或下降，以維持正常飽和度。鐵含量過高並不會改變血中鐵含量，直到患病後期才會顯現，此時血清中鐵含量增加但總鐵鍵結容積仍維持相同，因此造成飽和度增加。

紅血球（紅血細胞）計數

傳統的計數方式是以血球記數器來人工計算，現在一般則使用電子儀器來計數，能提供更快及更精確的結果。紅血球計數（RBC）的結果，並不提供關於紅血球血紅素品質的資訊，但它的確顯示了平均血球體積（MCV）及

平均血球血紅素的資訊。所以紅血球計數提供關於紅血球大小與血紅素含量的指標，並且可以作為其他血液學檢驗，在診斷貧血以及紅血球增多症時的佐證。

依據年齡、性別、樣本及地理位置，在靜脈血中的正常紅血球數量，成年男性的範圍在每微升450萬至620萬（4.5至6.2×1,012／升）之間；成年女性則在每微升420萬至540萬（4.2至5.4×1,012／升）之間；孩童則在每微升460萬至480萬之間；足月的嬰兒為每微升440萬至580萬（4.4至5.8× 1,012／升）。當血球數增加時，可能是血球增生或是有脫水現象，數量減少則顯示有貧血、體液負荷超載或是最近有過出血現象。臥床休息時，紅血球數量下降的現象，普遍認為是需要較少氧氣量的緣故。

總血紅素檢驗

總血紅素（HGB）檢驗，是測量每100毫升的全血中總血紅素濃度。平均血球血紅素及游離血漿中的血紅素，會影響紅血球的總數。此檢驗是血液計數中的基本部分，用以測量貧血或血球增生的嚴重性，或觀察治療結果，並提供計算平均血球血紅素及平均血紅素濃度的數據。

根據靜脈血液的樣本，不同年齡病患所測得的正常值為：

年齡	血紅素等級（g/dL）
小於7天	17～22
1週	15～20
1個月	11～15
孩童	11～13
成年男性	14～18
老年男性	12.4～14.9
成年女性	12～16
老年女性	11.7～13.8

如果靜脈注射的部位有發生血腫的現象，可先冰敷後再以溫水浸浴以減輕不適感。

血球容積比檢驗

在全血樣本中的紅血球體積，可利用血球容積比（HCT）檢驗來測量。紅血球的數量及大小決定了血球容積比的濃度，有助於診斷出例如水化作用的異常狀態、紅血球過多症、貧血、體液失衡、失血、輸血，以及紅血球指數。根據病人的性別、年齡、實驗室等級以及血液樣本，此檢驗通常可以在完整血液計數中追蹤該病患的血液。

血球容積比的參考值，男性在40%到54%（0.4到0.54）間，女性在37%到47%（0.37到0.47）間。血球容積比較低，代表貧血或血液稀釋；血球容積比較高，則代表紅血球過多症，或是因失血造成的血液濃縮。如果在靜脈注射的部位發生血腫現象，可先冰敷後再以溫水浸浴，來減輕不適感。

紅血球指數檢驗

平均血球體積（MCV），平均血球血紅素（MCH）及平均血球血紅素濃度（MCHC）皆可經由紅血球指數檢驗測量出來。平均血球體積表現了紅血球的平均大小，並說明了血球是否過大、過小或是正常；平均血球血紅素表示一個紅血球中血紅素的重量；平均血球血紅素濃度則定義為每100毫升中的紅血球所含的血紅素濃度。

正常的紅血球指數為：

- 平均血球體積 = 84到99立方微升／紅血球（飛升（fl）／紅血球）
- 平均血球血紅素 = 26到32微微克（pg）／紅血球
- 平均血球血紅素濃度 = 30%到36%（300至360 g/L）

這些指數有助於診斷及定義是否為貧血。

若呈現低平均血球體積及低平均血球血紅素濃度，可能患有：缺鐵引起的小球性低血色素貧血、pyridoxine-responsive anemia或是地中海貧血。若呈現高平均血球體積，則為巨幼紅細胞性貧血造成的巨球性貧血；當人體缺乏葉酸或維生素B12、遺傳物質DNA合成異常，或患有網狀細胞增多症，就可能引起巨幼紅細胞性貧血。

紅血球沉降率

測量方式是記錄全血樣本中的紅血球，沉積到垂直試管底部的時間。紅血球沉降率（ESR）是種敏銳但非特定性的檢驗，可以檢視當其他化學及生理值正常的情況下，疾病發生的機率。在受到感染所引起的廣泛性發炎症、自體免疫疾病或是惡性腫瘤時，沉降率值會提高。

所以紅血球沉降率可檢視發炎症或惡性疾病，而且可發現某些難以理解的疾病：例如結核病（TB）、組織壞死或結締組織異常。

正常的紅血球沉降率範圍在每小時0到20毫米之間。懷孕、急性或慢性發炎症、結核病、異常蛋白血症、風濕熱、風濕性關節炎，及某些癌症發生的時候，會使沉降率提高；貧血也會使沉降率值上升。而紅血球過多症、鐮刀型貧血、血液黏滯性過高，及低血漿蛋白質，則會使得紅血球沉降率下降。

注意！
葛森療法在施行中及施行後會引起發燒，而且通常會有紅血球沉降率上升的反應。

血小板計數

血小板是血液中的微小型態的成分，血管受傷時可以產生止血的血栓來修復血管，並可提供磷脂質給凝血激素來促進凝血產生。血小板計數對於檢

白血球計數通常用來檢驗身體是否受到感染或發炎。

視化學療法、放射線療法，或嚴重的血小板增多症及血小板減少症時，是不可或缺的參考值。在體內自發性的出血時，血小板數值會低於50,000，若發生致命的中樞神經系統出血，或是大量的腸胃道出血，血小板數目可能會低於5,000以下。

血小板計數可評估血小板的產量、估計細胞毒性治療的影響、幫助診斷血小板減少症及血小板增多症，而且可以確認光學測量下的血小板數目，及染色血液薄膜上的血小板型態。正常血小板數量範圍在每毫米13萬到37萬（130到370×10^{11}／升）之間。

引起血小板數目下降的原因，包括再生不良性貧血或骨髓發育不全、滲透性骨髓疾病，例如癌症、白血病，或是瀰漫性感染、巨核細胞發育不全、因維生素B及葉酸缺乏，引起血小板生成無效、腫大胰臟引起的血小板過少、藥物或免疫疾病造成的血小板破壞增加、瀰漫性血管內凝血反應、Bernard-Soulier症候群，或是血小板的機械性傷害。

此外，有些藥物也可能會減少血小板的數量，包括acetazolamid、acetohexamide、antimony、antineoplastics、縮蘋酸溴菲安明（brompheniramine maleate）、卡巴馬平（carbamazepine）、氯黴素（chloramphenicol）、ethacrynic acid、服樂泄麥（furosemide）、gold salts、硫酸羥氯奎寧（hydroxychloroquine）、因多美沙信（indomethacin）、異菸鹼醯肼（isoniazid）、mephenytoin、每非那（mefenamic acid）、methazolamide、甲硫嘧唑（methimazole）、methyidopa、oral diaoxide、oxyphenbetazone、配尼西拉明（penicillamine）、青黴素（penicillin）、吡唑丁烷（phenylbutazone）、苯乙內醯脲（phenytoin）、匹力滅沙敏（pyrimethamine）、硫酸奎尼丁（quinidine sulfate）、奎寧（quinine）、salicylates、硫酸鏈黴素（streptomycin）、sulfonamides、thiazide、thiazidelike diuretics、三環抗鬱劑（tricyclic antidepressants），肝素（heparin）也會造成短暫性的血小板減少症。

造成血小板增加的原因，包括某些疾病，如出血、感染性疾病、惡性腫瘤、缺鐵性貧血、骨髓纖維化、原發性血小板增多症、真性多血症、骨髓性

白血症、近期動過手術、懷孕，或者切除脾臟，以及發炎性疾病，如膠原性血管疾病。

白血球（白血細胞，WBC）計數

此檢驗使用血球計數器或柯爾特（Coulter）計數器，來計算每立方毫米全血中所含的白血球細胞，白血球數目會因為激烈的運動、壓力或消化作用而受到影響。其通常被用來檢驗是否感染或發炎，對於往後的白血球分化檢驗、骨髓切片、化學療法或放射線療法，都是必要的檢驗。

白血球數目的範圍是4.1到10.9×10¹¹個。數量增加代表受到感染，例如膿瘡、腦膜炎、闌尾炎或扁桃腺炎，也可能代表白血病、灼傷所引起的組織壞死；心肌梗塞或是壞疽也會表現出白血球增加。如果白血球數量降低，可能是因為各種感染引起的骨髓抑制，或是抗腫瘤藥物治療中使用了汞或其他重金屬毒素，引起的毒素反應，或暴露在含苯或含砷的環境，以及微生物入侵造成的流行性感冒、傷寒、麻疹、傳染性肝炎、單核白血球增多症，及德國麻疹。

白血球細胞分化

每種白血球的相對數量，可藉由白血球分化檢驗計算出來，檢驗數據可區分每種白血球所佔的比例，以及每100個甚至更多的白血球細胞中，每種白血球所佔的絕對數量，其中包括顆粒球、無顆粒球、幼年嗜中性球、節狀嗜中性球、嗜鹼性球、嗜酸性球、大淋巴球、小淋巴球、嗜菌細胞、組織細胞等等。

白血球分化檢驗可評估身體抵抗及克服例如感染、各種形式的白血病的能力、也可評估身體受到感染的程度及嚴重性、是否有過敏反應、過敏反

尿液分析是很重要的檢驗項目，它可以傳達人體內的運作狀況。

應的嚴重性，及是否有寄生蟲感染等。關於白血球分化檢驗有一長串的參考值，可分為成人及孩童部分，以下為部分內容：

成人	相對值（％）	絕對值（微升）
嗜中性球	47.6～76.8	1,950～8,400
淋巴球	16.2～43	660～4,600
單核球	0.6～9.6	24～960
嗜酸性球	0.3～7	12～760
嗜鹼性球	0.3～2	12～200

為使診斷正確，檢驗者必須同時參考相對值及絕對值。當診斷結果產生劇烈的變化及異常時，請參見《葛森療法手冊：癌症治療的隨身工具書：50個實例分享：葛森療法病患的實用守則與相關資源及食譜》的〈附錄I〉。

常態性尿液分析

常態性尿液分析項目包括生理特性評估、比重及酸鹼值、蛋白質、葡萄糖及酮體，加上尿液沉積檢查、尿液管型及血球結晶。尿液分析屬於十分重要的檢驗，可以傳達人體內的運作情形。常態性尿液分析的結果，會受到以下因素的影響，包括：體內生理機能如何進行，或是身體對於飲食所產生的反應、非病理性情況、樣本收集時間，及其他的因素。

當尿液分析結果產生劇烈的變化及異常時，請參見《葛森療法手冊：癌症治療的隨身工具書：50個實例分享：葛森療法病患的實用守則與相關資源及食譜》的〈附錄I〉。

21 他們都成功了

Success Stories by Patients

「我真的太幸運了,就是葛森療法救了我的命。」

提姆・巴契德(Tim Batchelder)是位人類學家,他曾在《醫師與病患的湯森通信》當中建議病患們,尋求健康醫療系統時,不要抱持診斷與治療的心態,而是要抱著找回健康與健全自我的心態[1]。

人們到診所看醫生時,就會感覺到各種症狀浮現,看完醫生就覺得自己真的生病了。有些醫療人類學家稱此為「獸醫式診斷」,因為**醫生其實不太注重病人過去的其他病歷,只注意其中與病人當下症狀有關的病歷**。如果病人本身提出太多意見、想法和其他社會文化背景,只會混淆醫生觀點,使其無從下手[2];所以某些較為技術取向,以及偏向傳統診斷方式的醫生,會比較喜歡病人被動式地讓醫生診斷就好──就像獸醫院的小動物一樣。

但這裡要跟讀者分享的葛森療法案例們,可就不是這樣了,他們可不會被動地乖乖坐著被看診而已,而是積極主動尋求葛森療法,並且確實執行──即使知道這種治療過程很艱辛、要求非常嚴格,還得過著近乎隔離般的生活方式,他們也從不懈怠──這些案例們都有共同的目標,就是讓自己盡可能活下去,而葛森療法則幫助他們成功達到目標。

傳統肺癌療法，主要是手術配合化療、放射線治療，預後長期存活率很低。

扭轉肺癌──10大惡性腫瘤死因之首

　　肺癌是第2普遍的癌症，也是10大惡性腫瘤死因第1位，男女皆同；雖然過去男性得到肺癌機率較高，但近年來女性罹患肺癌的案例也急速攀升；長期以來，肺癌往往只是男性10大死因第1位，可是現在也已經超越乳癌，同樣成為女性10大死因第1位。

　　1997年，美國約有178,100人罹患肺癌，並且造成160,400人死亡，就算肺癌是最容易預防的惡性腫瘤，卻還是有這麼多死亡案例；不過只要全世界菸草產量減少一點點，則各種癌症（不只是肺癌）就會下降17%。肺癌一般可分為2種，小細胞肺癌與非小細胞肺癌，後者較為普遍，約佔整體確診病例75%左右。

　　傳統的肺癌腫瘤療法，主要是手術配合化療、放射線治療，有時也會搭配熱療法，預後長期存活率相當低。

- 罹患肺癌第1期（尚未轉移至淋巴結）的5年存活率，約有30%至80%，因為腫瘤還很小，可經由手術移除。
- 罹患肺癌第2期（已轉移至肺門淋巴結）的5年存活率，約為10%至35%，需經由手術配合放射線治療（肺門是肺動脈、肺靜脈及淋巴腺進出處）。
- 罹患肺癌第3A期（可嘗試手術，並配合放射線治療，有時需要化療）的5年存活率，約為10%至15%。
- 罹患肺癌第3B期（此時手術無益，需嘗試放射線療法與實驗性化療）的5年存活率，低於5%，因為傳統腫瘤療法成功率很低。
- 罹患肺癌第4期（已轉移至其他部位）的5年存活率，遠低於5%──也許只有3%──此時治療只能幫助舒緩症狀。

　　「非小細胞肺癌」，經由血液透過淋巴系統擴散至全身，會有3種不同亞型：鱗狀細胞肺癌或稱表皮樣癌（多與抽菸有關）、大細胞肺癌（與腦部

轉移有關），以及肺腺癌，而肺腺癌的比率正持續增加中，目前原因尚未明朗；此3種非小細胞肺癌的治療方法都很相似。

彼得斯逆轉末期肺腺癌

　　1989年11月，住在匹茲堡的約翰‧彼得斯（John Peters）正值60歲，被醫生診斷出罹患肺腺癌，讓他相當震驚又沮喪。雖然他飲食一直都很正常，而且1星期游泳5天——已經游超過上千公尺的距離，從不抽菸，3個月才做過健康檢查，報告還顯示健康狀況良好，醫師卻還是宣告他罹患非小細胞肺癌第3A期。

　　約翰‧彼得斯聽從醫生建議，馬上接受胸腔手術，並配合24種放射線治療。治療過後，原本的多種症狀，包括持續咳嗽、偶爾咳血、沙啞與呼吸短促、咳痰、週期性肺部感染、體重減輕、臉部腫脹，與強烈頭昏感等，都有所改善，甚至幾乎全都好了。

　　1年後，原本的咳嗽與某些症狀再度復發，所以他又做了另外一系列的檢驗，包括支氣管窺鏡檢查，結果顯示又是非小細胞肺癌，必須再動一次胸腔手術。約翰‧彼得斯說：「當我拒絕手術時，醫生警告我大概活不久。」

　　彼得斯先生接著說：「我研究了一些癌症資料，了解到罹患癌症的原因，其實來自於我的體內，如果不改變我的體內環境，癌症就會一直復發。在1991年5月，我開始在家實行葛森療法，當時身體很虛弱，偏偏葛森療法非常嚴苛，一直到差點走進鬼門關，我才重新激勵自己。」

　　「短短3個星期，就感覺到葛森療法的成效——身體變得比較強壯，咳嗽頻率也減少了，感覺比之前好很多，最令人訝異的是，我雖然吃素但體重卻增加了，過去幾個月來一直不斷消瘦，現在終於可以脫離骨瘦如柴的狀態！」彼得斯先生寫了一封信給葛森機構，「這7年來，我都很健康，癌症沒有復發，現在我一直是素食主義者，不吃精製麵粉、糖、鹽，也不喝咖啡因與酒精飲料，而且持續榨蔬菜汁來喝，一天

放射線治療藉由損害癌細胞的染色體和DNA來殺死癌細胞，但大量輻射線會嚴重破壞健康。

大約喝680公克。我深信不疑，要不是多虧了葛森療法，我早在6、7年前就躺在墳墓裡了。」

「我在1989年接受手術前，曾經有偶然的機會，諮詢過匹茲堡癌症機構主席的意見，當我1996年找他做癌症追蹤檢驗的時候，他很訝異我居然還活著。我的病況接受肺部手術後，5年存活率只有3%，而我真的太幸運了，就是葛森的素食療法救了我的命。」約翰‧彼得斯口氣相當堅定。

約翰‧彼得斯後來向本書的兩位作者回覆近況，身為前肺癌病患，在遵守葛森療法嚴謹的飲食規範後，比起一般肺腺癌病患所謂的5年存活期，他多活了1倍以上的時間（如同前面所述，5年存活期是由美國癌症協會所界定，所謂「痊癒」的生命週期）。

與肺癌奮戰20年的瓦德茲

1979年1月中旬，住在墨西哥杜蘭戈州的耶穌‧勒取佳‧瓦德茲（Jesus Lechuga Valdez），在重感冒的情況下到墨西哥城出差；1星期後，病情惡化了，不但咳嗽不止，喉嚨沙啞也讓他難以說話。勒取佳先生在本書撰寫期間，大約是86歲，原本是卡車與牽引機經銷商，在1971年退下總經理兼部分所有人的職銜，出差奔波使事業蒸蒸日上，卻也搞壞了自己的身體。往後的6個月中，他嘗試過3次對抗療法與1次順勢療法，想治好長期的咳嗽與沙啞症狀，醫師都認為這是成人氣喘的症狀，此時他66歲。

但醫師的診斷與治療方向錯誤，後來勒取佳先生照了胸部X光，顯示右邊肺部有約5公分大小的圓點，諮詢外科醫生後，確定肺部有顆直徑約6公分的腫瘤。

在德州的厄爾巴索，有一位內科醫師華特‧費因堡（Walter D. Feinberg），同時也是醫學博士，每年都會定期為病患體檢；於是在1979

年6月18日，勒取佳先生前往費因堡醫師的診所，進行前後X光片比對，結果顯示，1年前還沒有任何胸部病灶的跡象，短短6個月內，腫塊就快速成型了。

胸腔科的克羅賽（E. S. Crossett）醫師，是在厄爾巴索的Hotel Dieu（法語為「上帝聖所」之意）醫院執業的醫學博士，在為其進行肺部手術時，進行支氣管鏡檢與縱膈腔鏡檢法，想將腫瘤移除，但是手術切除後，病人會非常虛弱，所以醫師決定暫不切除腫瘤，只做切片檢查。組織病理檢查的結果指出，勒取佳先生罹患了第3B期的「未分化大細胞肺癌，並已轉移至支氣管與縱膈腔區域」。

癌症術語中的「第幾期」，是代表體內存在多少癌細胞的指標，包括其腫瘤大小、位置，以及轉移與否[3]。「第3期」表示癌細胞已經轉移至身體其他部位，在肺癌方面，第3期可以分成兩種，3A與3B；若是「第3B期肺癌」，代表腫瘤因為技術層面的問題無法經由手術移除，或者動手術對病患無實質幫助[4]。耶瑟‧勒取佳‧瓦德茲的癌細胞轉移無法透過手術移除，而且預後報告表示，他只剩下3到6個月可活。

高劑量放射線治療

厄爾巴索癌症治療中心的主任伊拉‧賀羅維茲（Ira A. Horowitz）醫學博士，建議勒取佳先生採用放射線療法，不過，院內現有的體外放射治療機有點落伍，老舊的鈷60射線會對病患產生嚴重的副作用。放射治療機內部的鉛製容器，裡頭存有鈷元素，在衰變的時候會產生高能量的輻射[5]。

勒取佳先生接受家人的建議，決定到賓州的徹斯特去接受放射線治療，而地點正好靠近德拉瓦州的威明頓——也就是當時他女兒喬琪娜‧勒取佳‧波特（Georgina Lechuga Potter）的居住地（波特女士現居於維吉尼亞州的維也納，並於其父親以西班牙文口述病史時協助翻譯，本書此處提供的相關內容，除了醫院記錄外，其餘資訊大多由她提供，並經過

放射線治療的副作用不少，像是情緒低落、食慾不振、體重驟降……。

其母親，朵蘿瑞‧勒取佳【Dolores A. Lechuga】女士書面同意刊載於本書中）。

波特女士帶著父親前往徹斯特的「克羅哲—撒斯特」醫療中心，諮詢癌症醫師羅伯‧恩克（Robert Enck）博士的意見，他也認為有必要接受放射線治療，並將其轉診給放射科的華倫‧西沃（Warren Sewall）醫學博士，於1979年7月10日至8月21日，透過線性加速器，以4,400雷得（rads）輻射單位的放射線光束（現今已改用「戈瑞」【centigray, cGy】作為輻射單位）照射右肺與縱膈膜部位，時間長達4週；此外，勒取佳先生還同時接受1,600雷得單位的放射線，照射右上肺葉，再加上5,000雷得單位的放射線，照射充滿癌細胞的「鎖骨上淋巴結」──也就是說這4週期間，每週有整整5天都在接受高劑量放射線治療，而4週過後，放射科醫師還另外加了2週療程，繼續以5,000雷得單位的放射線，照射鎖骨上淋巴結部位。

「線性加速器」是最為普遍被使用於治療癌症的儀器，也是1979年當時的最新科技，它所放出的能量從4至35百萬伏特不等，運用X光與電子混合射線，電子射線透過波幅加速，而穿透組織的能力則取決於射束能量[6]。

為了舒緩症狀（而非治癒癌症），耶瑟‧勒取佳‧瓦德茲透過院方的線性加速器，接受了多種高能量X光照射，但這也可能因此造成許多痛苦的副作用，甚至造成20年後癌症再度上身，如此大量的X光，早已超過健康組織所能承受的安全劑量。

放射線治療的原理，是透過「離子化」的過程，損害癌細胞的染色體與DNA，阻止細胞分裂，進而達到殺死癌細胞的作用。至於戈瑞輻射劑量，1戈瑞單位的射線等同於100雷得單位，以勒取佳先生的例子來說，每天通常要接受44＋16＋50戈瑞單位的射線，4星期下來總共接受了2,200戈瑞單位，並且外加了2星期共1,000戈瑞單位的療程，總共是3,200戈瑞單位，這可是相當驚人的輻射量！稍後還會提到，如此的放射線治療，更嚴重影響了他往後的健康狀況。

肺癌復發

輻射線對勒取佳先生產生的副作用，包括了情緒低落、食慾不振、體重驟降、胸部照射區域膚色黯淡。輻射甚至灼傷食道，進而造成吞嚥困難，直到21年後的今天，他在進食時仍得要小心吞嚥，否則稍微大塊的食物就會噎在食道傷痕部位，造成窒息。

1979年8月31日，他回到厄爾巴索癌症治療中心做後續診斷。賀羅維茲醫師判斷肺部腫瘤已經縮小了80%，咳嗽情況較為緩和，頻率也較為下降，食慾也恢復了，而且沙啞狀況也有所改善；但在檢查治療期間，醫生並無限制飲食規範，病人依舊享用著丹麥麵包、油膩漢堡、炸薯條、披薩、可樂，以及各種垃圾食物，醫生只要他避免陽光直射輻射區域皮膚而已。

賀羅維茲給他的預後報告中，估計肺癌有50%的復發機率。此後勒取佳先生就回到杜蘭戈，繼續從事卡車與牽引機的經銷工作。

在治療後不到1個月的時間，癌症又回來了，勒取佳先生的咳嗽魔咒還有沙啞情況都比之前更嚴重，此時他與朵蘿瑞聽從女兒喬琪娜·勒取佳·波特的建議，決定尋求葛森療法。波特的朋友艾爾文·羅森保（Irwin Rosenberg）博士（營養學博士），當時是位實習藥劑師，在得知消息後，就教波特使用葛森博士的飲食療法以及排毒療法。羅森保醫師是艾波瑟卡瑞藥局的所有人，位於馬里蘭州貝塞斯達的喬治城路（諷刺的是，國家健康研究院就在對面）。

靠葛森療法堅持下去

1979年10月28日，勒取佳先生在妻子陪同下，前往墨西哥提華那市的葛森醫院，該院的醫學主任，維多·歐圖諾（Victor Ortuno）醫學博士，在診斷過後將勒取佳先生轉診給表親，艾圖羅·歐圖諾（Artuno Ortuno）醫學博士，由他全權負責監督治療過程。

光在美國，每17名女性就有1位罹患卵巢癌。

　　雖然治療過程產生許多痛苦的反應，但病況很快就開始好轉，腫瘤指標與其他試驗報告都有改善，不過他的心理狀態卻盪到谷底，感到極度憂鬱；然而，在艾圖羅醫師的努力和妻子朵蘿瑞的鼓勵下，勒取佳先生得以堅持葛森的飲食與排毒療法，就算回到家中也不懈怠。

　　回到杜蘭戈後，勒取佳先生苦於療程需求，每天要喝下大量葛森配方蔬果汁、要咖啡灌腸、蓖麻油療法，還要吃下大量生菜沙拉，與精心調配的無鹽料理。葛森療法的飲食規範與他原本墨西哥式的文化背景相差甚遠，對他的精神無疑是種折磨。治療過程中，他完全沒有食慾，而且反應期愈來愈長，有時候會長達1週，但是朵蘿瑞，他的伴侶，對他無以復加的愛與支持，使他戰勝了自身的沮喪感──朵蘿瑞總是會幫他打點食物、果汁，並協助灌腸與其他治療需求，就像是自備的葛森家庭醫師，也因此，勒取佳先生的妻子救了他一命。

　　在1980年的聖誕新年週，治療產生的反應消失了，之前他是如此虛弱，甚至要強迫自己才能吃東西，而現在他開始感覺身體好轉起來，他不做額外的事，只是乖乖躺在床上休息睡覺。又過了1週，他已經可以偶爾去上班了──光是可以坐在辦公桌前，就足以讓他重新充滿動力，繼續對抗癌症。從辦公室開車回家只要5分鐘路程，所以他可以找時間回家做咖啡灌腸、用餐還有喝果汁，他也把紅蘿蔔汁用保溫瓶帶到辦公室，每個小時都喝一點。

　　他1980年4月底回到葛森醫院，做首次的半年治療追蹤（從1979年11月開始，他總共回該病院做了12次半年追蹤），他的腫瘤指標與驗血報告幾乎都是正常的，所以艾圖羅醫師開始讓他吃優格、全麥麵包、脫脂鮮乳，偶爾可以吃點魚肉、雞肉，還有一些原本禁止的食物。勒取佳先生覺得身體愈來愈好，心理狀態也愈來愈樂觀，開始會講故事、說笑話，或唱歌給周圍的人聽，讓大家開心。

　　1981年10月17、18日的週末，他將自己的情形告知夏綠蒂·葛森，並接受她的邀請，以演講者的身分參加聖地牙哥的「葛森生存者大會」。1985年6月，艾圖羅·歐圖諾醫師陪同勒取佳先生，到聖地牙哥

診斷中心接受核磁共振造影檢查（MRI），以確認這5年來是否已經消滅所有癌細胞，結果是肯定的！收到核磁共振報告的肯定，艾圖羅醫生要求他1年後重回葛森醫院再次追蹤，並且建議這1個月內繼續嚴守葛森療法，算是「保險」。勒取佳先生同意，並會向其回報這最後1個月辛苦的療程情形。

1個月後，他致電艾圖羅・歐圖諾醫生，要回報療程情況，但卻得知這位年僅40歲的醫生剛剛過世，正在舉行葬禮——就在前一天，艾圖羅醫生與維多醫生正在打壁球，突然發生心臟病，就在表親的懷抱中嚥下最後一口氣。

勒取佳先生相當震驚，並從此再也沒有回到提華那，而且開始不那麼嚴格遵守葛森療法；雖然還是相當注意飲食，但每天只攝取4杯果汁。往後的14年內，勒取佳夫婦都過得很好，四處旅遊，到過夏威夷、加拿大、華盛頓、紐約市還有其他地方，也曾坐飛機、開車或搭火車環遊整個北美洲。

惡化的放射線治療副作用——另一種癌症發作

1999年7月25日到8月5日，他到了阿拉斯加冰河去旅遊、登山，並在油輪上享用豐盛大餐。在旅遊途中，他感覺到右肩胛骨下方會痛；回家後，他到杜蘭戈看了2位醫生，治療所謂的「肌肉收縮與結節」，但病情一直不見好轉，醫生才做了切片檢查。操刀醫師是杜蘭戈的羅伯托・撒拉斯・古瑞夏（J. Roberto Salas Gracia）醫學博士，他表示這個肌肉「結節」其實是腫瘤，右肩胛骨的軟組織長了惡性多型纖維組織細胞瘤，由於周圍沒有足夠的組織可供切片，因此無法斷定勒取佳先生罹患的，是否為惡性神經鞘瘤。

「惡性神經鞘瘤」是肉瘤，是其中一種在平滑肌神經鞘周圍軟組織中緩慢生長的腫瘤——有75%的肉瘤都屬於平滑肌肉瘤。

在1999年10月中得知其診斷出惡性腫瘤後，勒取佳夫婦與女兒喬琪

葛森療法有助於提升免疫系統的功能，讓身體自己擊敗癌症。

娜·波特迅速聯絡提華那當地的葛森醫院，並為其申請治療。1999年10月25日，勒取佳先生就住進了希望綠洲醫院，簡姆·馬亭茲（Jaime A. Martinez）是該院的臨床醫師，認為這種癌症無法經由手術完全治癒，因為過程中會影響到右臂的正常使用功能；馬亭茲醫師推測，這次的癌症應該是將近20年前，勒取佳先生接受大量放射線治療的副作用，並長久惡化後的結果。

住進該院3週後，他就返家實行葛森療法，由於診斷結果尚未明朗，這位高齡86歲的老先生，又得再次為了生命而戰——這次面對的是另一種癌症。就在1999年11月的最後一週，耶瑟·勒取佳·瓦德茲先生死於突發性心臟衰竭。

卵巢癌——女性的死敵

1999年11月，51歲的珊卓·惠特威（Sandra Whitwell）在綠洲醫院接受照護（現居於維吉尼亞州司徒特地區，現職為保母兼營養師），這是墨西哥提華那唯一經過葛森官方授權的醫院，她描述了罹患卵巢癌的康復過程。14年前，卵巢癌威脅了她的生命；如今她要與大眾分享，自己是如何藉由葛森療法，來治癒這種最常見的婦科惡性腫瘤。

卵巢癌是美國女性第4大死因，死亡率遠遠超過其他婦科惡性腫瘤死亡率的總合，每17名女性之中就有1人罹患卵巢癌，而每100名患者中就有1人死於卵巢腫瘤或轉移至其他部位的腫瘤。發於卵巢表層細胞（上皮細胞癌），1997年美國有26,800名婦女罹患卵巢癌，並造成14,200人死亡，隔年的婦女罹患率又更高；儘管美國納稅人投資了這麼多研究經費，卵巢癌發生率卻依然持續增高。

卵巢癌的擴散方式，是由於卵巢的癌細胞脫落後進入腹腔以及腹膜部位（覆蓋腹腔的膜狀組織），並進而接觸肝臟、大腸、網膜、小腸、膀胱、橫膈膜，以及胃部脂肪組織等表面；卵巢癌也會轉移至骨盆、主動脈、鼠蹊部

與頸部的淋巴結。一般認為，含有石綿成分的滑石粉，是引起卵巢癌的主要病因[7]。

惠特威擊敗卵巢癌已經14年了

珊卓・惠特威會得到卵巢癌，要從17歲那年的健康問題說起，當時只要月經一來就會痙攣，讓她相當苦惱；20多歲時她嫁給在田納西州納什維爾的警察羅倫斯・惠特威（Lawrence Whitwell），那時經痛的情形依舊沒有改善。「我經痛的情形太怪了，很可能是卵巢問題所引起」，珊卓說道，「23歲時，兩邊卵巢都有囊腫，並且經由手術移除；之後又發生子宮內膜異位症，必須再次動手術以刮除子宮內膜。動過2次刀後，醫生問我是否曾經懷孕，但我並沒有懷孕過，而醫生們也沒解釋這跟懷孕有什麼關係，但他們似乎有點急著要我將卵巢或子宮摘除。」

「我沒生過小孩，但我們有個養子叫作艾倫，在他3歲時，身為警察的父親就因公殉職了。」她透露說，「子宮囊腫後來又復發，其中1顆大概有棒球大小，我又為了摘除囊腫動了第3次手術；等到復元後，我開始慢跑運動——1天至少跑上6公里，我很喜歡跑步而且從未停歇。如此精力充沛的日常運動，我前後持續了8年。1985年初，我不得不中斷慢跑，因為有天早晨醒來時，發現我的下腹部積水（腹水），肚子腫脹痛得受不了，只好又動了一次手術，這次不只切除了1顆葡萄柚大小的囊腫，還摘除了我的子宮，讓我痛不欲生。2天後，我的婦科醫生連同外科醫生來告訴我，說我罹患了卵巢癌，並希望我做卵巢與其他器官的組織切片檢查。」

珊卓說：「由於必須要輸血，而當時正爆發透過輸血傳染愛滋病（AIDS）的案例，為了不接觸那1.4公升的輸血袋，所以我拒絕動手術。在此同時，我的保險員拒絕履行保險合約，反而當場取消我的保險項目；在我委託律師要求賠償時，律師告訴我，當初簽訂的保險合約有漏洞——允許保險公司在卵巢癌是『預先存在的症狀』（編註：大都指投保

前就有的疾病，有些醫療保險不理賠此種情況下的費用）的情況下，取消我的保險，除非我有一大筆錢能支付法院開銷與訴訟費——但還不保證能打贏這場官司，不然我只能自認倒楣了。診斷出罹患卵巢癌後，在沒辦法治療的情況下，我只在醫院住了7天就回家了，當時我36歲，是個寡婦，獨自撫養患有糖尿病的7歲兒子，我沒有收入，名下財產只有納什維爾的房子和丈夫過世的撫恤金，因此我也無法負擔龐大的化療或其他傳統療法的排毒費用，但我很愛我的父母，他們住在維吉尼亞州的司徒特，並願意付出任何代價，只為了救我一命，而他們真的救了我。」

「我的媽媽曾經照護過癌症病患，在做足研究之後，她不要我接受其他治療，單單只採取排毒療法。我搬去和父母一起住，這樣他們也能幫忙照顧艾倫。後來，住在阿拉斯加的朋友寄了葛森療法的資訊給我。」珊卓說道，「我還記得，當時我們就坐在客廳，看著夏綠蒂‧葛森主講的課程錄影帶，媽媽說：『這療法很說得通，提升免疫系統，讓身體自己擊敗癌症。』所以沒有保險金反而是件好事，這樣我才不會考慮其他傳統療法。」

「媽媽身兼我的同伴與照護者，在她的陪同之下，我到了提華那的葛森病院，目的是要採取葛森療法，並且學習如何在家中實行，當時是1985年9月，正好是我切除子宮並確診出癌症的1個月後。在得知葛森療法前的這段期間，我看起來就像包著骨頭的皮囊。」珊卓描述，「我的體重驟降，從原本約54公斤掉到只有約42公斤，配上約168.5公分的身高，看起來皮包骨，身體虛弱到瀕臨崩潰，而我的確重病了4個月。是我父母無上的愛與奉獻，對我細心照顧，才讓我得以脫離生命中最悲慘的階段。」

「剛開始是在葛羅麗亞（La Gloria）病院學習葛森療法，之後回到父母家中，並接受他們的細心照護，這才救了我一命。我把納什維爾的房子租給教友，帶著兒子搬去和父母一起住。」珊卓解釋，「住進葛森病院後，我很快就產生排毒反應——各式各樣的反應——包括情緒憂鬱、淚水不止、持續噁心、嘔吐、頭痛，口服與直腸吸收蓖麻油讓我產

生灼熱感、食慾不振、失眠、全身關節與肌肉骨骼酸痛等,而且我散發著燙髮藥水的氣味,我一直都有燙髮的習慣,1年大約5次,這種有毒溶液滲透全身,並毒害了身體器官,而葛森療法將體內累積的毒素排出,所以我散發出燙髮藥水的氣味,聞起來就像在燙髮一樣。」

吃了什麼,就會變什麼

珊卓・惠特威上了一課,人體吃(用)什麼就會變成什麼,也就是說,**吃下垃圾食物就會變成垃圾,若吃下致癌物質,你就會變成行動式癌細胞工廠**;若像珊卓燙髮一樣,將身體部位泡在毒素之中,全身就會變成癌細胞倉庫。想要保持健康,就必須讓身體只接觸到健康物質。

「由於忽略了這點,我才讓自己被這些方便的『保持美麗』保養品所傷害。大學時期,我的宿舍房間與大廳總是充滿燙髮藥水的臭味,就可以想到我吸入了多少有毒氣體;另外,在我深入了解飲食影響前,我每天都習慣喝下滿滿3壺咖啡,每壺大約是6杯的量。」珊卓坦承地說,「但葛森療法教導了我正確的生活方式;回到父母家中,他們天天都打蔬果汁給我喝,我的體重開始慢慢回升。他們只用新鮮的有機蔬菜水果,而這當然比超市中的一般蔬果還要貴。剛開始,媽媽還很害怕,真的以為要失去我了,還好後來看到我的身體正逐漸改善當中。」

珊卓說:「排毒與滋養身體約花了2年的時間,才讓身體免疫系統修復,足以對抗卵巢癌,我是在某天體溫上升到攝氏約40度時才發現這點,此後,我的身體狀況愈來愈好。除了葛森療法所規定的處方——菸鹼酸、輔酶Q10、甲狀腺激素、鉀化合物溶液、acidol、胰酵素、肝臟粗萃取物外,我並沒有服用其他藥物或營養補充品。光是這些簡單的補充品,以及飲食本身與果汁,加上排毒療程,就對我相當有效了。我活到了今天,從診斷出癌症開始已經過了14年,而這一切都是拜堅持遵守葛森療法所賜。」

記得寫日記，記下自己的情緒、療癒狀況和親朋好友對你的反應，有助於拋開負面思考。

「排毒過程相當艱辛，而人們也該意識到其作用為何。我都會固定寫日記，所以我了解自己所經歷過的一切，也知道該如何處理突發的治療反應，或許你也想聽聽我的建議，了解我如何達成葛森療法，是吧？」珊卓・惠特威問道。

惠特威這樣實踐葛森療法

在堅定遵循葛森療法2年後，珊卓・惠特威如今依然將之奉為生活圭臬，並相當肯定就是葛森療法救了自己的命，讓自己得以恢復健康。珊卓大約在15年前開始以葛森療法治療卵巢癌，除此之外並無接受其他治療；如今依然遵守葛森的規範來進食、喝果汁、清除體內毒素，並偶爾回到最近的葛森設施，以追蹤最新療法內容。1999年11月，我們一同回到葛森病院整整1星期，她看著自己健康的照片。珊卓說：「2年的時間，並不足以讓你確保自己會活下去；在這過程中，你持續不斷修復肝臟的每個細胞──也就是免疫系統的主要元件。葛森療法不適合軟弱的人，你要成為鬥士！這種自然且無毒的治療相當辛苦，因為並不只是要吞個藥丸，或者找個健康專家對你或替你做些什麼，相反地，全部都得自己來，只有必要時，像是剛開始實行療法時，才尋求家人或朋友的協助。我們大多習慣吃速食，遇到問題就急著迅速解決，用最簡單的方法解除病痛；葛森療法可不來這套，而是要徹底改變生活方式！」

「從我的親身經驗當中，我總結了一些建議來幫助實行葛森療法，以對抗癌症及其他慢性病，這些建議並無特定先後順序，以下是我的建議：

- 以日記的方式，記錄自己的情緒變化、治療反應、是否有鬆懈葛森療程、他人對於你的飲食與行為的看法。你會發現他們不同的反應，從他們的意見當中，也能找出誰才是真正的朋友。
- 試著在喝完今天的果汁後，就預先準備明天需要的食物與療程，因為每天

都要花時間來煮咖啡、享受『咖啡時刻』、蓖麻油灌腸、調整藥物配方、透過船運採購有機食材、清洗蔬菜、閱讀食譜，並計畫菜單，幾乎騰不出其他時間了──有組織地分配時間，有利於進行自我療程。

- 觀看葛森療法影片、閱讀葛森書籍、聽葛森的錄音帶。在進行葛森療法15年後，我依然會讓自己掌握最新療法資訊。

- 在需要服用蓖麻油的日子，早點把這恐怖的東西喝下肚；用小藥杯當作劑量單位（蓖麻油不適合進行過化療的患者）。我都先在杯子裡加入1湯匙蔓越莓汁或蘋果汁，再倒入2湯匙蓖麻油，跟果汁混合後比較容易下肚；吞下去之後，比較會嚐到果汁的味道，而不是油的味道。記得在吞下果汁蓖麻油後，喝杯熱咖啡，可以加速蓖麻油通過胃腸道。

- 喝完蓖麻油，可以吃片水果，然後進行第1次咖啡灌腸；無庸置疑，這是『噁心的一天』，但明天你肯定會感覺好很多！就我認為，喝蓖麻油對身體的感覺總比用蓖麻油灌腸來得輕鬆些。

- 要準備蓖麻油灌腸，我的建議與葛森療法規定有點不同。在灌腸袋中倒入溫的蒸餾水，並用灌腸管將水流入浴缸或淋浴器，將灌腸管關起來讓溫水留在裡面，把灌腸袋裡多餘的水倒掉，在灌腸袋裡加入蓖麻油與牛膽汁混合液（無皂成分）；現在打開灌腸管讓水流入浴缸或淋浴器（或廁所）；當水流出時會將混合油帶入管中，灌腸管應該能容納所需的水量，把管子關上！將咖啡混合液倒入灌腸袋，就能準備進行蓖麻油咖啡灌腸了。雖然葛森病院目前已終止使用此方法，但這方法對我來說效果還滿好的。

- 當咖啡灌腸釋放毒素，讓你感到無法將咖啡留在體內時，可以試試看洋甘菊茶灌腸；洋甘菊成分對直腸較為柔和，而特別是在服用蓖麻油的日子，洋甘菊茶也比較容易留在腸道當中。

- 如果咖啡灌腸失敗，別覺得氣餒，再試試看，說不定下次就成功了，記得要不斷嘗試，熟練之後就能期待灌腸帶給你的全新感受。

- 當我咖啡灌腸遇到困難時，有個小技巧，就是放慢水流速度；用5分鐘的時間讓水流入，痙攣反應會減少。要減慢速度可以將灌腸袋放低，或間歇性開關灌腸管的水閥。

當咖啡灌腸失敗時，先別氣餒，要再嘗試，若有痙攣反應，不妨試著減緩水流速度。

- 若減慢水流速度卻還有痙攣現象，試試在4杯咖啡溶液中加入1茶匙鉀化合物。在葛森療法初期，體內鉀成分會快速消耗，使腹部痙攣現象發生。
- 要減少或避免菸鹼酸潮紅反應，記得在飯後服用維他命B3，或者讓菸鹼酸片在嘴中或舌下溶化，這是我的方法。
- 如果你有雇用幫傭，至少要雇2至3人，如此有人無法輪班時還有人能夠輪替；如果幫傭生病了，你也不希望身旁多出一個病人吧！畢竟光對抗自己的病魔就夠累了。
- 別讓心情被自己的潛意識或他人給影響；要正面思考，放點好聽的音樂，相信上帝會保佑自己，想想其他人面對的苦難，了解自己的病痛是可以解決的──自怨自艾一點幫助也沒有。就如我所建議，日記就是讓你寫下心中想法，並把這些壞念頭拋離腦海，如此你就能保有好的想法，隔天回去看你的日記，你就會懷疑自己為何要如此悲觀。
- 療法中的每個階段──果汁、食物、藥物、咖啡──都很重要，要努力執行！要有堅忍不拔的態度！自律！就會成功！
- 最後要切記，上帝不會給你不可能的任務，這就是讓你撐過磨難的動力。當你從苦難中解脫出來，或許你也能拯救其他人的生命！

──珊卓・惠特威，筆於司徒特，維吉尼亞」

尚無特定治療法的胰臟癌

艾尼15年不再見胰臟癌蹤影

　　1985年9月，加拿大英屬哥倫比亞省納奈莫地區，46歲的派翠西亞・艾尼・羅納德（Patricia Ainey Ronald）女士罹患了肺炎；雖然平常有在吸菸和飲用酒精飲料的習慣，但直到1985年生病這天為止，整體健康狀況都算良好。

1986年1月，同在納奈莫的內科醫師，同時也是加拿大皇家內科醫師學會會員（F.R.C.P〔C〕）的伯奈特・胡納（Bennett A. Horner），對派特・艾尼胰臟部位的腫瘤，進行電腦斷層掃描並切片檢查（以細針採取部分組織）；掃描與切片的目的，是要確認疑似胰臟癌細胞的組織，不是其他狀況所造成：例如良性胰臟炎、假性囊腫、胰島細胞瘤，或淋巴瘤。

胡納醫師以信件聯絡和她住在同鎮的家庭醫師——拜爾德（A. C. Baird）醫學士，同時也是外科學士與家庭醫學科院士，以確認診斷結果。胡納的信上寫道：「派特・艾尼於1986年1月28日，也就是今天向我回診，我告知她罹患了胰腺癌，目前尚無特定治療方法……若她感到痛苦或不適，我們願意盡可能幫助她。」

再過1個月，她跟丈夫朗恩（Ron）就要慶祝結婚13年紀念日了；此時胡納醫師提供他們更多個人建議。

「專業醫師告訴我『回家去，好好過日子，這種癌症很嚴重，無法手術治療。』」艾尼女士如此記得，「我開始極度苦惱，嚎啕大哭，只能束手無策，屈服於死亡的威脅。」[8]

她得知惡性腫瘤已經轉移至膽囊、肝臟，以及脾臟；數個星期內，她的體重驟降了約20公斤，而且經常會吐血。此時病情以細胞學分類大約是第3至第4期胰臟癌（5年存活率小於1%），無有效治癒療法，亦無相關輔助療法可用，傳統癌症醫師只能幫助緩和痛楚與減少腹水。她確實有腹水、黃疸、肺積水（胸壁）、酒精性肝炎與感到痛楚等症狀，若派特・艾尼進行化療，可能會比癌症本身還致命[9]。

艾尼女士說道，「當專業醫師告知你快死了，你除了相信別無選擇。」但後來她讀到《納奈莫時報》的報導，同在英屬哥倫比亞省內的維多利亞地區，有位男性藉由葛森療法治好了胰臟癌，「我不會邊哭邊等死，我要為了自己與家人，就算只有最後幾個月，我也要活下去。」

艾尼在剛開始其實有些不安，懷疑位在提華那的葛森醫院只是個騙局，用來欺騙絕望的病患們，「這是我最後的希望，現在我最需要的就

要小心的不只是飲食中的鹽，鹽巴很容易透過皮膚而吸收，故要避免泡在鹽水中（如海水）。

是奇蹟。」她說，「而我的丈夫邊跺腳邊說：『管他的，這位小姐，趕快整理好行李，我們去趕11點的船到本島，然後去墨西哥試試看這葛森什麼鬼的。』」

朗恩與派特・艾尼在提華那近郊，普拉亞斯的葛森病院住了2星期，學習怎麼準備有機果汁、適當的食物種類，以及每天要如何自己進行5次咖啡灌腸。

她解釋說：「這一點都不好玩，特別是我們說的『咖啡時刻』，但我還有其他選擇嗎？」

艾尼夫婦預約了2星期療程，在第10天時，她感覺比過去幾個月來好得多了。艾尼女士知道自己得嚴格遵守葛森療法至少2年，她接受自我挑戰，要在家中自己進行葛森療法，結果成效相當好。

「1986年12月，我的醫生告訴我，他以為我已經痊癒了。」

1990年2月，拜爾德醫師寫了另外一封信：「艾尼女士曾診斷出胰臟有惡性腫瘤，而她並不在加拿大接受治療；如今我很高興這樣說，到目前為止，她的病情都沒有復發，而且在1985年所發現的惡性腫瘤症狀，也都已經不見了。」

隨後他還寫了另一封信給一家保險公司的法律事務所，拜爾德醫師寫道：「總而言之，我要宣布艾尼女士已經戰勝這以往會致命的疾病，現在能過著正常的生活。」

我們在1999年11月20日與派翠西亞・艾尼進行訪談，當時她表示：「我感覺很好，應該說是棒極了，這15年來我都過得很好、很開心，但這一切原本都只是泡影；這些年來我看到孫子們長大，也擁有很美好的時光。」艾尼女士在這15年間，徹底擺脫了胰臟癌的束縛，而現在依然每天都喝大量新鮮有機蔬果汁，也依然進行咖啡灌腸，更規律地抽血做癌症標記篩檢，再將報告寄到葛森病院評估狀況。

朋友與家人有時會問她，病都治好了，為何還繼續實行這些規範？朗恩・艾尼說：「派特曾苦尋那條救命的救生索，而一旦找到了，就很難放手了。」

「自我感覺良好」的葛森病患

（節錄自1999年9、10月份《葛森醫療通訊》第14期第5號）

作者夏綠蒂・葛森

　　為了確保葛森病患了解並遵循葛森療法，我時常必須親自到病患家中，用1天的時間了解其居家環境與廚房設備；最近有位葛森病患的案例正好能清楚說明這點，請讓我與你分享此次經驗，並希望你能以此為借鏡，以正確實行葛森療法。我很驚訝，這位病患的療法過程竟有如此偏差。

　　這位問題病患（在此稱呼他「菲利浦」）不只相當希冀藉由葛森療法恢復健康，更曾經舉辦葛森療法大會，以將此醫療資訊傳遞給其他人，菲利浦還邀請我到他可愛的家中住一晚，好讓我享用豐盛的葛森料理與果汁；與他相處真是令人愉悅，而他的太太也是。

　　他們的家位於森林區的湖畔，周圍有很多美麗的參天大樹，換句話說，空氣相當新鮮純淨，充滿令人放鬆的氛圍——環境相當好。這位病患的工作不需太過額外費心，讓他在收入充裕的情況下還能充分休養；家中雇有幫傭，所以準備果汁與食物也很輕鬆；但即使如此，菲利浦在實行葛森療法的過程中，還是發生了4大問題，問題如下：

1. 他家中的自來水屬「硬水」，富含礦物質，與當地其他居民一樣，家中也裝了「軟水器」。菲利浦的太太很貼心，對丈夫的病況相當關切，也很配合照顧，盡其所能幫助丈夫對抗已轉移至肝臟的黑色素瘤；但是她告訴我，她會在軟水器中加「鹽」！軟水設備為了要濾除硬水中的礦物質，就用鈉來取代這些礦物質，結果就是病人用加了鹽的「軟水」來洗澡。
鹽巴很容易透過皮膚吸收，葛森病患絕對不能攝取鹽分，因為鹽中的鈉是酵素的抗化劑，葛森療法的設計，就是為了去除體內多餘的鈉；而事實上，鹽分是腫瘤組織快速成長的所需養分，也是「組織傷害症狀」的基本

成因，正常細胞失去保留鉀的功能後，當鈉滲入細胞原生質，就會造成水腫與其功能喪失。根據父親的研究發現，組織傷害就是所有慢性病的起源，所以對癌症病患來說，理所當然要盡可能避免泡在鹽水當中（即使海水也不行）。

2. 在菲利浦家中，我們享用了美味又吸引人的午餐，但午餐沙拉中出現了酪梨，我馬上詢問病患是否也有在吃酪梨，答案是有！這是另一個嚴重問題，因為酪梨含有大量脂肪。病患禁止食用酪梨與其他高脂肪食物的原因是，脂肪會加速腫瘤成長！女主人以為墨西哥的葛森病院中有提供酪梨，但是她錯了，並沒有！問題的癥結點，在於病患與照護者不該太過依賴腦中記憶或傳言，而應該以葛森機構所授權出版的資訊為準。

上述問題在葛森醫生的《大成功！葛森醫師癌症療法》，以及其他許多相關資訊中都有提到，而酪梨就是在「禁止食用」清單中的第2名。

3. 在享用午餐時，我們喝了相當美味的蔬菜湯，用料包括節瓜、豌豆、西洋芹、洋蔥以及其他數種蔬菜。病患問我這碗「希波克拉底湯」好喝嗎，但我必須說，這碗湯並非葛森醫師書中所描述的希波克拉底湯。在葛森醫生的《大成功！葛森醫師癌症療法》與《葛森療法手冊》（原為《葛森療法入門》）中，清楚記載了希波克拉底湯的食材配方，必須使用哪些食材。

希波克拉底（被喻為「醫學之父」的醫學專家）相當清楚，這份湯品食材的特別組合對腎臟有益，並能促進其排毒作用。葛森醫師運用這份湯品，整理出這些食材組合，要病患們1天喝2份「特調湯品」，以協助腎臟排除體內毒素。偶爾能加入番茄以增添不同風味，或者切一些洋蔥，底下鋪上無添加餅乾（不含脂肪、奶油或油脂）後，送進烤箱烘烤；這些可額外加入湯中，讓湯的風味更佳，但是湯的基本食材不可更動。

4. 菲利浦的太太相當體貼，送了一些灌腸用咖啡給我，而我也欣然收下；當我使用時，我強烈懷疑這咖啡的濃度是否正確，我用咖啡灌腸已經有長達數年的經驗，相當熟悉咖啡應該是什麼感覺。這份咖啡溶液似乎太淡了，不太像是以4：1比例稀釋的「濃縮液」；女主人以為她有按照手冊上的比例混合，但這次她又錯了。我建議照護者，確定每份灌腸液中要包含等同

3滿湯匙的咖啡（詳見《大成功！葛森醫師癌症療法》），當溶液準備完成，每份灌腸液都「必須」含有3湯匙的咖啡溶液。咖啡灌腸也是相當重要的環節，混合比例或溶液配方都必須要很精確，請再三確認咖啡溶液的準備方法，以有效清除體內毒素。

5.在上述4點之外，還有1點也必須留意；菲利浦每餐都喜歡吃麵包──這點可以接受，但是要了解主要的營養來源，還是沙拉、湯品、馬鈴薯、蔬菜與水果，如果這些食物都有正確攝取，病患就可額外吃片無鹽黑麥土司，但即使如此，還是需留意麵包不可當作每餐的主食。

我曾與經驗最豐富的葛森療法醫師們討論菲利浦的問題，他們認為，病人心中微妙的不服從心態，是導致療法進行困難的原因；除此之外，我們還遇過其他的問題。葛森療法醫師們，包括我自己（當我與病患對談時），就曾遇過阻礙治療過程的嚴重問題。舉例來說，當我們詢問許多病患，是否順利遵循葛森療法方針（是否像前述病患如此步驟錯誤）時，他們都認為自己進行得非常「完美」，但這類病患通常不了解，自己的治療過程哪裡有問題，就像菲利浦，他也認為自己的療程相當「完美」。

當葛森療法醫師欲幫助、治療並指引病患使用葛森療法時，我們會開發許多輔助道具，幫助指引病人與家屬正確的療程方針：例如料理準備錄影帶、「手冊」中的食譜、還有2個主題共4小時的研討會錄影帶，主要網羅所有治療時的細節內容，另外最重要的，還包括了葛森醫師的原版書籍。在此我要再度強調，病患必須透過不斷閱讀這些教材，好讓自己徹底了解此療法。就像珊卓‧惠特威的建議中所提到，每次重讀葛森療法資訊，都能夠獲得新的體認。

大家較常有問題的，大概是準備食物的部分；光把蔬菜燙熟上桌並不夠，葛森療法錄影帶的第3回提到：準備食物的階段，是讓料理變美味的開始。舉例而言，煮過的甜菜根在削皮切片時，可以與新鮮蘋果醬一起回鍋加熱攪拌，這樣吃起來就會像「哈佛甜菜」（編註：Harvard beets，一種糖醋風味的甜菜根佳餚，據說這道菜是哈佛學生發明的，故名之）；或者把甜菜切片後加上洋蔥、

青椒條、醋，再淋上亞麻仁油做成甜菜沙拉。在夏季，這些沙拉（還有馬鈴薯沙拉、四季豆或利馬豆〔白鳳豆〕沙拉等）很受歡迎，能幫助恢復與提振食慾。

在《葛森療法手冊》後方，還有許多常被病患們忽略的建議食譜，結果就是，葛森機構偶爾會接到照護者回報的訊息，說病患很虛弱、體重降不停、治療過程不順利等，而病患最後都開始「渴望」披薩、玉米捲餅，或其他油膩又重口味、禁止攝取的料理；他們一直都在餓肚子，原因就是沒有吃到妥善準備、能幫助治療的葛森營養餐。

葛森料理最不同的好處是：若病患（或家人）吃了新鮮的有機食物，就能確實感到滿足。我們常常聽到，病患的親友一同參與葛森療程後，都不會想吃其他甜品或重口味的甜點；重要關鍵就是，要做出葛森食譜上的美味料理，這些都是運用創意精心設計的料理。

病患進行這類營養療法時，我必須時常提醒他們，如果吃得不好就沒戲唱了！憔悴消瘦的病患，只要透過適當飲食就能恢復體重，而體重過重的病人，也能藉此養生療法減少體重。

夏季的當季水果，例如櫻桃、杏桃、水蜜桃、甜桃、梅子、西洋梨以及葡萄，都是很有價值的水果——都富有最好的營養成分：維他命、鉀，還有酵素；而一年到頭都有出產的蘋果也不遑多讓。病患們（除非患有糖尿病或念珠菌症）在晚間、起床時，以及餐與餐之間都應該多吃水果。

但有種夏季食材可能造成問題：就是玉米。吃新鮮的玉米當然沒問題，問題在於大家在產季都很愛吃玉米，變成只吃玉米而不吃其他蔬菜，這就很糟糕了。蔬菜提供多種具醫療效果的植物化學物質與微量礦物，不能挑食只吃一種蔬菜，否則無法滿足營養需求。病患的心理方針應為：**「我會盡力幫助生病的身體痊癒」**，而不是「我不用太費心就能康復」。

---

1. Batchelder, T. "Qualitative research on patient experiences and implications for long-term care facilities." *Townsend Letter for Doctors & Patients* 196:56~61, November 1999.

2. Diamond, W.J.; Cowden, W.L.; Goldberg, B. *An Alternative Medicine Definitive Guide to Cancer*. Tiburon, Calif.: Future Medicine Publishing, 1997, p. 212.
3. Kleinman, A.; Eisenberg, L.; Good, B. "Culture, illness and care: clinical lessons from anthropologic and cross-cultural research." *Annals of Internal Medicine* 88:251~258, 1978.
4. Margolis, L.W.; Meyler, T.S. "What happens in radiation therapy." In *Everyone's Guide to Cancer Therapy: How Cancer Is Diagnosed, Treated, and Managed Day to Day*, rev. 3rd ed. by M. Dollinger, E.H. Rosenbaum, and G. Cable. Kansas City, Mo.: Andrews McMeel Publishing, 1997, pp. 49~56.
5. 同上。
6. 同上。
7. Stern, J.L. "Ovary." In *Everyone's Guide to Cancer Therapy: How Cancer Is Diagnosed, Treated, and Managed Day to Day*, rev. 3rd ed. by M. Dollinger, E.H. Rosenbaum, and G. Cable. Kansas City, Mo.: Andrews McMeel Publishing, 1997, pp. 600~610.
8. Welburm, L. "Alternative medicine." *Nanaimo Times*. April 21, 1992.
9. Rosenbaum, E.H.; Dollinger, M. "Pancreas." In *Everyone's Guide to Cancer Therapy: How Cancer Is Diagnosed, Treated, and Managed Day to Day*, rev. 3rd ed. by M. Dollinger, E.H. Rosenbaum, and G. Cable. Kansas City, Mo.: Andrews McMeel Publishing, 1997, pp. 616~622.

22 超營養菜單

Recipes

這些菜單能讓攝食者達到並維持理想體重,代謝也同樣會達到恆定狀態。

這是本書的最後一章,在此收錄了僅使用經過認證的有機栽培新鮮水果、水果乾、蔬菜、穀類和甜味劑烹調的菜餚。本章特別重要的內容如下:

- 希波克拉底湯,葛森博士在他第1版的著作中推薦
- 本書提到的果汁
- 所有類型的沙拉
- 許多種類的沙拉醬
- 所有烹煮的蔬菜菜餚類型
- 用不同方式烘烤和準備的馬鈴薯
- 蔬菜糕
- 以希波克拉底湯為湯底的湯品
- 許多種類的水果菜餚
- 數種類型的乳製品菜餚(可在允許時使用)

- 有機裸麥加上少量全麥麵粉做的麵包,無鹽
- 各種類型的水果甜點,新鮮或燉煮

下面的食譜由克莉絲汀・林榭・希爾登布蘭德（Christeene Lindsay-Hildenbrand）合作收集和編輯,以搭配葛森療法錄影帶「夏綠蒂・葛森示範基本葛森食物製備」使用。

標示「YN」的食譜是由加州維斯塔市Cal-a-Vie度假村的健康服務主任伊芳・涅斯戴特（Yvonne Nienstadt）提供；標示「SD」的食譜是由葛森研究所的蘇珊・戴西蒙（Susan DeSimone）所提供；標示「MZ」的食譜是由墨西哥提華那市瑪麗迪安醫院的馬利索・祖尼佳（Marisol Zuniga）所提供；標示「GSG」的食譜是由英國的葛森支持團體所提供；標示「RC」的食譜是由理查・克洛威爾（Richard Crowell）所提供；標示「乳製品」的食譜含有少量的乳製品,在準備時必須仔細遵循相關指示；標示星號「＊」的食譜可以在《葛森療法手冊》的乳製品部分中找到。

料理食物3大原則

葛森療法提供含有各種素食食物的大分量食譜。吃下建議分量的這些食物,可讓攝食者達到並維持理想體重,代謝也同樣會達到恆定狀態。但是這兩種健康狀態只有在攝食符合某些條件時才會達成。

1. 只能使用經過認證的有機栽培新鮮水果、水果乾、蔬菜、穀類和甜味劑。我們再重申一次：請務必使用新鮮水果和蔬菜,**絕對不要使用罐頭水果或蔬菜**。
2. 除非另有指示,否則不應把皮削掉或刮掉。清潔食物時只能使用微溫的水和刷子。
3. 只能使用葛森療法允許的淡蜂蜜、楓糖漿或砂糖。擁有糖蜜氣味的乾燥有

機蔗糖（Sucanat®），可以添加在需要紅糖的食譜中。有些掌廚者可能會偏好其他的甜味劑選項。

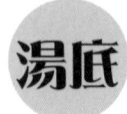

特製湯品─希波克拉底湯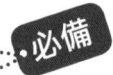

葛森食譜若需要高湯，請使用此特製湯品的湯汁。

材料 1個中型塊根芹菜（或3到4根西洋芹梗）、1個中型荷蘭芹菜根（如果有的話）、大蒜視需要添加、2根小型韭蔥（可用2個中型洋蔥代替）、680公克以上的番茄、2個中型洋蔥、450公克馬鈴薯、一些荷蘭芹。

作法 ①請勿將特製湯品的任何蔬菜去皮，只要充分沖洗，並且搓洗乾淨，然後粗略切塊就可以了。

②製作1人份時，使用4公升的鍋子，放入以上蔬菜，然後以蒸餾水淹沒材料，以小火慢煮2小時。

③逐次少量放入食物研磨機，研磨後只能瀝去纖維。

④放在冰箱中時請將蓋子蓋好，而且不要冷藏超過2天。每次只加熱需要的量。

注意 烹煮時依照風味和想要的濃度而改變加入的水量。

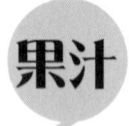

3種果汁 ·必備

果汁一定要新鮮準備，在早晨製作一整天的果汁並不是可接受的作法。

材料 ①紅蘿蔔蘋果汁（225公克）：3個紅蘿蔔（約170公克）、1個大型的青蘋果（約170公克）。

②綠色蔬果汁：請盡可能取得大量的下列菜葉（勿加入其他種類菜葉）：羅曼萵苣（長葉萵苣）、牛皮菜、甜菜葉（內側的嫩葉）、水田芥、一些紫色包心

菜、青椒（¼個小型青椒）、菊苣和闊葉萵苣。研磨的時候請在每杯當中再加入1個中型蘋果。

③柳橙汁：榨汁時務必使用玻璃、塑膠或陶瓷製的圓錐形柳橙榨汁器。請勿使用任何將柳橙連皮放入的榨汁器（如果柳橙皮被壓榨，就會釋放出表皮上的有害脂肪酸和芳香族物質）。請勿使用鋁製榨汁器。

榨汁器 榨汁時可以分別使用研磨機和擠壓機，或是同時含有這兩項功能的榨汁器。請勿使用果汁機、離心機或果汁攪拌器等器具。

擠壓程序 ①拿1到2塊編織細密，每邊長30公分的尼龍布，濕潤後將約1杯分量的果泥放在中央，把布片的上、下、左、右各三分之一往中間折疊後榨汁。

②每次製作果汁後，請用冷水沖洗布片。

③請勿讓果汁乾涸在布片上。

④每天晚上用溫水或熱水清洗布片，徹底沖洗。

⑤將榨汁用的布片放在冰箱中過夜。

⑥請務必妥善清潔機器和布片。

⑦如果果汁殘留著布片的味道，請換用新的布。

⑧每次榨汁請使用2塊布片。

⑨每一種類型的果汁請分別使用一組布片。

⑩每次榨汁後的殘餘物只能用來做堆肥和動物飼料。

⑪若患者在恢復健康後回工作崗位，上班時只能用保溫杯攜帶和保存。

⑫紅蘿蔔蘋果汁保存期限不能超過4小時。

沙拉與沙拉醬

在將生鮮水果和蔬菜磨碎或撕碎使用時，必須使用新鮮蔬果，而且動作要盡量快速。

經過任何一種準備手續之後，生鮮的活組織都可能無法保存下來。

下列植物的攝取十分重要（可磨碎、切碎、混合或單獨食用）：塊根芹菜、番茄、闊葉萵苣、白色花椰菜、羅曼萵苣、蝦夷蔥、青椒、蘋果、紅蘿蔔、生菜（任何種類）、歐洲菊苣、水田芥、櫻桃蘿蔔、青蔥和菊苣。

白脫牛奶沙拉醬 YN*

材料 1杯攪拌過的白脫牛奶（未發酵）、⅓杯脫脂優格起司 P384 （夸克起司）、¼茶匙辣根粉、2茶匙蜂蜜、1茶匙蘋果醋或紅酒醋、蒔蘿、茵陳蒿或風輪菜少許。

作法 用手或攪拌器將材料打至表面平滑。用剩的沙拉醬可以保存在蓋子蓋緊的廣口瓶中，置於冰箱保存48小時。

大蒜洋蔥沙拉醬 ·必備

材料 1茶匙檸檬汁或紅酒醋、2茶匙水、1茶匙紅糖、一些洋蔥末和允許使用的草藥、1瓣大蒜。

作法 將材料混合在一起，留一段時間讓味道融合，然後淋在沙拉上食用。

草藥沙拉醬 ·必備

材料 ①2⅓杯蘋果醋、1茶匙紅糖、⅔杯水。
②茵陳蒿（先將莖桿推入）、切碎的紅蔥頭或蔥、2瓣剝皮後用刀背壓碎的大蒜、1片新鮮的月桂葉。

作法 將材料①混合，然後加入部分或全部的材料②（可自由選擇），充分融合。

柳橙蒔蘿調味醬 RC

材料 ½杯醋、3瓣剝皮的大蒜、1杯柳橙汁、½杯水、1根蔥、2湯匙蜂蜜、½茶匙乾燥的蒔蘿、¼個紅椒。

作法 將所有材料放在攪拌機中混合,可製成約470毫升,味道濃郁而甘甜的沙拉醬。

變化 用1個萊姆或檸檬擠的汁取代柳橙汁;多加點水。用鼠尾草或百里香取代蒔蘿。

菠菜沙拉醬 YN*

材料 1杯脫脂優格 P383、2杯切碎的生菠菜或1杯煮過的菠菜、3根蔥切碎、1到2茶匙醋、½茶匙蒔蘿草、肉荳蔻少許。

作法 將材料放入攪拌機中,轉動至表面平滑。

優格沙拉醬*

材料 ①¾杯乾燥、脫脂且未加鹽的卡達起司 P384,1杯優格 P383(或攪拌過的白脫牛奶奶),¼杯醋或檸檬汁,2茶匙蜂蜜,1瓣壓碎的大蒜。
②¼茶匙茵陳蒿、馬鬱蘭或蒔蘿,¼杯切碎的蝦夷蔥或蔥。
③2湯匙亞麻仁油(自由選用)。

作法 ①將材料①放入攪拌機中,轉動至表面平滑。加入材料②。
②冷卻後食用。

注意 若要使混合物變稀,可加入更多優格。

夏季涼拌生菜絲*

材料 1根切碎的芹菜梗、¼杯剁碎的紅洋蔥、1½杯包心菜絲、¼杯紅蘿蔔絲、新鮮蒔蘿少許、2杯脫脂優格 P383。

作法 將所有材料放入碗中混合均勻。冰涼後食用。

朝鮮薊沙拉

材料 2根紅蘿蔔、2湯匙蘋果醋、3湯匙亞麻仁油,1個朝鮮薊、紫洋蔥、番茄和青椒。

作法 ①將朝鮮薊洗乾淨，放入有蓋的鍋子中用滾水煮45分鐘到1小時。
②準備妥當之後，剝去外層葉瓣直到看見中心部分。用湯匙挖去不需要的部分並丟棄不用。
③把朝鮮薊的心和其他蔬菜切成小塊。
④拌入醋和油混合均勻。

比薩拉比亞的夢魘[SD]

材料 2個番茄切片、1個小洋蔥切碎、1個紅椒或青椒（或兩者）切片、2到3瓣壓碎的大蒜、亞麻仁油、允許使用的草藥。

作法 ①將各材料層層疊放在Pyrex®玻璃烤盤中。
②以180℃烘烤，直到材料變軟。
③冷卻到適當溫度後，加上亞麻仁油、草藥調味。

塊根芹菜沙拉

材料 2個塊根芹菜、1個切碎的中型洋蔥、切碎青蔥適量、草藥沙拉醬(P340)（或大蒜洋蔥沙拉醬(P340)）適量。

作法 ①除去2個塊根芹菜上疏鬆的根鬚，搓洗乾淨。
②將塊根芹菜連皮煮沸約1小時，然後削皮並切片。
③加入1個切碎的中型生洋蔥及青蔥，並拌入草藥沙拉醬或大蒜洋蔥沙拉醬。

綠色花椰菜冷沙拉[YN*]

材料 綠色花椰菜900公克、1杯小番茄、½杯紅蔥頭（或青蔥）、1杯白脫牛奶沙拉醬(P340)、2到3茶匙蝦夷蔥、2到3茶匙荷蘭芹、數片菊苣。

作法 ①綠色花椰菜洗淨切小塊，放入蓋子能夠蓋緊的厚重平底鍋，以小火燉煮25到30分分鐘，直到花椰菜稍微變軟，撈起瀝乾、冷卻。

②碗裡加入小番茄、紅蔥頭，和綠花椰菜混合後，拌入沙拉醬混勻。

③食用時底層鋪上菊苣，並以蝦夷蔥和荷蘭芹裝飾。

茄子沙拉 SD

材料 1個茄子、1個切碎的小洋蔥、1湯匙蘋果醋、切碎的荷蘭芹、2片番茄、亞麻油。

作法 ①茄子以180℃烘烤1小時後取出冷卻，然後切成小塊。

②加入碎小洋蔥、蘋果醋、碎荷蘭芹、番茄片和亞麻油。

冬季水果沙拉 GSG乳製品

材料 ½個高麗菜、2根中型紅蘿蔔、2個紅色蘋果、30公克葡萄乾、30公克無花果乾、30公克杏桃乾、10湯匙脫脂優格 P383、1½個檸檬、切碎的荷蘭芹。

作法 ①將無花果乾和杏桃乾放在碗中以水浸泡1夜。

②隔天將水倒乾，加入高麗菜細絲、紅蘿蔔和蘋果的粗泥，以及葡萄乾。

③用另外一個碗混合優格、檸檬汁和荷蘭芹。

④將兩個碗中盛裝的內容物混合在一起，攪拌均勻。冷卻後食用。

義大利沙拉

材料 白色花椰菜、綠色花椰菜、荷蘭芹以及番茄、草藥沙拉醬 P340（或使用大蒜洋蔥沙拉醬 P340）。

作法 將所有蔬菜清洗乾淨切好，然後拌入沙拉醬。

桃子沙拉 SD

材料 ①1個切塊的番茄、1個切塊的紅椒、1個切塊的青椒、1個切塊的桃子、½杯綠色和紅色的無子葡萄、一些薄荷葉。

②檸檬大蒜沙拉醬：大蒜洋蔥沙拉醬(P340)混合等量的檸檬汁和水。

③紅糖少許、壓碎的大蒜少許。

作法 ①混合材料①。淋上檸檬大蒜沙拉醬。

②加入紅糖和碎大蒜。

基本馬鈴薯沙拉 ·必備

材料 馬鈴薯、洋蔥、青蔥、荷蘭芹、青椒、草藥沙拉醬(P340)（或者使用大蒜洋蔥沙拉醬(P340)也可以）。

作法 ①馬鈴薯連皮煮到軟（1小時），然後剝皮、切片。

②加入洋蔥、青蔥、荷蘭芹、青椒，以及沙拉醬。

花式馬鈴薯沙拉

煎煮的過程絕對不要使用油脂！

材料 4個馬鈴薯、2片月桂葉、1個白色洋蔥、¼杯荷蘭芹、3個磨碎的紅蘿蔔、1個紫色洋蔥、荷蘭芹、1個青椒、3湯匙蘋果醋、亞麻仁油。

作法 ①將馬鈴薯和月桂葉一起以慢火連皮煮熟。

②將蔬菜切塊，以蘋果醋煎熟（可以用炒菜鍋）。

③馬鈴薯煮熟後，將皮剝掉，切成小塊，加入烹調過的蔬菜。

④冷卻後加入亞麻仁油。

米沙拉 SD

材料 有機糙米、月桂葉、迷迭香、大量蔬菜（番茄、西洋芹、節瓜、櫻桃蘿蔔、新鮮庭院草藥）、檸檬大蒜沙拉醬（請參閱(P343)桃子沙拉中的說明）。

作法 將煮過的有機糙米（烹煮時加入月桂葉和一些迷迭香），和大量切塊的蔬菜、沙拉醬混合。

變化 ①將玫瑰、琉璃苣或金盞花的花瓣灑在沙拉上，十分美觀。
②如果你喜歡，可以加入浸泡在水中並切塊的杏桃。

生紅蘿蔔和蘋果泥

材料 ①2或3根紅蘿蔔、1個削皮的蘋果。
②¼杯葡萄乾、½個柳橙（或檸檬）榨的汁。

作法 ①將材料①放入食物研磨機或Norwalk®榨汁機。
②加入材料②。

紅綠沙拉 YN

材料 ①1棵羅曼萵苣、2杯切絲的皺葉甘藍（或高麗菜）、3根蔥、1杯葵花芽、2棵切成細長條的球莖甘藍（或削皮的綠色花椰菜莖）、1個切成薄片的曲頸南瓜、約470毫升小番茄或1個大的紅椒切成長條。
②菠菜沙拉醬 P341 。

作法 混合材料①後，搭配菠菜沙拉醬食用。

朝鮮薊（耶路撒冷朝鮮薊）沙拉

材料 2杯朝鮮薊（煮過或生的皆可）、½杯斜角切片西洋芹、¼杯青椒、½杯沙拉醬。

作法 混合所有材料。

番茄和青椒沙拉 SD

材料 1個青椒、2個結實但成熟的番茄、檸檬汁適量、大蒜適量、新鮮草藥適量、西洋芹菜葉適量、一些亞麻油。

作法 ①青椒切成環狀薄片、番茄切片或切塊。

②淋上檸檬汁和壓碎的大蒜、新鮮草藥和切碎的西洋芹菜。

③加入亞麻油調味。

甜菜沙拉

材料 甜菜、洋蔥、草藥沙拉醬 P340（或大蒜洋蔥沙拉醬 P340）。

作法 ①甜菜在水中煮1個小時後取出，削皮並切掉根尖，切成薄片。

②加入切塊的洋蔥，以及草藥沙拉醬或大蒜洋蔥沙拉醬。

熟食蔬菜料理

蔬菜的準備工作

所有的蔬菜都必須用**小火**緩慢地烹調，完全不加水或只加入少量的水分。為了保存蔬菜的自然風味，並且使蔬菜容易消化，**緩慢烹調**的程序非常重要。任何蔬菜都務必「全熟」或柔軟，快速烹調會因過度加熱而損失寶貴的成分，因為食材的細胞會被破壞，礦物質因此離開膠狀結構，而變得比較不易吸收。

你可以使用不鏽鋼的「節能板」防止燒焦，也可以使用一些特製湯品 P338，或是將番茄、蘋果片或切塊的洋蔥墊在鍋底，以產生更多湯汁。在某些情況下，這些添加的材料還能改善食物的味道。不過菠菜汁味道太苦，含有過多草酸，必須丟棄。

番茄、韭蔥、節瓜和洋蔥應該以**自身的湯汁**燉煮，因為它們本身即含有豐富的液體。紅甜菜應該像馬鈴薯一樣，在水中連皮煮熟。所有蔬菜都必須仔細清洗和清潔，**禁止削皮或刮擦**，因為重要的礦物質鹽類和維生素就聚集在表皮之下。

鍋子（非鋁製）必須能夠蓋緊，以防止蒸汽逸出。**請勿使用壓力鍋。**鍋蓋必須厚重，並能和鍋子緊密貼合。煮過的食物（湯和水果）可以存放在冰箱中48小時。烘烤蔬菜時，必須放在以蓋子緊密蓋住的烤盤中，使用「低溫」烤箱（攝氏80到90℃，使用烤箱溫度計），緩慢烹調2到2個半小時。這種烘烤方式完全不會加入任何水分。如果有必要，請用洋蔥或番茄，或將檸檬灑在蔬菜上增加濕氣。

燉煮蔬菜時，應放在蓋子能夠蓋緊的厚重鍋子內，以爐子的小火緩慢烹調，不加液體或只加入少量液體。

煨煮蔬菜的時候，應該放在可以蓋緊的平底鍋裡面，加入少量的液體，以爐子的小火烹調。溫度應該正好維持在沸點的溫度。

注意！
只有在食譜特別註明時，才將液體加熱至沸騰。

水煮蔬菜（如玉米和朝鮮薊）時，應使用蓋子能夠蓋緊的厚重鍋子，在爐子上烹調。在鍋底倒入深約2.5公分的冷水，放入洗好的蔬菜（請勿削皮或刮擦），然後蓋上蓋子。用中火烹煮，慢慢使液體沸騰（液體表面浮現泡沫，冒出蒸汽）。把火盡量關小，使液體保持沸騰。

可蓋緊的蓋子

平底深鍋必須蓋緊，以避免蒸汽逸出。
蓋子必須厚重且緊密貼合。
你可能必須在蓋子下方鋪上蠟紙，以協助密封。

朝鮮薊

材料 朝鮮薊、沙拉醬。
作法 ①切除朝鮮薊的兩端，沖洗中央的部分。
②將深約5公分的水加熱至沸騰後，加入朝鮮薊。

③降低溫度，蓋上蓋子，煨煮大約1小時。
④食用時將沙拉醬放在一旁，當作沾醬。

蘆筍

材料 蘆筍、特製湯品 P338 （或檸檬汁）。

作法 ①將蘆筍放在蓋上蓋子的烤盤中，加入少量的高湯或是檸檬汁，放入低溫烤箱烘烤1個小時。

②也可以改加入½杯特製湯品，煨煮30分鐘或直到煮軟為止。

美麗的羅宋湯 SD

材料 1個洋蔥、3瓣大蒜、6個帶葉子小型甜菜、1個大型馬鈴薯、1根紅蘿蔔、4片紫色包心菜葉、2個番茄、2片月桂葉、1杯特製湯品 P338 、3杯水、脫脂優格 P383 。

作法 ①將所有蔬菜放入你的研磨機，加入湯品、水和月桂葉。
②低溫烹煮30分鐘即可。食用時可加入少許脫脂優格。

甜菜 簡單

作法 連皮烘烤或水煮。

晶亮甜菜（6到8人份）YN

材料 ①甜菜9個。
②晶亮醬汁：⅔杯新鮮柳橙汁、1茶匙玉米澱粉、1½茶匙蘋果醋、1茶匙蜂蜜或粗紅糖。

作法 ①將甜菜用力擦洗，並放入深約2.5公分的水中煮軟，大約要煮1到1個半小時後取出。在冷水中削皮，之後再切片或切成小塊。

②醬汁製作：混合所有醬汁材料，用小火煮至黏稠。

③加入甜菜並混合均勻。

變化 醬汁變化：使用½杯蘋果汁和3茶匙檸檬汁代替柳橙汁。

煮熟的奶油甜菜 乳製品

材料 3個煮熟的甜菜、6湯匙脫脂優格 P383、1湯匙新鮮剪開的蝦夷蔥、2湯匙切碎的洋蔥、切碎的荷蘭芹。

作法 ①將煮熟、切碎的甜菜放入平底深鍋，加入優格、蝦夷蔥和洋蔥，緩慢加熱。

②放入食用的盤中，灑上荷蘭芹。

綠色花椰菜

材料 花椰菜、洋蔥、特製湯品 P338、番茄醬汁 P369。

作法 ①和洋蔥或少量湯品，一起放入蓋上蓋子的烤盤中，以低溫烤箱烘烤1到2小時。

②食用時加上番茄醬汁。

綠色花椰菜與草藥 MZ

材料 2棵綠花椰菜、4到6瓣大蒜、½個洋蔥切片、¼茶匙蒔蘿、¼杯特製湯品 P338。

作法 ①清洗花椰菜並將莖桿削皮。

②將大蒜和洋蔥放入一個鍋子，煮到洋蔥變成透明。

③加入切開的花椰菜菜花和莖桿、蒔蘿以及清湯。

④低溫烹煮至花椰菜變軟。

節慶綠色花椰菜（或節慶四季豆） YN

材料 1棵大型的綠色花椰菜（或3½杯切片的四季豆）、1瓣大蒜切碎、1個小型洋蔥切

丁、1個中型紅椒或黃椒切成長條、2茶匙檸檬汁（非必要）、¼茶匙乾燥的或1茶匙新鮮的蒔蘿草。

作法 ①選擇深色且未發黃的綠色花椰菜。洗淨，並切成小段，將莖部較粗糙處去皮。
②在鍋中放入洋蔥和大蒜。
③蓋上鍋蓋，小火燉煮45分鐘或煮軟為止。
④燉煮的最後20到25分鐘，加入甜椒長條。
⑤食用前加入檸檬（如果在烹調時加入，檸檬會讓綠色花椰菜褪色）。
⑥在蔬菜上方灑上蒔蘿並食用。

白色花椰菜

材料 白色花椰菜、番茄。

作法 ①清洗白色花椰菜，並將它切段。
②加入2到3個切片並切成塊狀的番茄。
③一起低溫燉煮約45分鐘（或煮軟為止）。

白色花椰菜和紅蘿蔔醬

材料 1個小型白色花椰菜、3根紅蘿蔔、亞麻仁油。

作法 ①將白色花椰菜切成小塊，放入烤盤中，加一點水，以攝氏120℃烤到變軟。
②烤好之後，瀝去水分。
③同時，將紅蘿蔔加入足夠的水分低溫煨煮，直到變軟為止。
④將紅蘿蔔和油一起放入攪拌器進行攪拌。
⑤把醬汁倒在烤熟的花椰菜上，放進溫熱的烤箱（關電源）5到10分鐘後即可。

紅蘿蔔和蜂蜜

材料 紅蘿蔔、特製湯品 P338 、蜂蜜。

作法 ①清洗紅蘿蔔，切除兩端，然後切片。

②請勿削皮或刮擦表面。

③加入少量湯品，燉煮45分鐘或煮軟為止。

④燉煮的最後5到10分鐘，加入½茶匙蜂蜜，略作調味之用。

包餡甜菜葉捲 MZ

材料 1束甜菜葉、½個洋蔥切片、6個中型馬鈴薯、4根紅蘿蔔、3瓣大型大蒜切碎。

作法 ①將洋蔥和馬鈴薯分開烹煮。

②在另一個鍋子中，烹煮紅蘿蔔和大蒜。

③煮熟之後，將各鍋中的材料分別搗碎，然後混合在一起。

④將甜菜葉放入非常燙的水中，小心不要煮過頭。

⑤把每一片葉子攤開，去掉中間粗硬的莖梗。

⑥將混合的碎泥放在葉片中央，緊緊裹起。

⑦排放在拖盤上，和番茄醬 P368 一起食用。

玉米

作法 ①玉米可以連著外殼包裹在鋁箔中烘烤。

②用低溫烤箱烘烤1小時，或在滾水中煮大約7分鐘。

什錦蔬菜玉米

材料 3根西洋芹，2根紅蘿蔔，2支玉米，2個節瓜。

作法 ①將玉米徹底清洗乾淨，剝去外殼，削下玉米粒。

②其他蔬菜切片，切成小塊。

③將玉米放入烤盤，並放入蔬菜。

④在烤箱中以攝氏90℃烘烤約1小時。

奶油色玉米

材料 3支玉米、1個青椒。

作法 ①剝去玉米外殼,削下玉米粒。

②將2支玉米的玉米粒放入攪拌機攪拌。

③在攪拌後的玉米中加入第3支玉米的玉米粒。

④放入烤盤中,上面擺放切片的青椒。以攝氏90到120℃烘烤1個半小時。

柳橙汁玉米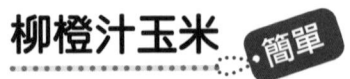

材料 2支玉米、1杯柳橙汁。

作法 ①將玉米清洗乾淨,剝去外殼,並削下玉米粒。

②把玉米粒放進有蓋子的烤盤,放入烤箱以攝氏120℃烤到熟。

③倒掉玉米的湯汁,加入柳橙汁。放置5到10分鐘後食用。

好好吃四季豆 YN

記得不可以加水。

材料 ①3杯四季豆、⅓杯洋蔥切片而成的半圈、½茶匙蒔蘿草、2茶匙檸檬汁、綠色或白色的包心菜。

②1小撮馬鬱蘭、3到4茶匙蘋果醋、1個大型番茄、切碎鼠尾草、1個切丁洋蔥。

作法 ①在平底鍋中,混合½個切成細絲的包心菜和材料②。

②混合入剩餘的材料並放入有蓋的烤盤中,以烤箱低溫烘烤,直到變軟。

③燉煮約1小時,直到變軟。

烘烤茄子

材料 1個切塊的洋蔥、1個切片的茄子、2個切片並去皮的番茄、特製湯品 P338 。

作法 ①將一些湯品放入大型有蓋烤盤的盤底。
②逐層鋪上洋蔥塊、茄子片,以及番茄片。
③蓋上蓋子,以烤箱低溫烘烤2小時。

燉煮茄子

記得不可以加水。

材料 1個切塊的茄子、2個切塊的洋蔥、3個番茄(去皮並切塊)。

作法 ①在燉鍋中混合上述材料。
②燉煮約30分鐘(直到煮軟)。

紅椒醬和茄子捲 乳製品

材料 ①醬汁:1個紅椒切成4半去籽、1個切碎的洋蔥、2個切塊的番茄、1瓣壓碎的大大蒜、6湯匙水。

②茄子捲:2個茄子、450公克卡達起司(無鹽無脂肪)P384、2個去皮且切塊的番茄、草藥(例如荷蘭芹或香菜)。

作法 ①製作醬汁:將紅椒、洋蔥、番茄和大蒜在水中煨煮20分鐘,放入食物調理機或攪拌機。

②製作茄子捲:將茄子縱切成約0.6公分的薄片。放入可用於烤箱的盤子,在烤箱中烘烤一下,使其變軟。在這個時候,將卡達起司和草藥混合,並將番茄準備好。然後把一些卡達起司塗抹在每一片烤到半熟的茄子片上,灑上番茄並捲起。把食物放回可用於烤箱的盤子上,烘烤15到20分鐘。

③趁熱食用,用紅椒醬作為裝飾。

茴香點心 SD

材料 1顆茴香、1個大型番茄切成約0.6公分的薄片、2到3瓣去皮並切成薄片的大蒜。

作法 ①切掉茴香的莖桿和葉子。
②將茴香縱切成兩半，形成2片扁平的茴香。
③將這兩半茴香放在流動的水中沖洗，洗去沙子，然後放在烤盤中，切面向上。
④將番茄片放在兩半茴香上，然後在番茄上擺放蒜片。
⑤蓋上烤盤的蓋子，以攝氏120℃烘烤1到2小時。
⑥搭配烤馬鈴薯 P356 以及底下鋪著漂亮綠葉的紅蘿蔔泥沙拉一起食用。

甜菜葉捲

材料 4片甜菜葉、2根紅蘿蔔、¼棵綠色花椰菜、¼棵白色花椰菜、2個小型節瓜、1支玉米（削下玉米粒）、1½個番茄、2瓣大蒜、½杯生米。

作法 ①將蔬菜洗乾淨。
②把甜菜葉放入熱水足夠的時間，使其變軟而可以彎折。
③除了蕃茄、大蒜，將其他蔬菜切小塊，放入平底鍋，加點水，低溫水煮。
④烹煮之後，把水分倒掉。
⑤將番茄和大蒜放入攪拌機製作醬汁，然後把醬汁倒在蔬菜和生米上。
⑥把一些蔬菜和米的混合物放在每一片葉子中央，將葉子捲起。
⑦將菜葉捲放入有蓋子的烤盤，放入烤箱以攝氏120℃烘烤1到1個半小時。

青椒

記得不可以加水。

材料 2到4片青椒、2到4片洋蔥。

作法 用鍋蓋蓋緊的鍋子燉煮約30分鐘。

皇帝豆和節瓜

材料 1個大型洋蔥、1瓣大蒜、½杯特製湯品 P338 、1杯新鮮皇帝豆、3杯節瓜、4個中

型番茄、½茶匙玉米澱粉、4支新鮮荷蘭芹、少許百里香以及鼠尾草,或是一點點乾燥荷蘭芹。

作法 ①將草藥以外的所有材料混合,煨煮約15分鐘(直到變軟)。

②用加了一些水的玉米澱粉勾芡。

③食用前加入草藥。

起司醃洋蔥*

作法 混合2湯匙檸檬汁、85公克鄉村起司(無鹽、無脂肪)、½茶匙紅糖、2杯切厚片的洋蔥。

鑲嵌青椒 SD*

材料 1個大型的青椒或紅椒、¼個洋蔥、1個節瓜、1小根紅蘿蔔、1湯匙新鮮綜合草藥、3個番茄、1小根蕪菁、1瓣大蒜、110公克特製湯品 P338、110克鄉村起司。

作法 ①將青椒放入平底深鍋,加一點水,蓋上蓋子,用小火煮到變軟。

②從鍋中取出青椒,把青椒反過來放置,讓水分流出並冷卻。

③把洋蔥、節瓜、紅蘿蔔、草藥、番茄、蕪菁和大蒜切碎。

④放入小型平底深鍋中,加入湯品,用小火煨煮45分鐘至1小時。

⑤用銳利的刀子取出青椒的核心,剔除所有種子。

⑥將鄉村起司和煮過的蔬菜混合,用小湯匙填入青椒之中。

⑦把青椒放在適當的烤盤中,以攝氏180℃烘烤40分鐘。

⑧食用時搭配法式番茄醬汁 P369,烤馬鈴薯 P356,以及綠色蔬菜。

馬鈴薯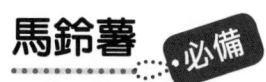

作法 馬鈴薯最常用的烹煮方式,是在蓋上蓋子的鍋子中,以中低溫緩慢水煮約1小時,直到變軟。

烤馬鈴薯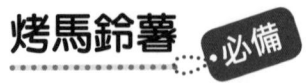

作法 ①烤馬鈴薯應徹底清洗，但是不能刮擦表面或去皮。

②用低溫烤箱烘烤2到2個半小時，或是以攝氏180℃烘烤50分鐘至1小時。

馬鈴薯泥

作法 ①將馬鈴薯削皮並切塊。

②在平底鍋中放入馬鈴薯和1個小洋蔥及足夠的水，使其煮沸，煨煮至全熟。

③煮熟後，應該沒有任何水分剩下。

④將馬鈴薯搗成泥，加入足夠的脫脂優格 P383 使其滑順。

馬鈴薯泥和甜菜葉

材料 1束甜菜葉（紅色或綠色皆可）、少許特製湯品 P338 、3個大型馬鈴薯（或4個中型馬鈴薯）、170到225公克的脫脂優格 P383 。

作法 ①甜菜葉清洗並撕碎，放入平底鍋。

②加入少量（4到5湯匙）水分或湯品，煮沸後把火關小煨煮。

③利用這段時間，將馬鈴薯削皮切塊，放在甜菜葉上。

④煨煮馬鈴薯，直到煮軟而且全熟。

⑤如果剩下任何水分，請將它倒掉，然後加入脫脂優格。全部一起搗成泥。

⑥如果混合物太乾，再加入一些優格。

變化 同樣的食譜可以適用於芥蘭。使用芥蘭時，在撕碎並放入平底鍋前，請先剝去外皮，除去中央的莖。

荷蘭芹馬鈴薯

作法 ①將數顆馬鈴薯連皮水煮至全熟。

②將煮熟的馬鈴薯剝去外皮，刷上一點點亞麻仁油之後，灑上一些切碎的荷蘭芹即可。

酥脆馬鈴薯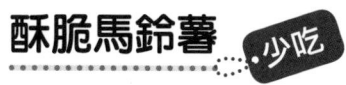

這是勉強允許的食物，只能偶爾食用。

作法 ①將1顆烤馬鈴薯切成薄片（約1公分）。

②把薄片放在烤箱的烤架上，不加任何添加物，以高溫（攝氏220℃）烘烤至膨鬆，然後翻面，把溫度降低至攝氏160℃（將烤箱的門打開一條縫）。

③繼續烘烤20分鐘。

④馬鈴薯片膨起，變得酥脆美味，幾乎就像是炸洋芋片一樣。兩側都呈閃亮的黃褐色時即告完成。

焗烤馬鈴薯

材料 馬鈴薯、番茄、1個洋蔥、少許馬鬱蘭（或百里香）。

作法 ①將洋蔥切塊，放在玻璃烤盤的底部。

②馬鈴薯切片後，在洋蔥上方鋪上一層馬鈴薯片，然後鋪上一層切片的番茄，再鋪上一層切片或切塊的洋蔥。

③灑上馬鬱蘭和（或）百里香後，以低溫烤箱烘烤1到2小時，或至烤熟為止。

西伐利亞式馬鈴薯與紅蘿蔔

材料 6到8根切片的小型紅蘿蔔，或4到5根切片的大型紅蘿蔔、3個中型馬鈴薯，或2個大型馬鈴薯、1個大型洋蔥、3到4湯匙特製湯品 P338 。

作法 ①將紅蘿蔔清洗並切片，放入平底鍋。

②馬鈴薯削皮並切片，洋蔥切塊。

③將所有材料和湯品一起加入平底鍋。

④煨煮至煮熟，然後視需要再加入一點高湯。

⑤完成的時候，平底鍋中不應該剩下任何湯汁。

紫色包心菜

材料 ½個切細絲的包心菜、3茶匙醋、3個切塊的大型洋蔥、2片月桂葉、特製湯品 P338、3個削皮並磨成泥的蘋果、1茶匙粗糖。

作法 ①在平底鍋中混合包心菜絲、醋、洋蔥塊、月桂葉還有湯品，用小火燉煮大約半個小時。

②加入蘋果泥， 1茶匙粗糖再燉煮半小時。

菠菜

請勿加水。

材料 菠菜、洋蔥、檸檬片。

作法 ①菠菜切除根部後，清洗3、4次。

②使用蓋子可以蓋緊的大鍋，底部鋪上一層洋蔥，再放入菠菜。

③用小火燉煮至菠菜軟爛。

④倒出多餘的湯汁。

⑤切過之後加上檸檬片食用。

節慶鑲嵌南瓜 YN

涅斯戴特曾經說過：「我喜歡日本南瓜的質地還有風味，肉多而且香甜，但是你也可以使用南瓜、福瓜或是橡實南瓜（後者須切成兩半並挖去南瓜子）。另外也可以使用2、3個小型南瓜代替1個大南瓜。這會產生更加誘人的視覺效果，特別是南瓜大小不同的時候。」

材料 1個大型日本南瓜（約2公斤）、¾杯生糙米、¼杯生野米、裸麥粒、小麥粒或多

加一些糙米，2½杯特製湯品 P338 或純化過的水，1杯洋蔥丁，3瓣大蒜末，1½杯去殼的新鮮豌豆或發芽的豆類，¾杯西洋芹丁，¾杯黃椒或紅椒丁，½杯未經硫化的葡萄乾或蜜棗乾（蜜棗乾去核切塊），鼠尾草和風輪菜各1茶匙，2茶匙百里香，⅓杯切碎的新鮮荷蘭芹，¼杯新鮮柳橙汁。

作法

①把糙米和野米放在特製湯品一起烹煮45分鐘，或是煮熟為止。

②使用特製湯品烹煮穀物可同時增添營養和風味。

③你只需要用蔬菜削下來的部分，紅蘿蔔、蘿蔔、甜菜莖梗或葉子、西洋芹、塊根芹菜、洋蔥皆可（請避免甘藍類的蔬菜，因為它們會帶來強烈的氣味）。

④用純水蓋過蔬菜，煨煮至完成為止。

⑤可以使用於煮湯、製作醬汁，或任何你喜歡的用途。

⑥雕刻南瓜時，盡可能地仔細切下南瓜頂端的部分，去除南瓜子。

⑦將南瓜朝下，和南瓜頂部的蓋子一起放在烤盤上，使用烤箱以攝氏180℃烘烤25至30分鐘（請小心不要過度烘烤，如果南瓜變成糊狀，就無法填入餡料）。

⑧將洋蔥、大蒜、豌豆和西洋芹放入鍋中，低溫烹煮20分鐘，使其稍微變軟。

⑨加入切丁的黃椒或紅椒、葡萄乾、草藥、柳橙汁和煮過的米，混合均勻。

⑩將餡料裝入南瓜，填塞緊密。放回烤箱中烘烤25至30分鐘，或是烤到南瓜變軟但仍然牢固為止。

⑪食用時，請準備一盤新鮮甘藍或其他綠葉蔬菜，將南瓜放在中央，頂部的蓋子則美觀地擱在南瓜一旁。食用時以湯匙挖取，別忘了取用些美味的南瓜肉。

變化

①如果有多餘的餡料，則加入1湯匙特製湯品或果汁，或是填入1、2個青椒之中，放在有蓋子的烤盤上烘烤。

②另一種享用的方式，可讓南瓜在食用前稍冷卻，然後像蛋糕一樣切片分食。

③如果允許食用乳製品，可在每一片南瓜上舀上荷蘭芹優格醬 P368，不然就擠一些柳橙汁增添活力。好好享用吧！

鑲嵌南瓜 YN

材料 3或4個橡實南瓜、½杯洋蔥丁、½杯西洋芹丁、½杯紅蘿蔔丁、1¼杯煮過的糙

米、½杯發芽的扁豆、¼杯葡萄乾（或浸泡、瀝乾再切塊的蜜棗乾）、3茶匙切碎的新鮮荷蘭芹、½茶匙磨碎的鼠尾草、½茶匙百里香、1瓣壓碎的大型大蒜。

作法 ①將南瓜縱向切開，挖掉南瓜子。

②混合剩下的材料，填入兩半南瓜之中。

③蓋上蓋子，在攝氏150到165℃下烘烤1個半小時，或是烤到南瓜變軟。

④加上杏桃醬 P367 或金色濃醬 P367，使其更加美味。

變化 你可嘗試使用6到8瓣完整的大蒜，料理出可口的清淡風味。把新鮮大蒜壓碎，可釋放出氣味強烈的蒜油，而未切割過的大蒜，則會帶來非常清淡的味道。

蒸炒甜豌豆什錦*

材料 450克甜豌豆、1束小白菜、1個中型節瓜、1個黃色曲頸南瓜、1個小型紅洋蔥、1根紅蘿蔔、1根韭蔥、1杯柳橙汁、1湯匙蜂蜜、1湯匙醋、1茶匙多香果。

作法 ①清洗所有蔬菜，摘掉甜豌豆的莖，首先將小白菜的白色的莖梗和綠色的菜葉切成長條，黃色南瓜縱向切片，然後將環形剖成兩半。

②你可以將節瓜兩端削去，首先對半切開，然後再切成兩半，使其成為誘人的薄板狀。

③將南瓜直立放置，由上而下切成厚約0.3公分薄板。

④將紅洋蔥切丁，然後以東方的方式——45度斜角將紅蘿蔔切成橢圓的薄片，愈薄愈好。

⑤用同樣的方式，將整根韭蔥切成橢圓的片狀。

⑥將柳橙汁、蜂蜜、多香果還有醋等調味料通通放入攪拌機，然後倒入適當大小的蒸鍋。

⑦把所有的蔬菜覆蓋在上面，煨煮15到20分鐘，直到煮軟。這道菜非常多汁！

四季豆

材料 450公克四季豆、1個切碎洋蔥、特製湯品 P338（足以保持四季豆濕潤即可）。

作法 ①摘去四季豆兩端，清洗乾淨，然後切成任何你想要的長度。
②加入1個切碎的洋蔥、一些湯品，燉煮約50分鐘（煮軟為止）。

番薯

作法 ①切下兩端後清洗。
②用刀子在番薯上戳洞，讓蒸汽能夠散出，然後放在烤盤上（番薯皮軟的話蓋上蓋子，皮脆的話就不用）。
③低溫烘烤2到2個半小時。

烤番茄

材料 番茄、洋蔥。

作法 ①番茄切兩半放入平底鍋，切面向上，並用切碎的洋蔥蓋在2個切半的番茄上。
②用烤箱低溫烘烤1小時。
③保留湯汁，可加入湯品之內。

綠番茄百果餡

材料 945毫升綠番茄、55公克金色葡萄乾、½杯紅糖、¼杯水、55公克無子葡萄乾、¼茶匙丁香、¼杯紅酒醋、470毫升酸蘋果。

作法 ①將番茄放入粗粒切碎器。
②混入除了蘋果以外的所有材料，加熱並攪拌約30分鐘，使其變軟。
③加入切碎的蘋果，烹煮至濃稠。

什錦蔬菜鑲嵌番茄

材料 ①4個番茄、你想要加入的各種蔬菜。

②2個番茄、6瓣大蒜（醬汁）。

作法 ①把材料①的番茄洗乾淨後，中央挖空製成容器。

②蔬菜切成小塊，加一點水煮半小時。

③將煮過的蔬菜填入番茄中，然後放到烤盤上，不蓋蓋子。

④在攪拌機中放入2個番茄和大蒜。

⑤把醬汁淋在各個番茄上。

⑥將烤箱以攝氏180℃預熱10分鐘。

⑦關掉烤箱電源，把番茄放入烤箱10分鐘。

節瓜

材料 切片的節瓜、切塊的生洋蔥、切塊的番茄、少許特製湯品 P338 。

作法 混合所有材料，燉煮20分鐘。

變化 將節瓜切成小塊，放在烤盤中。把番茄、洋蔥和4瓣大蒜放入攪拌機中攪拌，把醬汁淋在南瓜上，以攝氏95至120℃烘烤1個半小時。

節瓜飯

材料 225公克有機糙米、1根紅蘿蔔、1個節瓜、2瓣大蒜，及荷蘭芹、西洋芹、番茄。

作法 ①將米和蔬菜洗乾淨。

②把米放在烤盤上，加入切塊的荷蘭芹、紅蘿蔔、西洋芹和節瓜。

③同時，用攪拌器攪拌番茄和大蒜，淋在米和蔬菜上。

④用烤箱以攝氏120℃烘烤1個半小時。

節瓜與番茄 SD

材料 6個小節瓜切片、1個中型或大型洋蔥切塊、2或3個番茄切塊以大蒜和草藥調味（百里香、肉荳蔻和馬鬱蘭）、馬鈴薯、各式蔬菜。

作法 ①洋蔥、番茄和調味料加一點水,一起煎煮。

②等到半熟的時候,加入節瓜燜煮。

③淋在蔬菜或馬鈴薯上食用。

甜菜丸子義大利麵^{YN}

小心,絕對不要用九層塔和奧勒岡葉!

材料 ①中型魚翅瓜1個。

②900公克成熟的番茄(約6到8個大型番茄),3到5瓣大蒜切末,1個中型洋蔥切碎,1個青椒切丁,2根西洋芹切丁或1顆小型茴香切丁,2個小型節瓜切片或1杯茄子切塊,4茶匙切碎的新鮮荷蘭芹,½茶匙的茴香子,一些紅酒醋和1茶匙蜂蜜、迷迭香、百里香、鼠尾草和馬鬱蘭各一小撮。

③2茶匙切碎的荷蘭芹、1個切碎的小洋蔥、1個磨碎的中型甜菜、3到4根磨碎的中型紅蘿蔔。另外,也可以使用1杯磨碎的茄子、½杯艾賽尼派麵包 P391 或無鹽無油脂的裸麥、1½杯發芽2天的扁豆、1小束菊苣、切碎的菠菜或甜菜葉、2到3瓣大蒜切碎。

作法 ①處理魚翅瓜:把魚翅瓜洗乾淨切成兩半,挖出種子,放在烤盤上,切面向下。用烤箱的低溫烘烤2小時,或烤到變軟為止。

②製作甜菜丸子義大利麵醬:

　1)將材料②中的番茄以小火煮30到35分鐘,或是煮軟為止。為了確保醬汁濃稠,請在烹煮過程中,將番茄流出的多餘湯汁倒掉。

　2)把瀝乾的番茄放入食物調理機或篩子,去除番茄的皮和籽。

　3)把醬汁倒回鍋子,加入材料②剩餘的蔬菜和調味料。

　4)蓋上鍋蓋,用小火燉煮1小時,或是將蔬菜煮到你喜歡的程度。

　5)加入一些紅酒醋和1茶匙蜂蜜,增添酸甜風味。

③甜菜丸子製作:

　1)將材料③中扁豆和茄子(若使用的話)放入食物研磨機或Norwalk®榨汁機,使用2號網格。

2)混入材料③的麵包碎屑和剩餘的蔬菜,混合均勻。

3)做成5公分的丸子,放在均勻灑上燕麥或裸麥穀粉的烤盤上,以免沾黏。

4)蓋上蓋子,用烤箱低溫烘烤1小時。

5)打開蓋子,再烤1小時。

④將煮過的魚翅瓜放在盤子上,加上一兩顆甜菜丸子,淋上醬汁享用。

變化 ①魚翅瓜也可以放在有蓋的大鍋內,切面向上,加入深2.5公分的水,用小火蒸1小時,或蒸熟為止。

②可以使用3個大型白馬鈴薯或3個中型番薯取代磨碎的扁豆。將番薯煮軟,然後連皮放入食物調理機或研磨機,處理方式如上述。

③麵包粉可以換成½杯煮過的糙米,或⅓杯在Norwalk®榨汁機中磨碎的燕麥片。

注意 ①發芽2天的扁豆,指的是將扁豆用蒸餾水覆蓋,使其浸泡(發芽)一整夜,然後瀝乾。

②九層塔和奧勒岡葉都是義大利料理中愛用的調味料,不過在葛森療法中禁止使用,因為其中含有芳香油。

③請務必保留多餘的番茄湯汁,用來煮湯或製作肉醬,更好的作法是直接當作熱湯飲用,十分美味。

④魚翅瓜是黃色的堅硬冬季南瓜,約30年前由日本的農人開發出來,烹煮後和義大利麵一樣呈條狀。現在魚翅瓜已十分普遍,特別是在有機栽種者的圈子中。

蔬菜糕 YN

材料 ①2杯發芽扁豆、¼杯新鮮荷蘭芹、1½杯切丁茄子(或歐洲防風草根或番薯)。

②1杯切成細丁的洋蔥、¾杯磨碎的甜菜、¾杯磨碎紅蘿蔔、1杯切成細丁的西洋芹菜、3瓣切碎的大蒜、1½杯煮過的糙米、百里香少許、磨碎的鼠尾草少許,茵陳蒿少許、1茶匙檸檬汁。

③金黃醬汁 P367 或番茄醬汁 P369 。

作法 ①將材料①放入Norwalk®榨汁機或食物研磨機磨碎。

②加入材料②。

③放在加蓋的烤盤中,以烤箱低溫烘烤約2小時。

④打開蓋子,淋上金黃醬汁或番茄醬汁。

⑤繼續烘烤30分鐘到1小時。

⑥額外淋上醬汁後食用。

俄式炒蔬菜 YN

材料 ①1杯切丁的洋蔥、1杯切丁的茄子、1½杯白色花椰菜(或包心菜)、1½杯切片的的紅蘿蔔(或番茄)、1杯綠色花椰菜或青椒、1杯切片的西洋芹或節瓜。

②3湯匙紅酒醋(或是蘋果醋)、1茶匙蒔蘿、2杯優格 P383、1杯卡達起司(脫脂無鹽者) P384。

③青蔥(或荷蘭芹)少許。

作法 ①將蔬菜燉煮1個半小時,煮軟為止(最好將番茄和節瓜等柔軟的蔬菜最後再加入),將蔬菜靜置冷卻至攝氏60℃。

②同時依下列方式製作醬汁:混合材料②,將醬汁攪拌至表面光滑。

③醬汁與溫熱的蔬菜混合,放在煮熟的魚翅瓜或糙米飯上食用。

④以切碎的青蔥或荷蘭芹作為裝飾。

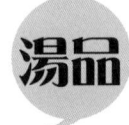

馬鈴薯湯

材料 1個大型洋蔥、½個小型塊根芹菜、荷蘭芹、2個大型馬鈴薯、1根韭蔥、2根西洋芹、1.9公升的水。

作法 ①將所有蔬菜洗淨切丁。

②放入平底深鍋中,加入水,蓋上鍋蓋,煮到沸騰後,使其冷卻。

③蓋上鍋蓋,熄煮2到3小時。

④用食物條理機磨碎。

檸檬大蒜番茄湯

材料 2到3個大型番茄、1瓣大蒜、1片月桂葉、2個洋蔥、½個檸檬榨的汁、1茶匙紅糖、½杯特製湯品 P338、1茶匙燕麥薄片。

作法 ①將蔬菜切丁，與湯品、糖和檸檬汁放入蓋上鍋蓋的平底深鍋內，烹煮1小時。
②用食物調理機將湯品磨碎。
③倒回平底深鍋內，加入燕麥薄片，再煮5分鐘。

番茄與薄荷湯 GSG

材料 番茄900公克（以羅馬番茄為佳）、5根蔥（青蔥）、2個小型的烹飪用蘋果、5湯匙蘋果醋、1茶匙紅糖、2個大型檸檬、200公克脫脂優格 P383（可以不加）、6或8根新鮮薄荷。

作法 ①番茄切塊，青蔥切片，蘋果去核並切片。
②將作法①處理好的材料放入平底深鍋，下蘋果醋和糖，煮沸並小火煨煮30分。
③放入食物調理機。
④讓湯靜置冷卻，稍後再加入最後的材料，或是立即加入檸檬汁並加入優格（如果使用的話）。
⑤要食用的時候，加入切碎的薄荷，並留一些灑在湯上作為裝飾。
⑥可以分裝成4大碗或6小碗。

馬鈴薯洋蔥番茄湯

材料 2個大型番茄、1個中型洋蔥、2個中型馬鈴薯、1茶匙紅酒醋、1小片月桂葉、1茶匙紅糖。

作法 ①所有蔬菜洗淨切丁，將糖以外的所有材料，放入平底深鍋中，加水淹沒材料。蓋上鍋蓋，用小火烹煮1小時。
②以食物調理機磨碎湯品，加入糖調味。

醬汁與沾醬

杏桃醬

材料 ¼杯未經硫化的杏桃乾、1杯加熱的純水、½杯新鮮蘋果汁或柳橙汁。

作法
①將杏桃洗淨並瀝乾，放入水中，浸泡數小時。
②加入果汁，用小火燉煮約1個半小時，直到杏桃變得很軟為止。
③使用攪拌機、Foley食物調理機或Norwalk®榨汁機，把杏桃打成果泥醬汁。

茄子醬

材料 1根大型茄子、2瓣大蒜、1茶匙檸檬汁、1湯匙切碎的荷蘭芹、檸檬角（檸檬切 ⅙~⅛瓣大小）。

作法
①將茄子烘烤1小時，冷卻至容許溫度，然後剝皮、瀝去多餘水分，輕輕擠乾。
②混入大蒜，直到茄子帶有溫和的氣味，加入檸檬汁和荷蘭芹，混合均勻。
③食用時可沾生鮮蔬菜，例如西洋芹、紅蘿蔔、白色花椰菜和青椒。

金色濃醬

材料 1個小型馬鈴薯切四半，4根紅蘿蔔切片，2茶匙蘋果醋或檸檬汁，1杯特製湯品 P338 或水，1小型洋蔥切丁，1茶匙切碎荷蘭芹，¼茶匙蒔蘿、馬鬱蘭或百里香。

作法
①將材料混合，以小火燉煮1個半到2小時，或是煮軟為止。
②剝去馬鈴薯的皮並絞成泥狀。

金黃醬汁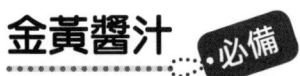

材料 ①1個小型番薯切成四半、2到3根紅蘿蔔粗略切塊、1個小型洋蔥切丁、½杯高湯 P338、½杯柳橙汁（或橘子汁）、少許百里香、少許迷迭香。

②一些果汁、2茶匙荷蘭芹。

作法 ①在烤盤中混合所有材料①，用烤箱低溫烘烤至柔軟為止（大約2小時）。

②將烘烤完的食材放入食物調理機攪拌，再加入果汁，以達到想要的黏稠度。

③加入荷蘭芹後食用。

番茄醬

材料 3個番茄、½顆大蒜、½個洋蔥、1/16杯（約15公克）的醋、¼茶匙蒔蘿、½杯的有機紅糖。

作法 ①將所有材料放入平底鍋，煮到沸騰。

②烹煮至變軟，然後放入食物調理機或液化機，打至表面平滑。

荷蘭芹優格醬 乳製品

材料 ½杯碎洋蔥、1茶匙碎新鮮辣根（或½茶匙乾燥辣根，可不加）、1杯脫脂優格 P383、1湯匙檸檬汁（或萊姆汁）、1茶匙楓糖漿（或蜂蜜）、 ¼杯碎荷蘭芹。

作法 ①用小火烹煮洋蔥，直到煮軟且變成透明。

②從爐子上拿開，使其稍微冷卻。

③將洋蔥和辣根、優格、檸檬汁和甜味劑放入攪拌機混合，直到表面平滑。

④拌入荷蘭芹。

李子醬

材料 225公克李子、1茶匙紅糖、 2茶匙麵包粉、½茶匙檸檬汁、1片土司切丁。

作法 ①李子洗淨去除果核，放入平底深鍋，加水至半滿，烹煮15分鐘，壓進食物調理機中。

②加入糖、麵包粉和檸檬汁。

③重新倒回平底深鍋，再烹煮3分鐘即可。若喜歡，可以塗在土司上食用。

番茄莎莎醬

材料 1個中型番茄切成小塊、青蔥或1個中型紅洋蔥、2湯匙新鮮香菜葉（莞荽）、3湯匙檸檬汁。

作法 ①將材料混合（請勿加入太多檸檬汁），蓋上蓋子冷藏。
②以新鮮食用為佳，但在冰箱中最多可以保存2天。

即食番茄醬汁 ·簡單

材料 450公克羅馬番茄切塊、3或4瓣大蒜、3根荷蘭芹、1茶匙亞麻仁油。

作法 ①將亞麻仁油放入攪拌機，打開開關。
②開始分批逐次加入一塊塊番茄和其他材料。
③攪打1分鐘左右，讓所有材料混合；可以製成2到3杯醬汁。

番茄醬汁 ·必備

材料 4到6個大型番茄、4到5個大型洋蔥去皮切片、1個大型（或2個中型）馬鈴薯連皮切丁、2到3瓣大蒜、少許馬鬱蘭、少許百里香。

作法 ①在大型平底鍋中混合所有材料，燉煮並煨上1小時。
②放入Foley食物調理機，攪打成濃稠醬汁。

變化 你也可以加入一些西洋芹或青椒調味。

法式番茄醬汁 ·必備

材料 1個洋蔥、½根西洋芹、½根小型紅蘿蔔、680公克番茄、幾根扁葉荷蘭芹、1瓣大蒜、1片月桂葉。

作法 ①烹煮切塊的上述材料後，將材料攪成泥。
②可熱食或冷食。共可製成590毫升的醬汁。

水果與甜點

水果

　　大多數新鮮水果在成熟時都可以不削皮食用；當然，橘子和香蕉等水果就得剝皮了。請務必清洗新鮮水果；水果乾則必須以清潔、微溫的蒸餾水清洗，並在水中浸泡一夜（水面稍微蓋過水果乾）。請使用浸泡的水，以蓋上鍋蓋的平底深鍋煮到變軟為止。水果乾不能經過硫化。

　　後面的水果食譜取材自葛森博士個人的檔案。

甜點

　　千萬不能用甜點取代正餐或治療用的果菜汁。

　　雖然這麼說聽起來像煩人的老媽，不過我們還是要提醒你：「吃甜點之前請先把正餐吃完」。

　　請勿食用下列食物，或是將這些食物當作材料加入甜點之中：冰淇淋、脂肪、白麵粉、小蘇打、糖果、巧克力、奶油或鹽。好好享受吧！

砂糖

　　只能使用紅糖或粗糖、淡蜂蜜、楓糖漿，或未經硫化的糖蜜。

糖漿

　　將450公克的紅糖加入945毫升的水和1杯蘋果汁中煮沸，直到溶解為止，並保存在蓋上瓶蓋的廣口瓶中。

烤蘋果

材料 2個中型蘋果、1茶匙葡萄乾、2湯匙水。

作法 ①將蘋果清洗、去核,然後切成兩半。

②和葡萄乾一起放入平底鍋或烤盤中烘烤約15分鐘,直到烤熟,然後以火焰燒烤約5分鐘,烤至金黃色。

③切半的蘋果都必須保持完整。

變化 可以在葡萄乾上加蜂蜜調味。

蘋果與香蕉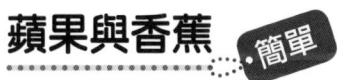

材料 ½杯蘋果醬 P372 、½條生的切片香蕉、½個檸檬擠的汁。

作法 ①直接生吃,或將蘋果醬和香蕉放入蓋上鍋蓋的平底深鍋,小火加熱。

②加上檸檬汁食用。

蘋果蛋糕與楓糖優格 乳製品

材料 680公克烹飪用蘋果、1個檸檬、30公克碾壓燕麥粒、30公克燕麥片、55公克白葡萄乾(或葡萄乾)、115公克紅糖、115公克全麥麵粉、1茶匙含鉀發粉、½杯新鮮蘋果汁、優格 P383 、楓糖漿。

作法 ①將削皮切塊的蘋果放入大碗中,灑上檸檬汁、蘋果汁。

②混合均勻碾壓燕麥粒、燕麥片、葡萄乾、紅糖、麵粉和發粉,再攪入蘋果中。

③把混合物倒入蛋糕模型,以攝氏180℃烘烤20到35分,至頂端微呈黃褐色。

④加上混入1到2湯匙楓糖漿的優格食用。

煮熟的蘋果醬

材料 3個中型蘋果、蜂蜜(或紅糖)適量。

作法 ①3個中型蘋果削皮、去核並切片,加入蜂蜜或紅糖調味。
②把蘋果片加入冷水至半滿的平底深鍋,煮到蘋果變軟,大約15分鐘。

新鮮蘋果醬・必備

材料 3個中型蘋果、蜂蜜(或紅糖)適量。

作法 ①3個中型蘋果削皮、去核並切片。
②加入蜂蜜或紅糖調味。
③用榨汁機的研磨部分把蘋果磨碎,加入調味料調味後享用。

蘋果香料蛋糕 YN

材料 ①¼杯蜂蜜或是楓糖漿、1杯新鮮蘋果醬 P372 、1½杯燕麥粉、¾杯全麥麵粉(或黑小麥麵粉)。
②¾杯粗紅糖、少許多香果、少許肉荳蔻、¼茶匙香菜、1茶匙Featherweight無鈉發粉(以鉀為主的發粉,如果你是癌症患者,請在使用前先詢問你的醫護人員。可以不用)。
③2杯葡萄乾(或切碎的棗子)。
④蛋糕頂端的碎屑:⅔杯碾壓的燕麥粒、少許多香果、少許肉荳蔻、⅓杯的楓糖漿或蜂蜜。

作法 ①混合材料①。
②材料②一起過篩,加入葡萄乾。
③混合乾的和濕的材料,倒入長橢圓形的不沾黏烤盤。
④製作蛋糕頂端的碎屑:先用研磨機將燕麥稍微攪打,使麥片更細小;接著混合香料和燕麥;最後混合足夠的甜味劑,製成酥脆的混合物。
⑤將蛋糕頂端的碎屑灑在蛋糕上方。
⑥以攝氏180℃烘烤40分鐘,或是檢查確認烤熟為止。
⑦食用時加上1湯匙新鮮蘋果醬 P372 或脫脂優格 P383 。好好享受吧!

碎蘋果頂派

材料 ①一個8吋或9吋的派皮 P380、12個中型青蘋果切薄片、⅓杯粗紅糖或¼杯蜂蜜、2到3茶匙檸檬汁（或柳橙汁）。

②2茶匙太白粉或燕麥粉，½杯葡萄乾（或切碎的棗子），加上少許香菜、肉荳蔻和多香果。

③派頂端的碎屑：⅔杯燕麥粉、3茶匙粗紅糖、少許多香果、⅓杯蜂蜜（或使用楓糖漿）。

作法 ①混合乾燥的材料②，裹在蘋果外層。

②淋上蜂蜜（如果使用的話）和果汁。

③填入派皮內，灑上材料③頂端的碎屑。

④以攝氏150到160℃烘烤1小時又15分鐘，或是烤至蘋果變軟為止。

蘋果番薯布丁

千萬不要使用市售的麵包粉，請參閱本章後面麵包一節中的麵包粉食譜 P388。

材料 1個番薯（煮熟，去皮，切片）、1個蘋果（生的，去皮，切片）、1茶匙葡萄乾、½杯麵包粉、½杯柳橙汁、1茶匙紅糖。

作法 ①將番薯片和蘋果片、葡萄乾一起放在烤盤中，灑上麵包屑、紅糖和柳橙汁，用烤箱以攝氏180℃烘烤30分鐘。

②趁熱食用，如果許可的話，可加上3茶匙白脫牛奶或優格 P383。

蘋果塔 乳製品

未接受葛森療法的家人在享用本甜點時，可以加上一球含有甜味劑的脫脂水果冷凍優格，Cascadian Farm Vanilla（使用有機牛奶）和Stars Vanilla Bean是兩種可以適量享用的品牌。

材料 ①½杯溫水（攝氏40到44℃）、1湯匙粗紅糖、1包乾酵母、⅔杯攪拌過的白脫牛

奶（或脫脂優格 P383）、蘋果汁，但只有患者還不能食用乳製品時才使用蘋果汁）、½杯粗紅糖、2½杯燕麥粉、1杯全麥麵粉或黑小麥麵粉、9到10個中型蘋果（以加拉Gala、Pippin和金冠Golden Delicious等品種為佳）、4湯匙楓糖漿（或液態的Fruit Source，Fruit Source是一種從自然水果提煉的甜味劑）、4湯匙糙米糖漿（以發芽糙米提煉的糙米糖漿，是一種濃稠的奶油狀糖漿，必須加入楓糖漿或Fruit Source稀釋）、½杯棗糖（磨碎的棗子乾）、1½茶匙多香果、¼茶匙肉荳蔻或香菜。

②優格起司：將脫脂優格以鋪在不鏽鋼或尼龍篩子上的棉布毛巾，或薄棉濾布瀝乾，底下放一個碗盛接乳清。冷藏並瀝乾至你想要的濃稠度，所需時間在2到8小時之間。瀝水時間短，會產生濃稠的優格，瀝水時間長的話，則會產生類似奶油起司的質感。以我們的用途而言，濃稠的優格質感比較符合需求。

作法 ①將酵母灑入溶解了1湯匙粗紅糖的溫水；靜置5到10分鐘，或是起泡為止。
②將白脫牛奶加熱至攝氏38℃，加入粗紅糖並攪拌至溶解。
③將白脫牛奶拌入酵母混合物，然後加入燕麥粉並劇烈攪打。
④拌入足量的剩餘麵粉，製作成堅硬的麵團。
⑤在灑上麵粉的麵包板上揉捏麵團，僅加入足以防止麵團沾黏的麵粉，揉捏至麵團平滑而有彈性，大約需要5到10分鐘。
⑥放入碗中，蓋上毛巾，讓麵團在溫暖處體積膨脹到兩倍大，約需1個半小時。
⑦將麵團壓扁，再一次發麵。
⑧把麵團分成兩半，在灑上麵粉的板子上，將兩半麵團分別壓成長35公分、寬20公分的長方形。
⑨將麵團分別放在不沾黏的烤盤上，或鋪滿燕麥片的一般烤盤，以避免沾黏。
⑩用叉子戳刺表面，在四周留下0.5公分的邊。
⑪蓋上布讓麵團發到兩倍大，大約需要40分鐘。
⑫將蘋果切成四半，去核，切片，然後把每四分之一個蘋果切片後，排列在麵團上；蘋果的平面向下，表皮面向上，略微展開成扇形。
⑬留下約1公分的邊。
⑭混合楓糖漿和糙米糖漿。使用醬汁刷，在蘋果上塗上一層糖漿。

⑮混合棗糖和香料，灑在蘋果上。

⑯以攝氏160℃烘烤30分鐘，或烤至麵包略顯黃褐色為止。

⑰直接食用，或是加上一匙以蜂蜜或楓糖漿略微調味的脫脂優格或優格起司。

杏桃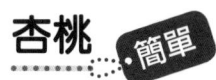

材料 240公克新鮮杏桃、1茶匙太白粉、2茶匙冷水、2茶匙紅糖。

作法 ①將杏桃切成兩半，去除果核，放入一鍋煮沸的水中，煮10分鐘。

②在最後2分鐘加入溶解於2茶匙冷水的太白粉。

③冷卻後加入糖。

香蕉（煮熟）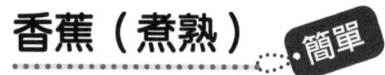

材料 1根香蕉、1茶匙紅糖、幾滴檸檬汁。

作法 ①把香蕉縱切成兩半，然後加入紅糖和檸檬汁。

②放入平底鍋中，以小火燒烤10分鐘，後趁熱食用。

香蕉蘋果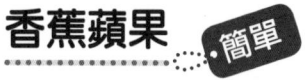

材料 1根香蕉（去皮並搗成泥）、1個蘋果（削皮，去核，磨碎）、10茶匙葡萄乾。

作法 ①把香蕉和蘋果混合，用叉子或打蛋器徹底攪打。

②加入葡萄乾後食用。

香蕉無花果

材料 1根香蕉、3個無花果（新鮮）、1個柳橙擠的汁。

作法 ①把香蕉和無花果切碎，和柳橙汁一起混合均勻。

②將混合物填入柳橙皮中食用。

燉煮櫻桃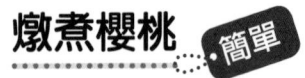

材料 225公克櫻桃（洗淨，去掉莖桿）、1茶匙馬鈴薯粉、2茶匙紅糖、冷水。

作法 ①把櫻桃和糖放入平底深鍋，加水蓋過櫻桃，以小火煮10分鐘。

②將馬鈴薯粉加入2茶匙冷水中溶解，加入煮沸的櫻桃中。

③繼續煮2分鐘，冷卻後食用。

紅醋栗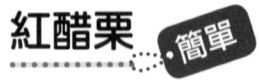

材料 110公克紅醋栗、3茶匙紅糖。

作法 ①徹底清潔並洗淨紅醋栗，然後摘除莖桿。

②放入盤子中，加糖後食用。

變化 可以使用加入紅糖調味的白脫牛奶或者是自製的優格 P383 （如果許可的話）作為醬汁。

綜合水果

材料 3杯新鮮櫻桃和杏桃（切半，切片，去核）、2杯水、½杯紅糖、溶解在⅓杯冷水中的2茶匙玉米澱粉。

作法 ①將水果、水和糖一起放入平底深鍋，緩慢、溫和地煮沸10分鐘。

②加入玉米澱粉，繼續煮3分鐘。冷卻後食用。

晶亮西洋梨

材料 4到5個成熟的西洋梨、4湯匙蜂蜜（或乾燥有機紅糖）。

作法 ①把成熟的西洋梨剖成兩半，挖去果核。

②在蜂蜜或有機紅糖中加入約110公克的水，混合均勻。

③將切半的西洋梨放入烤盤，澆上糖漿。

④在烤箱中以低溫（攝氏135℃）烘烤，烤熟為止。
⑤如有必要，可以淋上果汁。

冷凍優格 SD乳製品

材料 ¼杯燉煮水果（櫻桃、杏桃）、450公克脫脂優格 P383。

作法 ①將優格舀入鋪上兩層薄棉濾布的細密網孔過濾器，然後放在深碗上方。
②讓優格在冰箱中流入碗內約30分鐘，將流出的優格舀入製冰盒中，予以冷凍。
③把水果和優格冰塊放入食物調理機，或是你的K&K或Norwalk®榨汁機中混合，直到變得黏稠而平滑。立即食用。

燕麥片蛋糕

材料 4杯燕麥片（乾燥燕麥），2根磨碎或攪碎的紅蘿蔔，還可以加入蜂蜜和葡萄乾。

作法 ①在烤盤中混合所有材料。
②放入烤箱中，不要蓋上蓋子，以攝氏120℃烘烤45分鐘。

燕麥片餅乾 乳製品

材料 1杯蘋果醬 P372、1杯裸麥麵粉、1杯葡萄乾、½杯攪拌過的白脫牛奶、½杯紅糖、½杯糖蜜、2杯燕麥片、1包酵母。

作法 ①混合所有材料，靜置10分鐘。
②用茶匙舀取麵糊，每匙做成一片，放入中溫烤箱中烘烤約20分鐘。

巴夏蛋糕（生乳酪蛋糕） YN乳製品

材料 ¼杯新鮮柳橙汁、½杯切碎的水果乾、4杯軟質或中等凝乳卡達起司 P384、½杯蜂蜜或¾杯紅糖，加上葡萄乾、棗子、木瓜、桃子、蜜棗乾等。

作法 ①混合所有材料。

②將蛋糕糊倒入鋪棉布（細棉紗布）的過濾器或濾網，放塊板子將它向下壓。

③倒入碗或平底鍋中，冷藏5到10小時，或是變得乾燥而緊實為止。

④將蛋糕倒扣到盤子上切片。可直接享用，或放在艾賽尼派麵包 P391 上食用。

桃子

材料 225公克桃子（去皮）、2茶匙紅糖。

作法 ①桃子洗淨，放入滾水中半分鐘，然後瀝乾並削皮。

②切成兩半，去掉果核，和滾水一起放入平底深鍋中。

③蓋上鍋蓋，煨煮10分鐘後，使其冷卻。

④加糖，冰涼後食用。

梨子

材料 1個大型的梨子（削皮，去核，切半）、1茶匙紅糖。

作法 將梨子放入平底深鍋，加水至蓋住梨子一半。加糖，煮30分鐘。

李子

材料 225公克李子、2茶匙紅糖。

作法 ①清洗李子，切半，然後去掉果核（李子也可以整顆烹煮）。

②放入平底深鍋，加水蓋住李子，烹煮15分鐘。

③從爐子上拿起，冷卻，加糖。冰涼後食用。

蜜棗乾與杏桃乾

材料 蜜棗乾225公克、杏桃乾225公克、⅓杯大麥。

作法 ①加水蓋過蜜棗乾和杏桃乾，浸泡過夜。

②使用浸泡水果乾時使用的水，和大麥一起煮沸。

③冷卻後食用。

蜜棗乾與香蕉泥

材料 1杯蜜棗乾（浸泡並煮過）、2根小型香蕉、¼個檸檬擠的汁、1茶匙紅糖。

作法 ①將所有材料徹底攪打在一起，放進冰箱1小時。

②可以切片食用，以加入甜味劑的優格 P383 裝飾（如果允許的話）。

白脫牛奶薄層派皮 乳製品

這並不是傳統的薄脆派皮，因此請擀得薄一點。

材料 1¼杯燕麥粉，⅓杯攪拌過的白脫牛奶、蘋果汁（或冷水），2茶匙蜂蜜，少許多香果（或肉荳蔻），1茶匙無鈉發粉（可以不加）。

作法 ①混合所有乾燥的材料。

②加入蜂蜜和正好足以製成堅硬麵團的液體，輕輕揉捏使其混合。

③在灑上麵粉的板子上，或是兩層蠟紙之間，把麵團擀開。

④將麵團放入8吋或9吋派皮模型，模型須先灑上充足的燕麥片，以避免沾黏。

⑤切除多餘的麵團，用叉子在邊緣刻出花紋或鋸齒狀。

⑥將派皮冷藏，然後以攝氏160℃烘烤10到15分鐘，或烤至略顯黃褐色為止。

發麵派皮 YN

材料 1杯燕麥粉、½杯馬鈴薯粉（或多加一點燕麥粉）、1杯黑小麥麵粉（或全麥麵粉）、1茶匙蜂蜜（或紅糖）、½杯溫水、1茶匙烘焙酵母。

作法 ①將酵母灑入混入了蜂蜜的溫水。起泡後，加入麵粉並混合均勻。

②麵團放在溫暖的地方發1小時。

③在灑上麵粉的板子上揉捏5分鐘。靜置10分鐘後在灑上麵粉的板子上擀開。

④將麵團放入8吋或9吋派皮模型，模型底部須預先灑上充足的燕麥片。

⑤在邊緣刻花。

⑥發麵15分鐘。

⑦以攝氏190℃烘烤20到25分鐘。

變化 可省略酵母，只加入足夠的冷水製作堅硬的麵團。在2張灑上麵粉的蠟紙間擀開麵團。小心地放在派皮模型上。冷藏派皮，後以攝氏180℃烘烤10到12分鐘。

艾賽尼派麵包派皮[YN]

材料 2杯艾賽尼派麵包粉、¼杯蜂蜜、3茶匙燕麥粉。

作法 ①將一片片麵包以低溫烤箱烘烤，直到略顯黃褐色。使其冷卻。

②使用研磨機或Norwalk®粗略地研磨。

③加入麵粉，再加入蜂蜜。

④壓入預先灑上充足燕麥片的派皮模型中。

⑤冷藏1小時。以攝氏180℃烘烤10到12分鐘，翻轉過來，就可以填入餡料。

南瓜布丁派（不需烘焙）[YN]

材料 2茶匙未經硫化的糖蜜（可以不加），1個8吋或9吋的派皮，½杯樹薯粉，1½杯棗子（去核並切塊），1⅓杯蘋果汁或水，1½至2杯南瓜泥，少許多香果、香菜、肉荳蔻。

作法 ①將樹薯粉和棗子在果汁中浸泡過夜。早上時，用節能板分散熱源，以小火煮。

②烹煮30分鐘使其變得濃稠，經常攪拌以避免沾黏。

③使用Foley食物攪拌器或調理機，將樹薯粉和南瓜攪成泥。

④加入香料和糖蜜。

⑤倒入準備好的派皮中，徹底冷凍（可以放入冷凍庫數小時，直到十分堅硬），否則切片時會產生問題。

⑥如果喜歡（而且醫師允許）的話，食用時可以加上少許以蜂蜜調味的優格起司（請參閱 P373 蘋果塔中提及的作法）。

變化 可以使用煮過的番薯代替南瓜。

大黃

材料 225公克大黃（清洗後切成長2.5公分的塊狀）、2到3茶匙紅糖（用於調味）、1茶匙玉米澱粉（如果喜歡的話）。

作法 ①將清洗過的大黃放入平底深鍋，煨煮15到20分鐘。
②將玉米澱粉溶解在少許冷水中，加入大黃，再繼續燉煮幾分鐘。冷卻後加糖。

變化 可將大黃與帶甜味的水果混合，如蘋果、桃子或杏桃（新鮮的或水果乾皆可）。

綜合燉煮水果

可以在食用的半小時之前，在烤好的裸麥麵包上塗上厚厚一層燉煮水果，使其充分浸濕麵包。

材料 可以使用梨子和李子，李子和蘋果醬，桃子和李子，杏桃和李子，杏桃和切片蘋果，或是桃子和梨子等組合。

陽光奶昔 SD ·簡單

材料 1杯脫脂有機優格 P383、½杯柳橙汁、2湯匙蜂蜜、1杯切塊的新鮮水果、½杯碎冰（以蒸餾水製成）。

作法 在攪拌機或食物調理機中，混合所有材料，攪打至平滑為止。

烤番薯與蘋果 GSG

材料 340公克番薯、3個食用蘋果、多香果、一些紅糖、一些水。

作法 ①將番薯用小火連皮烹煮，直到煮軟為止。使其冷卻。
②切片並放入烤盤中，與蘋果一層層交錯。
③每一層上都灑一些水，一些糖和多香果。
④蓋上蓋子，以攝氏180℃烘烤20分鐘，然後拿起蓋子，再烤10分鐘。

柳橙鑲番薯

材料 1.3公斤的番薯、新鮮製作的蘋果醬 P372 、110公克的柳橙汁、8個對半切開的柳橙皮。

作法 ①將番薯煮熟，剝皮並和柳橙汁、蘋果醬一起壓成泥，製成平滑的填塞餡料。
②將餡料放入對半切開的柳橙皮中，頂端加上少許蘋果醬。
③可以放在蛋糕托盤中重新加熱。製作成4人份。

注意 本食譜實際上可以填入10個以上的柳橙皮，製作出超過4人份的分量。

甜米飯 MZ

材料 1½杯有機糙米、4杯水、1杯有機紅糖、1杯有機葡萄乾。

作法 ①把米洗乾淨，放入鍋中，加水。
②等到水開始沸騰，加入糖和葡萄乾，然後降低溫度。
③維持小火，煮到米飯變軟。

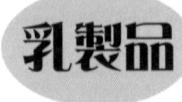

在葛森療法初期，會暫時禁止使用乳製品。

請你在飲食中加入任何乳製品之前，先詢問接受過葛森療法訓練的**醫療專家或醫師**。

歷經6到12星期的治療之後，可依照醫師的指示，小心地在飲食中加入動物性蛋白質，能夠使用的食物有鄉村起司、優格和卡達起司，攪拌過（未發酵）的白脫牛奶，以及所有由⅓「脫脂」牛奶（最好是生奶）製成的「無鹽」產品。

開始使用蛋白質時，必須緩慢且小心地加入。你只能在午餐和晚餐時各使用1湯匙固體蛋白質，以及每餐½杯白脫牛奶。

3、4天之後，使用量可以增加，最後到3星期時，可以增加到每餐1杯優格或攪拌過（未發酵）的白脫牛奶。

在加入乳製品蛋白質時，葛森療法醫師必須觀察身體能夠容忍這些新食物的徵兆。消化不良、脹氣（腸內產生氣體）、流鼻涕都是酵素活性還無法處理乳製品的徵兆。患者應該減少蛋白質的使用，或是在諮詢經過葛森療法訓練的醫師之後，完全停止使用蛋白質幾個星期。

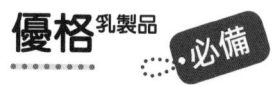

作法 ①混合1.9公升生的脫脂（不是低脂）牛奶加熱到攝氏48℃，以及1包「保加利亞優格菌種」或3茶匙優格（可以用買的或是從上一批優格省下來）。

②將混合物倒入殺菌過的玻璃瓶。

③用下列方式，在攝氏40到45℃培養4到8小時：

・製作優格的電器產品

・在瓦斯爐上用小火加熱

・在電爐上用低溫加熱（以溫度計量測溫度）

・利用保溫瓶

・倒入蓋上鍋蓋的鍋子中，然後整個鍋子放在盛裝溫水的容器裡（請換水以保持水溫）

培養的時間會依溫度而異。如果將牙籤插入優格時，牙籤不會倒下，就代表優格已經完成。

經過冷藏之後，優格會變得更堅硬一點。

注意 ①這種優格相當稀薄，因為其中沒有添加脂肪或經過加工的奶粉。
②請記得留下3湯匙優格，作為製作下一批優格的菌種。

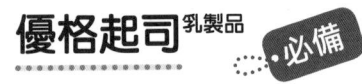

優格起司 乳製品 ·必備

作法 優格起司的作法，就是將脫脂優格 P383 用細密紗布袋，或是鋪上細密紗布的過濾器，懸掛在水槽或碗的上方，直到變得和奶油起司一樣濃稠的脫脂優格起司為止，大約需要6到8小時。

卡達起司長條麵包 YN乳製品

材料 1杯艾賽尼派麵包 P391 或裸麥麵包 P387 的乾燥麵包粉、1湯匙檸檬汁或醋、1到2茶匙乾燥的荷蘭芹、½茶匙蒔蘿（或茵陳蒿）、½茶匙乾燥辣根（或1茶匙新鮮辣根）、2杯馬鈴薯泥、2⅓杯乾燥的凝乳卡達起司、½杯紅椒或青椒、½杯切丁的西洋芹、1個切丁的小洋蔥。

作法 ①混合除了最後兩項以外的所有材料，做成長條麵包狀。
②放在加上盤飾的淺盤中，頂端放上裝飾用的蔬菜切片。
③使用水田芥或菊苣作為盤飾，頂端則放上紅蘿蔔、番茄、洋蔥和青椒或紅椒切片作為裝飾。

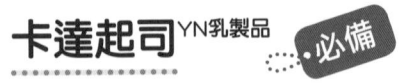

卡達起司 YN乳製品 ·必備

材料 1.9公升未經巴斯德法滅菌的脫脂牛奶（可能很難取得），可製成大約255公克（1杯）的起司。

作法 ①將未打開的整瓶牛奶放在裝有溫水的水槽中，使牛奶加熱至體溫（攝氏36.6到到37.7℃）。
②在溫暖的地方培養（靠近瓦斯爐的小火或打開燈的烤箱中）。

③最好將牛奶留在原來的容器之中，以避免經由空氣傳播的細菌或是黴菌汙染培養液。

④培養期間可以從24小時到30小時（培養時間愈久，起司的氣味就愈酸）。這段期間中，搖晃瓶子數次。

⑤凝乳一旦出現，就會浮到上層。

⑥把起司（仍然裝在瓶子裡）放到裝有溫水的水槽中，可製成較硬的凝乳。逐漸加溫至攝氏43℃，可製成軟凝乳，加熱到攝氏49℃，則可製成酪農式的起司。

⑦請注意熱度不要過高，否則會摧毀寶貴的酵素和益菌。請使用溫度計時時測量，確保安全。

⑧將起司倒入鋪上細密紗布或數層薄棉濾布的過濾器或濾碗。

⑨將布片的四個角落聚攏在一起，擠壓出乳清。

⑩你可以在上方放一塊重物，以加快速度。

⑪如果想要製成奶油狀的卡達起司，可在每一杯完成的起司中，加入約¼杯濃稠優格。

⑫若想要製作含有草藥的卡達起司，可以使用下列任何草藥調味：新鮮蝦夷蔥、壓碎的大蒜、茵陳蒿、荷蘭芹、蒔蘿草、蒔蘿子。

⑬食用前請先靜置半小時。

注意 在鮮奶中加入1到2個檸檬的汁或是⅛杯優格，而非讓鮮奶自然凝結。這些添加物可以產生不同的風味和質感。你可以作些實驗，找出自己最喜歡的口感。好好享受一番！

卡達起司酸奶油 YN乳製品

材料 ½杯優格、1湯匙檸檬汁，1杯乾燥的凝乳卡達起司。

作法 ①用攪拌器混合材料。

②加入下列任何或所有材料：壓碎的大蒜、磨碎的辣根、蝦夷蔥或青蔥、新鮮薄荷，或乾燥蒔蘿草。

③可以放在烤馬鈴薯上，或以蔬菜沾食。

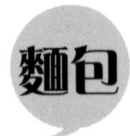

麵包

麵包可以當作零食,在早餐後食用,或是在患者食慾旺盛時和正餐一起食用。

請勿將馬鈴薯和蔬菜換成任何一種麵包。

酸種

酸種是用來當作酵母的酸味發酵麵團。不要被這個名稱嚇到了,因為酸種麵包嚐起來並不酸,有一種強烈的風味。

酸種是一種白色的物質,上方有無色或灰色的液體,稱為酒精液。酒精液能夠讓酸種完成發酵。

你必須餵養酸種,並將它存放在冰箱中,因為那是活生生的生命,其中充滿著微生物。只要適當地照顧和餵養,這些微生物的菌落可以生存數十年。你可以使用其他地方取得的酵頭培養自己的菌落,或購買乾燥的酵頭,或是從頭開始自行製作。

酸種酵頭有很多不同的種類:白麵、優格、全麥、酸種裸麥等。對葛森療法的患者來說,裸麥酸種是推薦的變化種類。

酸種酵頭

準備1茶匙活的乾燥酵母、3杯溫水(大約攝氏40.5到46℃)、3½杯裸麥麵粉。

使用大型的攪拌碗,將酵母溶解在溫水中。靜置約5分鐘。逐漸加入麵

粉，用木匙攪拌至麵團平滑。蓋上薄棉濾布，放在檯子上溫暖而不會被冷風吹到的地方。大約24小時中，混合物就會開始發酵。

用保鮮膜緊緊蓋住，再多放置2到3天。每天攪拌酵頭2到3次。

這段期間結束後，酵頭應該布滿泡沫。請將它放入容量至少在1公升以上的塑膠容器、玻璃瓶或陶瓷罐中。

攪拌後蓋上蓋子，但不要使用密封蓋。

餵養酸種

將1杯酸種放入攪拌碗中，加入2½杯麵粉和2杯溫水（這樣的組合稱之為餵養），徹底混合均勻。放在檯子上8小時或過夜。

務必記得將1杯酸種放回罐子裡冷藏。

請嘗試每個星期或每10天餵養1次酸種。餵養是維持菌種存活的必要措施，也可以增添其風味。

維持酸種的一般原則

- 請使用玻璃、陶器或塑膠碗，而不要使用金屬容器。野生酵母產生的酸會腐蝕金屬，而殺死酵頭。
- 請使用木匙。
- 大約每個星期都要清潔容器一次，以免不想要的細菌滋生，破壞你的酸種。
- 溢出的酸種要擦拭，否則會像膠水或水泥般黏住。
- 在冰箱中要蓋上蓋子，但是不要太緊。

注意！
菌種可以冷凍。

完整穀粒裸麥麵包

材料 6杯溫水、酸種酵頭、1.3公斤裸麥麵粉（或70/30比例混合的裸麥及全麥麵粉）。

作法 ①將酸種混合到水中，加入麵粉。

②蓋起來在攝氏80℃下保溫12到24小時。

③將1杯酸種放回冰箱作為下一次的酵頭。

④加入2杯微溫的水，0.9公斤清洗過的完整裸麥穀粒，和0.9公斤壓扁的裸麥（使用足夠的裸麥麵粉，大約需要0.9公斤，以維持住整個麵團）。

⑤將麵團擀開並切割，使其能夠放進長型麵包模型中。

⑥用濕潤的手將表面弄平滑，將麵團放在溫暖的地方發麵2到5小時。

⑦發麵時間愈長，風味會愈強烈，而麵團只會稍微脹大。

⑧中央縱切一道凹槽，深約0.5到1.5公分。

⑨以攝氏195℃的溫度烘焙1個半小時。立即從模型中取出，並用毛巾包裹，上下顛倒放置。

⑩大約12小時內不要切開；麵包可以在微溫的時候冷凍。

麵包點心

作法 1片麵包，塗上卡達起司 P384，上面放上番茄，以及櫻桃蘿蔔或芽菜，或是一片淋上蜂蜜的麵包。

麵包淋醬

作法 1份切碎的洋蔥，1份切碎的西洋芹，2到3份切丁的穀類麵包，½份切碎的荷蘭芹，½到1杯水，加上鼠尾草、大蒜和百里香。放入沒有蓋上蓋子的烤盤，以低溫烘烤2小時。

麵包粉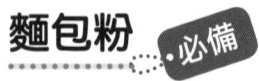

作法 用烤箱烘烤剩下的麵包，接著放入食物研磨機。接著裝入有蓋子的容器中，放進冰箱。

酸裸麥麵包（俄式黑麵包）

酸裸麥是一種不同的酸種菌種。你必須自行從頭製作酸裸麥酸種酵頭，並與其他酵頭分開保存。

製作酸種菌種
① 在容量至少945毫升的廣口玻璃瓶中，均勻混合下列材料：1杯微溫的蒸餾水、2茶匙烘焙酵母、1茶匙粗糖、1杯裸麥麵粉。
② 使用木匙每天充分攪拌1次（千萬不要將金屬湯匙放入酵頭）。
③ 放置3到5天，直到可以聞到酸味。第2天之後蓋子可以不用蓋緊。
④ 取出½杯用於製作下述的麵包。
⑤ 加入半杯第一次發麵後的麵團，蓋上蓋子存放於冰箱。
⑥ 每次開始製作前，先放置於室溫1小時。

材料 8杯新鮮研磨的完整裸麥麵粉、3杯溫水、½杯酸種菌種。

作法
① 將7杯裸麥麵粉和水及酸種菌種混合。蓋起來，在溫暖處靜置12到18小時。
② 取出並留下½杯麵團，作為下次烘焙的菌種，並將保留的菌種放入密封罐保存在冰箱裡。
③ 加入剩下的1杯裸麥麵粉，混合均勻。
④ 將麵團分成兩半。
⑤ 手上稍微沾一些麵粉（裸麥麵粉），將麵團做成尺寸比模型小的長方形。輕輕放入不鏽鋼烘焙模型中。請勿壓擠麵團，讓麵團四周留下空隙。
⑥ 試著在不鏽鋼模型上灑上麵粉或裸麥片，不要塗油。
⑦ 發麵約半小時。
⑧ 以攝氏180℃烘烤1小時以上。可製成2個900公克的長條麵包。
⑨ 密封包裹後放入冰箱冷藏。

酸種馬鈴薯裸麥麵包[YN]

葛森博士允許患者使用含⅓小麥與⅔裸麥的麵粉。不管有沒有加小麥，這種麵包都非常美味。

材料 1杯酸種酵頭、2杯溫的馬鈴薯泥、1⅓杯煮馬鈴薯的水、2杯全麥麵粉或裸麥麵粉、¼杯糖蜜（未經硫化）、⅓茶匙葛縷子或茴香種子。

作法 ①在大型的非金屬碗中混合材料。

②把碗蓋起來，靜置於溫暖的地方數小時（如果要製作非常酸的麵包，可以放置一夜）。

③視需要加入1½杯到3杯的裸麥麵粉，製作成可揉捏的麵團。

④放到灑上麵粉的板子上，揉捏5到10分鐘。

⑤將麵團靜置5分鐘，然後做成圓形或棒狀的長條。

⑥放在不沾黏的烤盤中，或是充分灑上生燕麥片的一般烤盤（未塗油）上，以避免沾黏。

⑦讓麵團發麵至體積增為2倍（發到輕輕按壓麵團也不會彈回時）。

⑧以攝氏180℃烘焙50分鐘到1小時。

⑨如果要讓外皮有嚼勁，可在烤箱底部放一盆裝水的麵包模型以製造蒸汽，或是在烘焙過程中用水塗抹麵包數次。

⑩如果要讓外皮柔軟，則不要製造蒸汽或塗水。

⑪從烤箱中取出後，立即用棉布毛巾包裹麵包。等麵包冷卻後再切開。

酸種南瓜裸麥麵包

材料 1杯酸種酵頭、2杯打成泥的煮熟南瓜（例如奶油瓜或日本南瓜）、1⅓杯水、2杯裸麥麵粉、¼杯蜂蜜、¼馬鈴薯粉。

作法 ①用陶瓷或塑膠碗混合乾燥的材料。蓋起來，靜置於溫暖的地方，使其發麵（發起85%到95%最為理想）。

②加入2杯裸麥麵粉，然後再加1½杯到3杯裸麥麵粉，直到成為可揉捏的麵團。

③放到灑上麵粉的板子上，揉捏5到10分鐘。

④將麵團靜置5分鐘，然後做成長條或圓形。

⑤在烤盤底部灑上生燕麥片，讓麵團發麵2小時，或是體積增為2倍為止。

⑥以攝氏180℃烘焙1小時。等麵包冷卻後再切片。

紅蘿蔔葡萄乾速成麵包^{YN}

材料 1½杯黑小麥或裸麥麵粉，1½杯糙米或燕麥粉，1杯全麥或裸麥麵粉，5杯磨成泥的紅蘿蔔，2½杯柳橙果泥，⅓到½杯蜂蜜，2杯葡萄乾，多香果和香菜各½茶匙，加上約2個剝皮並磨碎的臍橙。

作法 ①將所有乾燥的材料一起過篩，混入葡萄乾。

②混合剩餘的材料，然後逐漸加入乾燥材料的混合物中。麵團應該相當堅硬。

③將麵團分成兩半，填入兩個不沾黏的烘焙模型中。

④以攝氏160℃烘焙50分鐘，或是以牙籤插入不會沾黏麵糊為止。

⑤等麵包冷卻後再從模型中取出。

艾賽尼派麵包^{YN}

這是一種僅使用發芽穀類做成的麵包，帶有天然甜味，口感有如蛋糕。原始的艾賽尼派麵包食譜來自2,000年前亞蘭語文字的《艾賽尼和平福音》，其中揭示讓小麥發芽的程序如下：「濕潤你的小麥，水的天使會進入其中。接著將它放在大氣中，空氣的天使也會擁抱它。然後將它放在陽光下從早到晚，讓陽光的天使降臨到它之上。」現行作法和這套原始作法的差異，只有用烤箱加熱取代陽光而已。

作法 ①若要製作一長條麵包，需要946毫升發芽2天的小麥、裸麥或黑小麥。

②將發芽的麥粒冷藏1天，不要蓋上蓋子，使其略微乾燥。

③請勿在磨碎之前沖洗，否則你最後得到的不是麵包，而是布丁。

④研磨時可用手或電動研磨機，或是Norwalk®的2號強度研磨（僅次於最大的強度）。請將發芽的麥粒慢慢加入研磨機，否則麥粒會將你的機器全部卡住。

⑤做成高3.5到5公分的長條狀。放入不沾黏烤盤，或是使用一般烤盤但充分灑上燕麥片以防止沾黏。

⑥以攝氏120到150℃，烘焙1個半到2個半小時（麵包應該呈現漂亮的黃褐色）。請等到完全冷卻後再切片（最好先冷藏）。切片時使用鋸齒狀的刀，以溫和的動作鋸開。若在麵包切片前，先將刀子浸在冷水中，也有助於切割順利。

麵包的其他變化

水果麵包

作法 加入⅓或⅔杯葡萄乾或其他切碎的水果乾、½茶匙香菜,以及肉荳蔻或多香果。

洋蔥或大蒜草藥麵包

作法 加入2或3湯匙切碎的洋蔥,或2到4瓣壓碎的大蒜,½到1茶匙蒔蘿、百里香,以及葛縷子或茴香。

夾心酥或脆餅

作法 做成0.5公分的小餅,或是在灑上麵粉的板子上擀開,然後切成方形。將夾心酥或脆餅放在不沾黏的烤盤,或是灑上燕麥的烤盤上,以攝氏120到150℃,烘焙45分鐘到1小時。

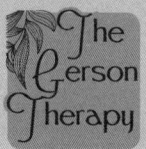

附錄
Appendix

附錄1 葛森療法飲食準備概要

葛森療法整合了營養需求與排毒功能，幫助身體修復重要器官與防護功能，所以要從多方面著手，當然也包括了飲食習慣。

要謹記這點，所有慢性病都起因於2種要素，毒素與營養缺乏，我們必須同時著手對付並解決這2種問題。現代的農業與糧食生產系統使食物產生毒素的方式有很多：殺蟲劑、除真菌劑、防腐劑、染色劑、色素和乳化劑。但除此之外，人體還會從其他管道吸收毒素：酒精、尼古丁、處方藥、成藥、毒品、空氣汙染、水汙染、土壤汙染，以及工作與居家環境汙染；其他還包括油漆、化學紡織原料、膠水、亮光劑、苯餾分等。要讓身體排毒康復，就必須排除上述所有毒素。

葛森飲食法的所有食材，理所當然都必須經由有機天然栽培（或生化栽培），土壤須由天然堆肥灌溉——也就是完全不使用農藥、除草劑等，並富含天然養分；所有食材都要很新鮮，不經醃漬，而且零脂肪；避免使用鋁製或鐵弗龍餐具，改用不鏽鋼製、瓷器、鐵製或玻璃餐具；微波爐烹調會改變食物結構，妨礙消化吸收，而且會散發輻射，把廚師一起「煮熟」，**應避免使用微波爐烹調，也千萬不可用微波爐將水加熱**；有些慢燉鍋很安全，但有些亦被檢測出釉料中含有毒素。

葛森博士發現，離心式果汁機無法有效釋出礦物質，還會消滅酵素。他堅持最好的榨汁方式，應該要有2道程序：首先**用電動研磨機將蔬果磨碎，在碗內混合均勻，接著將碎料用紗布包好，並且將果汁擠壓出來**，如此果汁不但有豐富營養，不同種類的果汁也能相互混合（不容易彼此分離），也能榨出大量原汁與礦物質——比離心式果汁機多出將近一半！

食物料理

必要食材	
水果	特調湯品
果汁、蔬菜汁與葉菜汁	馬鈴薯
蔬菜	燕麥片，無鹽黑麥麵包
沙拉	

葛森博士補充說，上述食材都能很容易、快速地被消化吸收，而身體需要攝取較多營養，進食次數也要增加。病人需要盡可能大量攝取，即使是半夜醒來也要吃一點，因為當身體進行修復時，病人很容易感覺飢餓，所以最好可以放些食物在床邊，像是新鮮水果切盤，還有水果沙拉或是蘋果醬等。另外，由於病人不應該喝白開水，所以可以泡些薄荷茶放在床邊。倘若病人半夜醒來覺得口渴，最好能在吃東西時也喝些熱茶。

這些食物吃不得

所有再製過（加工過）的食物都不能吃，瓶裝食品、罐頭食品、冷凍食品、蜜餞果醬、精緻食品、醃漬食品、煙燻食品等都要避免，這些都有害健康。

酒類	蛋糕	辛香料（胡椒、辣椒粉）
酪梨	糖（白糖）	大豆與大豆製品
黃瓜	奶油	肉類
鳳梨	瀉鹽	油脂
莓果類	麵粉（麥製粉類）	脂肪類
含小蘇打之牙膏與漱口水	奶類	茶（紅茶）
魚肉	蛋類	白開水
牛油	冰淇淋	咖啡（亦包括無咖啡因者）
乳酪	菇類	常見飲料
糖果	堅果類	

這些也碰不得

含氟的水、牙膏、漱口水
染髮、燙髮
化妝品：防狐臭噴劑、脣膏、乳液

果汁料理

柑橘類果汁

　　只能用壓榨型榨汁機——千萬別用那種一次半顆，連柑橘或檸檬皮一起壓榨的榨汁器，柑橘類果皮內含有害精油以及芳香酸，連皮擠壓會把這些都擠到果汁裡。

紅蘿蔔蘋果汁

用約等量的蘋果與紅蘿蔔（編註：等重量，視紅蘿蔔大小，不一定是1顆蘋果：1根紅蘿蔔），蘋果洗淨但勿削皮，去掉果核；紅蘿蔔用刷子清洗表面，亦不削皮。

把蘋果與紅蘿蔔都磨碎，在碗裡混合均勻，包在紗布中用力擠壓。

如果病人需要回到工作崗位，可將紅蘿蔔蘋果汁裝在保溫杯中攜帶，能保存約2至3小時。

葉菜汁

盡可能攝取下列葉菜類，當季盛產的葉菜類大約都有2到3種。下列蔬菜皆不可由其他蔬菜取代。

闊葉萵苣	萵苣	水田芥
菊苣	紅葉萵苣	牛皮菜
長葉萵苣	甜菜根（內部嫩葉）	紅高麗菜（2至3片）
青椒		

1杯的蔬菜葉加入1顆大小適中的蘋果，研磨後擠壓出汁，並且馬上飲用。記得清洗紗布，如果紗布毛孔阻塞很難壓出汁來，就換張新的紗布。

蔬菜料理

除了菇類、芥菜，還有蘿蔔葉以外，各種蔬菜皆可。蔬菜要用少量水或特製湯品 P338 （約2至3湯匙即可）燉煮，低溫慢火煮到熟透。如果要預防燒焦，放在金屬板上加熱，並在鍋底加上1顆切開的番茄或洋蔥，也能讓食物更美味，也可以加入西洋芹。有些蔬菜富含水分，不需要額外加水。烹煮菠菜時會大量出水──把這些水倒掉，因為帶有苦味，而且也不適合吃下肚。其他蔬菜（像甜菜根、玉米）則一定要用水煮，而甜菜根應該要帶皮煮，煮熟後剝皮食用。

辛香料

由於辛香料跟其他有芳香成分的食材（例如鳳梨與莓果）都會阻礙治療反應，

葛森博士只允許食用特定較溫和的辛香料,而且「只能用極少量」。**只能用下列幾種辛香料,其他的都不行。**

多香果、大茴香、月桂葉、芫荽、蒔蘿子、茴香、荳蔻、馬鬱蘭、迷迭香、鼠尾草、番紅花、茵陳蒿、百里香、酸模,以及風輪菜。

蝦夷蔥、洋蔥、大蒜與荷蘭芹則可以大量使用。

沙拉

病人必須攝取大量生菜沙拉,愈多愈好,可以將生菜磨碎、切片、剁碎後食用,可以不同種類混合著吃,也可以單獨吃,以下列出幾種蔬菜:

蘋果與紅蘿蔔	水田芥	青蔥	塊根芹菜
各種萵苣葉	白花椰菜	菊苣	細香蔥
歐洲菊苣	櫻桃蘿蔔	青椒	番茄

沙拉醬

將有機紅酒醋或蘋果醋酌量稀釋,加入少許有機甘蔗汁(黑紅糖),一些香草,還有洋蔥或大蒜。

特製湯品

這份特製湯品(希波克拉底湯)相當重要,葛森博士要病人們午餐和晚餐時都要食用。由於葛森療法注重清肝功能,此份湯品則是針對清腎功能而精心調配(希波克拉底也贊同其功效),在病人逐漸習慣無鹽飲食後(實行葛森療法約1至2星期後),這碗湯對他們來說相當美味,好喝到每餐都想喝。

湯品要使用下列幾種蔬菜,記得清洗乾淨,但千萬別削皮,切成丁狀,水量要蓋過蔬菜,烹煮約90分鐘至2小時。接著用手動食品研磨器研磨,能將粗纖維與蔬菜外皮過濾掉(完成後應該像是濃湯狀而非清湯),等冷卻後再放入冰箱保存,1次做2日份就好,所需食材包括:

1顆中型塊根芹菜

2顆中型洋蔥（如果當季無產，用少許荷蘭芹代替，並加入3至4根西洋芹梗）
680公克左右的番茄
約450公克的馬鈴薯
1顆適中的荷蘭芹根（較難取得，沒有的話就不用，夏季產量較多）
2株小韭蔥（沒有韭蔥可用2顆適中洋蔥代替）
幾顆大蒜。

在病人習慣無鹽飲食後，將生的大蒜加在湯裡、蔬菜或是沙拉之中，有助於促進食慾。

馬鈴薯

烤馬鈴薯是最有營養的食物，適合在午餐或晚餐時食用，只有偶爾用糙米或野米來代替，而義大利麵是用再製過的麵粉製造，營養價值很低，應該避免食用。馬鈴薯可以用烤的，或者帶皮水煮，或是加入一點湯搗成馬鈴薯泥——記得煮過再削皮，也可以加一點沙拉醬做成馬鈴薯沙拉；馬鈴薯也可以用沙鍋烘烤，裡面加上洋蔥、番茄、西洋芹等蔬菜。約6至10週後，如果能吃無脂優格，可以加些洋蔥、細香蔥或大蒜，做成美味醬汁配馬鈴薯來吃；番薯1週只能吃1次。

燕麥粥

早餐應以燕麥粥為主，要有機輾製的燕麥；半杯燕麥加1杯水（水可稍多些），慢火煮透即可。避免食用其他穀片或玉米片，燕麥是有特別用意的：提供優質維他命B、富含蛋白質，**最重要的是燕麥可包覆病人腸道（比其他粗糙或粒狀穀片要好）**，為後來攝取的果汁「墊底」。

可在燕麥粥裡加不同水果增添風味：像新鮮蘋果泥、木瓜；也可加蜂蜜、百分之百純楓糖，或非燻製蔗糖漿；也能加燉杏或其他乾燥水果，杏仁可以用生的或燉煮過的，還有蘋果和葡萄乾、桃子、香蕉等。

麵包

可以吃無鹽無脂的黑麥麵包，但是只能在餐後食用（**黑麥比小麥營養、較容易消化，小麥營養價值較低，且常造成過敏反應**），切記麵包不可作為主食。由於麵

包比較乾，可以磨碎後加到各種需要碎麵包的料理當中，偶爾也能用太白粉、木薯粉或玉米粉來替代。

糖與甜味來源

使用有機黑糖、楓糖、有機清淡蜂蜜，或非燻製蔗糖漿，1天最多能吃2茶匙（在沒有低血糖或糖尿病的前提下）。

薄荷與其他花草茶

薄荷茶可舒緩反胃感、胃腸脹氣以及胃部不適感（治療中的突發症狀），並幫助消化，其他花草茶（例如菩提花茶、大喜寶茶、甘草根、加拿大護士茶【編註：加拿大著名的基斯護士首創的配方，含4種藥草，分別是牛蒡、羊酸模草、赤榆皮及大黃】）也都可以飲用，通常都能舒緩不適。像是甘菊或纈草之類的花草茶能使人鎮靜，並有助於入眠。

由於病人不該喝白開水，應該在床邊用保溫瓶裝些薄荷茶或花草茶，供病人半夜醒來口渴時飲用。

（下一頁有菜單範例）

菜單範例

早餐

主食為燕麥粥配上水果醬汁
無鹽無油的百分之百黑麥麵包,烤過後照個人喜好抹上蜂蜜

午餐

水果切盤
1杯(225公克)特製湯品熱熱喝
1杯紅蘿蔔蘋果汁
烤馬鈴薯(或帶皮水煮、沙拉、沙鍋烘烤),佐優格醬汁(需徵求醫師允許)
新鮮水煮蔬菜
甜點:新鮮水果或水果乾

晚餐

與午餐雷同,可更換蔬菜種類,也可改變馬鈴薯料理方式,以及沙拉種類。

1星期能吃1次有機糙米。
1星期中能將1餐馬鈴薯換成有機番薯。

附錄2 病患每日時間排程

		灌腸	用餐	亞麻仁油	Acidol	果汁	鉀化合物溶液	魯格爾試劑	甲狀腺激素	菸鹼酸	胰酵素	肝臟粗萃取物
上午	6:00	咖啡										
	8:00		早餐		2顆	柳橙	4茶匙	3滴	1 gr.	50毫克	3錠	
	9:00					葉菜	4茶匙	—				
	9:30					紅蘿蔔蘋果	4茶匙	3滴				
	10:00	咖啡				紅蘿蔔蘋果	4茶匙	3滴	1 gr.	50毫克		
	11:00					紅蘿蔔						2
	12:00					葉菜	4茶匙					
下午	1:00		午餐	1湯匙	2顆	紅蘿蔔蘋果	4茶匙	3滴	1 gr.	50毫克	3錠	
	2:00	咖啡				葉菜	4茶匙					
	3:00					紅蘿蔔						2
	4:00					紅蘿蔔	勿用					2
	5:00					紅蘿蔔蘋果	4茶匙	3滴	1 gr.	50毫克	3錠	
	6:00	咖啡				葉菜	4茶匙					
	7:00		晚餐	1湯匙	2顆	紅蘿蔔蘋果	4茶匙	3滴	1 gr.	50毫克	3錠	
	10:00	咖啡										

若之後用藥頻率改變，自己作一張空白表格填寫，而灌腸頻率應該也會調降。
蓖麻油灌腸：經由葛森療法醫師排定後個別實施。

附錄3 震撼全世界的《救命飲食》

　　2005年1月時，有本令人振奮的書問世，叫作《救命飲食》，作者是T‧柯林‧坎貝爾（T. Colin Campbell）與湯馬斯‧M‧坎貝爾二世（Thomas M. Campbell II）。坎貝爾博士多年來的深度研究，證明了葛森博士的許多觀點。

　　坎貝爾博士是康乃爾大學營養學教授，他表示自己原本的許多觀點都是由他人「建立」而來，然而對營養學進行深度研究超過30年後，徹底的改觀了。當我們在6年前首次聽到他的演說，就相當印象深刻，而將他的講課內容製作成錄音帶並記錄內容，隨後將之出版於我們2000年5、6月的快報中，第17期第3版，以及7、8月份的第17期第4版內容。

　　下段內容節錄自文章段落，主題是動物性蛋白質與癌症的關連。

　　「坎貝爾博士與研究團隊被派駐菲律賓進行營養學研究，目的是要發展出讓飢餓幼童能自助獲取營養，研究假設幼童們需要補充蛋白質，要想辦法找到食物來源。之後得到一些驚人發現：顧問們被告知說，攝取愈多蛋白質的幼童，愈容易罹患肝癌。某些由印度醫師進行的研究報告顯示，讓30隻實驗老鼠攝取高蛋白飲食，蛋白質含量為20%，結果所有的老鼠都得到肝癌，而其他只攝取5%蛋白質飲食的老鼠，卻沒有罹癌，這結果似乎很難以置信；再者，餵食20%蛋白質飲食的老鼠，肝腫瘤生長速度較快，改餵5%蛋白質飲食之後，身上的腫瘤就縮小了，這清楚證明了：**適當的營養能影響生長，而攝取愈少蛋白質，罹癌機率愈低。**」

　　經過坎貝爾博士同意，我們從他的新書中引用其他兩段文字：

　　「建議食品中添加糖分攝取，就如同建議攝取蛋白質一樣令人可憎。（當）食品及營養委員會（FNB）報告出爐時，由世界衛生組織（WHO）與聯合國糧農組織（FAO）組成的專家小組，也完成一份飲食研究，主題是營養與慢性病預防。菲力浦‧詹姆斯（Phillip James）博士也是小組一員，並為針對食品添加糖分之議題發言人。早期流傳的研究報告指出，WHO與FAO主張食品中添加糖分的上限為10%，遠比FNB所建議的25%來得低。

　　但此議題結果一公開後，即有政策介入其中，根據WHO主席辦公室發表的新聞稿，美國糖業協會以及世界砂糖研究組織，『為了爭取蔗農與製糖業者的利益，組

織陣營展開大規模遊說，意圖動搖WHO的研究結果並對其施壓不得公開⋯⋯』。根據倫敦的《衛報》指出，美國製糖工業威脅要讓WHO下跪求饒，除非WHO全盤否認先前對糖分添加所發表的內容。WHO的成員形容此番威脅動作『等同於敲詐行為』，美國團體甚至公開威脅，倘若WHO堅持立場，繼續主張食品糖分添加不得超過10%，就要遊說美國國會刪減WHO高達4億6百萬美元的經費。還有報告指出⋯⋯布希政權傾向於力挺製糖工業。」

坎貝爾博士的結論是：「到目前為止，**針對糖分添加上限，我們有兩種不同標準：國際間的標準上限是10%，而美國境內可以加到20%。**」（！！）

這讓人想起關於「偉克適」（VIOXX）藥品的恐怖醜聞，在發現該藥品導致約50,000人死亡後雖立即下架，隨後卻又被美國食品藥物管理局重新核准上市。我們可以看到，為了龐大的產業利益而犧牲群眾健康的事件，這已經不是第一次了。

附錄4 葛森療法中的抗癌食材

麥可・奇林許（Michael Gearin-Tosh）博士，是牛津大學的英語文學教授兼特別研究員，他在1994年被診斷出罹患多發性骨髓瘤（骨髓癌），必須接受化療以延長壽命頂多1至2年，醫師表示如果不接受化療，可能活不過半年。

奇林許教授決定尋求其他管道，還好他所做的研究，讓他有幸找上葛森療法。在2002年，他寫的《推倒癌峰的勇士》由英國Scribner出版社發行，書中不但詳述他的研究與康復歷程，在書的最後，也寫入由卡門・惠特利（Carmen Wheatley）博士所做的有趣研究，叫作「分子矯正腫瘤學」，並經過彼得・古維特（Peter Gravett）博士、雷・鮑爾（Ray Powles）教授，以及羅伯・凱爾（Robert Kyle）博士複審，他們都算得上是腫瘤門診的權威，而惠特利博士也是奇林許教授的好友，對他的病情、研究結果以及後續康復情況都相當關切。

我們對惠特利博士的研究報告很有興趣，她以自身專業來研究葛森療法，特別是其中所使用的抗癌食材。

令她訝異的是，在葛森博士推廣期間，這些食材的抗癌成分其實都尚未明朗，但是後來卻都被證明是對抗癌症的良方；惠特利博士斷言，葛森博士的洞察力相當準確。葛森博士曾經是相當仔細的觀察員，他也堅持「病床上的結果就是決定性的證據」。

以下節錄自惠特利博士的筆記：

「現今的研究結果指出，葛森飲食法所強調的特定食材都具抗癌的關鍵成分，例如，亞麻仁油具Omega-3與Omega-6成分，前者能對抗壞的脂肪，並能阻止腫瘤細胞轉移與促進細胞凋零（破壞腫瘤細胞），後者可促進生成腫瘤壞死因子。」

惠特利博士更進一步列出特定食物成分細節，以蘋果為例，它含豐富槲皮素，據美國癌症治療中心的派崔克・可林（Patrick Quillin）博士指出，這種物質能將癌細胞轉化回正常健康細胞，有助產生細胞凋零作用，槲皮素也能抑制癌細胞轉移；惠特利博士補充「蘋果只是葛森飲食名單的其中之一，還有蔬菜類，特別是十字花科蔬菜，能抑制致癌物質活化；大蒜是天然解毒劑；其他像洋蔥、韭蔥、青蔥、細香蔥都是很好的蔥蒜類食材，也被證實有助促進DNA修復機制」（該書第278至279頁）。惠特利博士相當好奇葛森博士如何「在缺乏相關科學知識的情況，只憑經驗

設計出這種療法，讓癌症病人能從飲食中完整吸收這些成分，足以達到等同藥物作用的有效劑量」（該書第280頁）。

　　書中還有更多範例，礙於篇幅只引用至此。

附錄5 小心毒物：居家化學物質

我們總是急著打掃家中環境，當家中有重症病人時，這種念頭會更強烈，然後用上各種電視廣告的化學清潔劑來清潔，其實這個主意爛透了，換個想法會更好！真正「乾淨」的家不該有任何化學毒素存在，舉例來說，只用簡單的肥皂來清潔就好了。

問題就在於化學清潔劑的毒性很強，一種比一種更毒。最大的幫凶就是噴霧器，尤其噴出來是霧狀的那種。噴霧器其實很不安全，舉例來說，當你噴了玻璃清潔劑，呼吸時也會吸入清潔劑，如果旁邊有病人，清潔劑就會進到他的血液裡！清潔劑所含的氯也很糟糕；而家具亮光劑含有溶劑、色素跟蠟，全都有毒；油漆或油畫顏料更是毒，這些東西講都講不完！

最恐怖的當然就是殺蟲劑，包括噴來殺蟑螂、蚊子跟蒼蠅的，不只殺死昆蟲，也會把你毒死，所以還是別用吧！

避免使用各種化學噴霧劑，因為內含碳氟化合物，對人體毒性相當高，有害程度跟你身在臭氧層中一樣。

有滿多種肥皂和清潔劑都不含氯及其他有害添加物，**下次別用殺蟲劑對付蟑螂，改在蟑螂出沒處灑點硼酸粉就好**，或許蟑螂不會馬上死掉，大概要等上幾天，但這樣不會對家中病人造成傷害；如果家裡有蒼蠅，即使改用老式黏蠅紙也很安全又有效；要解決蚊子問題，就靠紗窗吧！別再讓化學製品沾上你的肌膚了！如果要擦窗戶的話，把清潔劑沾在布上擦拭就好──別用噴的。

室外也有一些危險：鄰居可能會在花園噴殺蟲劑，風就會把這些有毒物質吹來你家，別人在噴殺蟲劑的時候，就乖乖待在家裡吧！不然就打開臭氧清淨機或空氣濾淨器。另外，有病人採行葛森療法時，家中千萬不要油漆！因為油漆溢散的溶劑很毒；也要避免使用丙烯酸（壓克力）產品。記得仔細檢查家中化學清潔劑的成分，並小心使用。

附錄6 化妝品：又一種毒素來源

我們已經知道，去除所有新的毒素來源相當重要，因為人體一直暴露在環境的許多毒素之中——土壤、空氣、水、食物，更別說吸菸人士與其他既有的毒素來源了。葛森療法既然重視去除這些既有毒素，當然也要去除其他新的毒素來源。其中一項就是化妝品，不論用噴的或用擦的，都會立即被人體吸收進入血液內，傳統療法中的「藥膏貼布」就是利用這種機制讓藥物進入血液（通常是止痛藥成分）。

大多數人並不了解，化妝品的蜜粉、乳霜，或藥膏、噴劑都會進入血液中！基於這個原因，我們通常都告訴女性病患們，「妳不想吃下肚的東西，最好也別擦在皮膚（或嘴唇）上。」不過在這裡我們想稍微讓步，讓妳使用眉筆倒還可以。

對人體最有害的化妝品就是腋下制汗噴霧，許多廠牌都內含水銀成分，這可是非常毒的。那所謂「有機」製造的乳霜或體香膏呢？一樣用不得，因為會妨礙身體最基本的排毒功能，也就是流汗。許多病人都有「盜汗」的經驗，也就是身體休息時的自動「排毒」功能；有些人在治療過程中會大量出汗，造成身上有令人尷尬的「汗味」，他們會想要洗澡或淋浴來解決這個「問題」，但似乎不太有效——汗味很快又回來了！所以，就會開始使用體香乳霜、體香噴劑或體香膏，真是大錯特錯！當身體試圖排毒時，絕對不該妨礙排汗功能！若腋下汗腺被阻塞，體內毒素會回到胸部與肩膀的淋巴系統，增加乳癌的危險——男性也一樣！男性的乳癌案例逐漸增加，有可能就和使用腋下制汗噴霧有關。

「那我該怎麼做？」如果洗澡或淋浴都沒辦法解決汗味，那辦法就是：「別吃太多含有毒素的食物（非有機食品），並利用能有效排毒的咖啡灌腸！」

不只女性會有化妝品的問題，男性也有！另一項男女皆用的有毒物品就是染髮劑，很容易從頭皮吸收進入血液，因為頭皮遍布「血管」，也就代表靠近頭皮表面的血管會吸收毒素。**葛森療法的病人必須避免染髮、燙髮，還有其他的頭髮產品，除了較溫和的洗髮精之外；而且也要避免使用香水**（含有芳香劑），男性則要避免使用刮鬍後潤膚水，還有噴霧刮鬍霜（詳見前面章節：居家化學物質）。

附錄7 小孩也要抗憂鬱？

2003年9月20日，我到英國巡迴演講時，看到《衛報》的頭條寫著：「50,000名孩童正在服用抗憂鬱藥物。」副標題是：「停藥後孩童恐怕有自殺傾向。」

這太讓我震驚了！百思不解為什麼這麼多孩童如此「憂鬱」？幾十年前，根本就不會有這種問題！為何現在的孩童這麼憂鬱？他們現在不是最快樂、無憂無慮的年紀嗎？英國跟美國差不多，少數兒童受饑荒跟無家可歸所苦，不過貧童並不會吃抗憂鬱藥物，因為父母也買不起。

這讓我想起1994年，北卡羅來納大學教堂山分校所做的研究，此研究也收錄在1994年9、10月份的《葛森醫療通訊》中，第9期第3版，**研究學者指出1個月平均吃下12份熱狗以上的孩童，罹患白血病的機率比一般孩童高出9倍，另外，母親在懷孕期間，若1星期吃1份熱狗，小孩罹患腦腫瘤的機率是一般孩童的2倍。**

根據今年（編註：2001年）《當代醫學診療》（作者為克洛普【Krupp】與查頓【Chatton】）的記載，臨床憂鬱症有下列幾種徵狀：

・情緒低落、極度傷感、強烈的罪惡感與無助感。
・思考困難、無法專注、無法自己下決定。
・提不起興趣、無法參與工作或娛樂活動。
・頭痛、睡眠失調、食慾改變。
・焦慮感。
・有自殺傾向。

由於現今的食物多少都有殘留殺蟲劑、殺真菌劑，另外再加上食品添加物、糖、色素、乳化劑以及防腐劑，以至於食物中的養分相當匱乏，或許就是造成這些症狀的主因，而孩童也受到營養不足與食物毒素的影響，大腦與脆弱的器官也由於功能衰退，而加重運作負擔。

莎拉・波西麗（Sarah Bosely）是位健康類文字編輯，在《衛報》的報導裡進一步指出，雖然醫生們知道某種抗憂鬱藥物是管制藥品，不得讓未成年人士使用，但卻還是開給超過3,000名孩童服用。

另一種藥叫作克憂果（Seroxat）（藥品在不同國家會有不同的名稱），由葛蘭素史克藥廠（GlaxoSmithKline）生產，也是禁止未成年人士服用的藥物，因為該藥

容易導致孩童產生自殺念頭，或是對他人產生「敵意」──臨床試驗用此字眼取代「殺意」。

更糟的是，該篇文章還說：「藥廠早在數年前就有相關資料顯示，這些藥物會讓孩童產生殺人或自殺的念頭。」

前面提到的克憂果，屬於「選擇性血清素再吸收抑制劑（selective serotonin reuptake inhibitors，SSRIs）」類的藥品，該類藥品在美國最有名的就是百憂解（Prozac），也是禁止兒童服用的藥。

這些藥公認會導致「情緒不穩」──這個字眼是形容可能有自殺或自殘行為。

這篇大幅報導的結尾是位年輕女性的故事，荷莉・沃克曼（Holly Workman），在14歲時首度服藥，初期只有感覺情緒「低落」，但還沒到自殘的程度；持續服藥幾個星期後，她開始用刀子與其他利刃割自己的手臂，家人們必須把所有銳利物品藏起來，她還幾度嘗試自殺，但「她卻不知道是誰在傷害自己」。當她停藥後，感覺改善許多，但她的家庭醫師卻覺得不該停藥，並要她繼續服藥！不過她最後發現，停藥後原本的惡夢也不見了，感覺好很多。

附錄8 免疫力與疫苗

由於目前「流行性感冒」十分盛行，人們對於免疫力與疫苗的議題相當關切。我查了查手邊的檔案，發現有數不清的書籍與文獻都在探討這個主題，數量多到說不完。

我們來回顧一下這個議題，起先是由一位醫學博士，愛德華‧金納（Edward Jenner）所提出，他是英國醫師，他發現有位擠牛乳女工，常常接觸患有牛痘的乳牛，結果也染上了輕微牛痘，而之後就對天花免疫了。這讓他提出了假設：輕微疾病可能會讓人對同類重症疾病免疫。這個假設正確無誤，但是在往後的臨床實驗中，卻都忽略了一件事：這位擠牛乳女工很年輕，而且在染上牛痘前很健康！所以免疫系統能夠正常運作。

從這時開始，所有幼童都接種了天花（牛痘）疫苗，1980年，醫藥界正式宣布天花絕種了。

路易斯‧巴斯德（Louis Pasteur，1822～～1895年）運用讓細菌及微生物衰弱的方法來殺菌，並製造出「乾淨」的牛乳，自此以後，全世界的牛乳都會經過殺菌（加熱殺菌，或稱巴斯德式殺菌法）這道手續。而在他臨死前，他說「其實細菌本身不是大問題，身體環境才是大問題」，意思就是，人體的免疫系統才是決定是否生病的關鍵。這句話並未廣為流傳，原因在於巴斯德式殺菌法具有很大的商機，而且製乳業一定極力反對改變既有作法；再者，生產疫苗已成為一項重要產業，並持續尋求政府與醫藥圈的資助；還有項未公開的消息指出，經過「巴斯德式殺菌法」的牛乳已經被高溫破壞，導致牛乳中的蛋白質只有少部分能被人體吸收，這項論點已經在弗蘭西斯‧布登傑醫學博士的《貓的營養研究》一書中證實。

不只如此──還有很多很多！嬰兒不只要接種天花疫苗，這幾年來，嬰兒還得接種DPT三合一疫苗（白喉、百日咳、破傷風疫苗），而且接種時間愈來愈早。美國小兒科協會主席，羅伯特‧孟德爾頌博士，也兼任芝加哥小兒科醫院院長，他深入研究這個問題並廣泛探討，不斷在他的演講或醫學期刊中，對幼童疫苗提出警訊。他指出許多孩童因疾病造成永久傷害，包括大腦損傷；最後並提出論證，**有85%的兒童猝死症（SIDS）是在接種DPT三合一疫苗48小時後發生**，其他病例則發生在接種疫苗2星期後！但是卻沒有人聽進去；到了最後，美國政府還得保證DPT三合一疫苗的安全性，因為有很多生產DPT疫苗的藥廠，都因為疫苗造成幼童傷亡而正在打官司。這代表納稅人的錢都花在這個問題上了。

如今美國政府仍核准施打DPT三合一疫苗，這作法太無科學知識，因為新生兒

的免疫系統還未發展完全，根本無法對疾病產生免疫力！嬰兒出生後只有相當於母體懷孕6個月時的免疫力，但小兒科醫師還是在嬰兒2到3個月大時，就開始施打DPT三合一疫苗！

而在日本，醫生們相當重視新生兒過早接種疫苗的問題，我們得知日本現在禁止為未滿2歲的幼兒施打疫苗，結果日本再也沒有發生嬰兒猝死的案例。

人們雖然研發出新的疫苗，但其實疫苗品質不佳，而學校還規定孩童必須施打這些疫苗，不然不准入學──這指的就是C型肝炎疫苗，曾被指出內含毒性超強、會造成腦部組織傷害的水銀化合物，而且已經有許多孩童因此腦部受損。

美國前總統福特，在被即將卸任的尼克森總統提名後不久，曾經「想為美國人民做點什麼」，因為那時正要進入流感季節，當時流行的病毒就是「豬流感」病毒，所以他便下令大量製造豬流感疫苗，特別是針對「高危險個體」──也就是年長者、年幼者、還有罹患慢性病的族群施打。但這項美意卻變成一場災難：許多人因為施打豬流感疫苗而死亡，也有多人因此癱瘓。

我們發現使用疫苗真正的問題：免疫系統較弱的人──起因於老化、疾病、特別是經過化療，或經過器官移植而服用抑制免疫藥物的人──無法對疫苗起正常反應，以至於受到疫苗作用傷害或甚至死亡。

另一個問題是癌症病患用來對抗腫瘤的疫苗。首先要了解這點，癌症病患的免疫系統就是比較衰弱──否則根本就不會有腫瘤！正常的免疫反應是在人體尚未有症狀前，就將成長中的腫瘤細胞殺死，所以必須假設病人的身體沒有正常的免疫反應。加州的約翰・韋恩癌症中心，有段時間曾進行過癌症的免疫實驗，但是並無具體成效。然而，葛森博士卻常被誤傳說他支持免疫癌症說法。在他寫的《大成功！葛森醫師癌症療法》一書中，葛森博士討論對已帶有腫瘤的病人注射癌細胞的作法，他承認這種實驗並無具體結果（成效並不持久），大多數的實驗成果都呈現「不明確且成功案例貧乏」，其中包括著名的威廉・寇利（William B. Coley）博士所做的實驗。

在一項實驗報告中，一位結腸癌後期的病人每6星期注射1次疫苗，在12個星期內腫瘤消失了，「他參與的是國家實驗，由洛杉磯的南加州大學諾瑞斯癌症中心所進行，聯邦法規定參與實驗對象在接受實驗療法前必須先接受『已證實有效』的治療。由於他的免疫系統已經受到化療的破壞，能有這樣的實驗成果相當驚人。（即使只有1例個案！）」上述段落引用自2003年3月17日的《洛杉磯時報》文章。

另外要切記，癌症病患體內已經有大量腫瘤細胞，不需要再注入更多細胞了；再者，為了要得到最真實的實驗結果，醫師有責任先為病患排毒，並修復所有器官功能，好讓病患的免疫系統重新運作；完成這個步驟後，也不需要再為病人注入癌

細胞，因為病人體內已經有腫瘤了！葛森博士還探討另一個問題：光是藉由免疫反應，來暫時啟動人體防禦機制還不夠，身體需要經過充足的復元，才能長久維持強壯的免疫系統，如此就可能完全康復並不再復發。

如今，「流行性感冒」開始的時間愈來愈早，早在12月初到月中就開始流行，而原本的流感季節大多是到2或3月才開始有重症病例。最令人憂心的，就是報告指出有孩童死於流感！我認為大部分的責任要歸咎於孩童不當的飲食習慣。我們在《葛森醫療通訊》第18期第3版中，報導現在孩童吃雞塊「上癮」，以及「速食」極度缺乏營養的訊息。2003年3月18日的《華爾街日報》，有篇報導標題是「學齡前孩童罹患心臟病」，內容描述：「孩童們愈來愈挑食，特別愛吃加鹽炸雞塊，而不吃其他食物。」這是否最後會摧毀他們的免疫系統，並增加年幼罹患心臟病的案例？很有可能。

同時，有很多人正受感冒所苦，學校很早就放學，因為小孩生病了，而老師也被傳染了。我懷疑現代飲食中的營養愈來愈少，而人們的病況每年都愈來愈重。

在此，我要再提一次，我鼓勵各位讀者以及親朋好友們，多吃新鮮、有機的食物，能幫助修復身體，並讓自己常保活力與健康。

附錄9 小心牙齒根管及汞合金填充物

《根管填充治療》一書在1993年出版，作者是喬治・曼尼（George E. Meinig），牙醫博士兼美國牙醫學院院士。

曼尼博士表示在執業時，曾為多位牙科病患做過牙齒根管填充，創立了牙齒根管專業醫師協會，並擔任協會主席多年。身為牙醫的他，讀過另一位牙醫博士偉斯頓・普萊斯（Weston Price）的著作後，從此改變了想法與專業生涯。曼尼博士發現，**做過牙齒根管填充的病患們，後來都罹患各種嚴重的慢性病。**

普萊斯醫師的驚人發現

牙醫治療牙根病狀或齒根膿瘡時，必須在牙齒上鑽洞，清除根管內鬆動或感染的齒質，裡頭包含了牙神經，接著牙醫才能治療膿瘡；當牙神經一旦被破壞或移除，這顆牙齒就等於死了。曼尼博士這本書中，對普萊斯博士的牙齒根管研究有詳盡描述。偉斯頓・普萊斯博士同樣是牙醫博士兼美國牙醫學院院士。

當曼尼博士驚覺到牙齒根管治療的潛在危險，就辭掉了牙齒根管專業醫師協會的身分，現在正致力將普萊斯博士的研究推廣給大眾，尤其是牙醫師。

牙齒根管造成的問題，始於普萊斯博士的病患，她罹患類風濕性關節炎後幾乎癱瘓，而長期臥病在床；雖然X光檢查結果顯示，做過根管填充的牙齒很健康且無異常，但為了某些必要因素，還是將這顆牙齒拔掉了。幾星期後，病患居然能起身了；幾個月後就能下床走動，身體也完全康復了──類風濕性關節炎也不藥而癒。

普萊斯博士對她的好轉結果相當好奇，於是取回那顆拔掉的牙齒，徹底消毒過後植入實驗用兔的皮下；5天後，兔子一樣罹患了嚴重的類風濕性關節炎，10天後就因此死亡。普萊斯博士將同一顆牙齒，前後植入了33隻兔子皮下，每隻兔子都因此死於類風濕性關節炎。

普萊斯博士進一步實驗，將牙齒上可能造成傳染的物質清除，用的是高壓蒸氣滅菌法（以高壓蒸氣消毒，溫度約華氏250度，攝氏121度），不過結果相同，移植「消毒後」牙齒的兔子依然在大約10天內發病死亡。接著，普萊斯博士找了一批對照組，將健康牙齒植入兔子皮下，這次兔子就很健康沒有發病，並持續活了15年左右──也就是兔子正常的壽命。

於是他公開了研究結果，而許多做過根管填充的病患將牙齒拔掉──有些病人患有腎臟病，有的罹患癌症、心臟病，或關節炎。拔掉根管填充的牙齒後，幾乎所

有病患的病情都有明顯改善，有些甚至完全康復。然而，這些牙齒移植到兔子身上後，所有的兔子都死於該病人所罹患的相同疾病。

可能的解釋為：

當牙神經被移除後，牙齒就失去養分供應，等於是死了，而正常的牙齒具有微小的輸送管（類似人體組織的微血管），能夠輸送養分給健康牙齒，當牙齒死亡後，養分無法流經輸送管傳導給牙齒，反而容易受細菌或病毒感染，而且，神經根管處的填充物會微微縮小，進而產生足以讓微生物生長的空間。

X光片看不出這種感染現象，死亡的牙齒就成為細菌與病毒的溫床，進而將其傳導至全身。健康的人免疫系統與身體防禦機制正常，對於這種長期感染不會有任何徵狀，對於其他人來說——大約有25%做過根管治療的人——就會因此罹患慢性病，甚至發展成嚴重疾病，或其他健康問題。

若照射X光檢查，會看到根管填充的牙齒有個空洞（周圍齒額被挖空），隨著病患年紀增長，若因其他事故傷害、著涼、感冒，或壓力過大而身體衰弱時，抵抗這種「病灶」的能力也會下降，並直接或間接導致長期退化性疾病發生，例如癌症；無庸置疑地，你嘴裡做過根管填充的牙齒，的確可能成為癌症的病因。

汞合金牙齒填充物會致癌

許多使用葛森療法的病患都得知，牙齒內「銀光閃閃」的汞合金填充物可能危害健康，會呈現銀色是因為有毒重金屬水銀，顏色就是銀色；其實牙齒上的汞合金內含超過51%的水銀，與少量的銀，以及其他有毒金屬（錫、銅、鋅，有時也含鎳），問題最大的就是水銀，因為是毒性超強的重金屬，會嚴重影響神經系統，只要裝在牙齒上，水銀就會持續被身體吸收並經由血液流經全身。

> **注意！**
> 重症病患不可立即移除牙齒的水銀填充物，無論清得多乾淨，都會釋放部分水銀物質，而無法避免暫時性的水銀中毒；應該要等病人體力復元了，也就是進行葛森療法9至12個月後才能進行移除。

有些人對於這些水銀比較敏感，甚至有因此產生多發性硬化的案例，而大部分的患者則是罹患各種退化性疾病；最重要的是，汞合金填充物會致癌，Hampton Roads出版公司在2000年3月出版了《遠離危險元素：當代牙科醫療的危害》，該書作者是莫頓・沃克，他是一位兒科醫學博士，書中對此案例有相關的記載。

將汞合金填充物移除後，有些罹患慢性病的牙科病人，其病情逐漸復元（根據

沃克博士的書，約有超過1,000名案例），而其他多年來未將牙齒中汞合金填充物移除的人，雖未表現出明顯健康問題，卻比較像是患有某些較無臨床症狀的疾病。

所以我們都鼓勵葛森療法病患移除做過根管填充的牙齒，並銷毀所有汞合金填充物，這也是理所當然的。

附錄10 葛森療法費用及聯繫資訊

你可能會想要了解，葛森療法的收費是多少？治療時間又會是多長？

目前來說，在葛森中心利用設施治療，每位病患需大約五千五百美金，這個價格包括一個房間及一位陪伴者的住宿，這位陪伴者可以從旁學習治療方法，以便在病患回家後協助他自行處理營養／排毒等療法程序。原則上一定得帶一位照顧者同行，這位陪伴者會和病患同住一房（每間房都有兩張單人床），中心也會供餐。

> **小提醒**
> 此為2006年的資訊，最新資訊請洽詢葛森研究所。

病患的花費還包含所有的醫師費用、護理照顧、所有的藥品、灌腸用咖啡、茶飲、每週一次血液和尿液檢驗、熱療法治療、苦杏仁素、所有餐點，以及每天十三杯由有機栽種的新鮮食材壓製而成、確認有效的果汁。其他還包括一些演講課程、一些葛森書籍和教學錄影帶，以及每週一次由營養師主持的諮詢講習。有一些特殊服務會另外計費，例如外科手術、長期供氧設備、輸血，以及任何在其他地點執行的診斷和治療行為。

此外，病患回家之後還會有一些額外的花費，比如說，讓病患帶回家三個月份的藥品，大約會需要一千四百元美金。此外，葛森療法要求一天要喝十三杯果汁，另外還需要大量農產品來製做湯品、蔬菜、水果盤等等。

請記得，在這個絕對天然且無毒的療法裡，食物就是藥物。這些營養需求會比一般的食物來得更貴，也會依據病患所在的地點而有所不同，比如說美國西岸會比較便宜，但在美國東北部、中西部及其他一些地方，因為有機食物必須抓緊時間送達以保持新鮮（註：也許是氣候、有機農業分佈或供需狀況導致），所以比較貴。

病況嚴重的病患，通常都得在葛森醫院住至少三個星期才能回家。至於非末期病患，在醫院住兩個星期應該是符合要求且足夠的。不過，如果要完全恢復身體健康，強烈建議病患在至少兩年內，都必須持續進行嚴格的療程。

如果病患曾經接受化療，或是已經有大面積轉移到骨頭（療癒較為緩慢），或是本身正遭受某種反應緩慢的疾病所侵襲，比如說多發性硬化症之類的，那麼治療時間可能還會延長。因此，完全康復所需要的時間會依據病患的嚴重程度、年齡、遵循療法的信心堅持度以及其他各種變數而有所不同。

非癌症病患的治療比較容易,但另一方面,腎臟有受損的病患則可能必須在他們的餘生都採取「非常接近療法」的生活方式。

許多民營的健康保險公司會給付葛森療法,但是健康維護組織(HMOs,美國健保制度的一部分)、內部保險計劃如凱瑟健康保險(Kaiser health insurance),或是聯邦醫療保險(Medcare)、公民保健醫療計畫CHAMPUS(Civilian Health and Medical Program for the Uniformed Services),以及其他公營的保險計畫大都不提供給付。

如果想要在葛森研究所認證的醫療機構中,為病患登記治療,或是想了解以下其他計畫的相關資訊,請洽詢非營利性質的葛森研究所(癌症治療協會;a.k.a the Cancer Curing Society),聯絡資訊如下:

葛森研究所(The Gerson Institute)

1572 Third Avenue, San Diego, CA 92101
Tel:(619)685-5353
Toll Free (888)4-GERSON
Fax:(619)685-5363
Email:info@Gerson.org

> **❶ 小提醒**
> 葛森研究所2023年的官網資訊:
> PO Box 161358, San Diego, CA 92176
> 7857 Convoy Ct #211, San Diego, CA 92111美國
> Tel:(858)694-0707

下面是一些葛森研究所附帶提供的相關計畫:

- 推薦(轉診給)受過訓練的葛森醫生
- 醫師訓練課程
- 照顧者的週末訓練課程
- 葛森支持團體
- 康復的葛森病患推薦名單
- 康復的葛森病患支持網絡
- 為學校或企業設計的推廣方案

- 會員資格
- 附有相關活動的月曆
- 國內及國際研討會
- 圖書館捐贈計劃
- 訂閱雙月刊葛森療法通訊報
- 關於葛森計畫其他各方面的免費文獻
- 購買葛森機構精選的錄影帶、錄音帶和最新出版的相關書籍
- 葛森療法的產品資源清單
- 身／心／靈資源指南
- 後續的居家執行葛森療法計畫套組

　　葛森研究所並不擁有、營運或掌控任何治療機構,它採取的方法是與醫院或診所維持一種授權計劃合作,以確保病患們能得到真正的、百分之百的葛森式照護。請確認你選擇進行療法的診所或醫院是葛森研究所所認可的。非常歡迎讀者們與葛森研究所聯絡,談談葛森療法能如何幫助你或你所愛的人。

附錄11 葛森療法供應來源

以下為2006年的資訊，
有找到最新的資訊者，
編輯才會特別標示說明。

葛森研究所非常努力提供實用且經過深入研究的葛森療法資源及轉介，目前印行中的資訊都是正確的，葛森研究所並不擁有或營運任何診所或下列相關事業，因此無法要求他們為所提供的服務、產品或商業行為負責，如果你遇到任何困難，請務必通知葛森研究所。

在選擇你的葛森療法機構時，請確認提供葛森療法或是宣稱與葛森研究所相關的任何個人、診所、支持團體或事業，都擁有最新的「葛森機構認可標章」，你可以聯絡葛森研究所洽詢更多的資訊。

記得跟這些資源機構說你是葛森療法的病患，從這本書上得知該單位的資訊，這樣他們可能會給你一些折扣。

榨汁機推薦

馬克斯・葛森醫師設計發明了能夠滿足特殊需求的獨特榨汁機，他發現不能用離心式榨汁機，唯有研磨和壓榨獨立分開的機器才能提供最好的果汁精粹，因此下面是比較好的選擇：

葛森病患間最受歡迎的榨汁機是Norwalk® Model 270，由Norwalk銷售及服務公司（Norwalk Sales &Service, P.O. Box 829或808 South Bloomington, Lowell, Arkansas 72745）所製造的終極榨汁機。

請注意，當你訂購的時候，會被Norwalk銷售及服務公司轉介給Norwalk榨汁機的全球經銷商理查・波格（Richard Boger），因此，最好的方式是直接聯絡這位親切的先生。

聯絡資訊如下：

NORWALK® JUICER, Distributor Richard Boger
413 Quail Gardens Lane, Encinitas, CA 92024
Tel：(800)405-8423

❶ 小提醒

官網2021年最新資訊：
已於2021年11月宣布停業。

2023年最新編註：
葛森研究所的官網中提到，目前尚有廠商仍在提供Norwalk榨汁機的零件更換及售後服務：

Red Wing Organics, LLC
https://www.redwingorganics.com
Tel：(651)380-9919

至於目前葛森研究所推薦的榨汁機，則是PURE Juicer：

PURE Juicer
https://purejuicer.com
Tel：(206) 488-1973
Email：support@purejuicers.com

葛森療法醫療用品

STAT S.A.
Apartado Postal NO. 2392
Tijuana, B.C.N. 22000, Mexico
U.S 1st-class postage to Mexico: 46 cents
Tel：International Tel (52)66-801103　Local Tel 6-80-14-40
Fax：(52)66-802529

❶ 小提醒

2023最新編註：
目前搜尋不到商家資訊。

KEY COMPANY
1313 W. Essex Ave.St Louis, MO 63122
Tel：(800)325-9592或(314)965-6699

> **小提醒**
> 官網2021年最新資訊：
> 已停業。

LIFE SUPPORT

P.O. Box 4651, Modesto, CA 95352-4651

Tel：(209)529-4697

> **小提醒**
> 2023年最新編註：
> 葛森研究所官網上的補充品和醫療推薦廠商如下：
>
> **ISHI Medical Equipment and Lab**
> https://ishi-your-gerson-suppstore.myshopify.com/
> Tel：(619)428-6085
> Email：Ishimedical@gmail.com
>
> **J. Crow Company**
> https://www.jcrowsmarketplace.com/lugolssolutionofiodine.aspx
> Toll Free：(800)878-1965
> Email：orders@jcrowsmarketplace.com
> （魯格爾試劑供應，葛森研究所表示，J.CROW'S® Lugol's Solution中使用的碘由優質成分製成，且建議買全濃度──5%──的溶液，並以蒸餾水稀釋一半，亦即如果是1瓶30ml的溶液，請加蒸餾水至整體成60ml，再來使用。）

有機咖啡

ROYAL BLUE ORGANICS/CAFÉ MAM

P.O. Box 21123, Eugene, OR 9740

Tel：(888)CAFE-MAM或(541)338-9585

> **小提醒**
> 官網2023年最新資訊：
> https://cafemam.com
> PO Box 21123, Eugene, OR 97402
> Tel：(888)Cafe-Mam or (541)338-9585

有機果乾

INTERNATIONAL HARVEST, INC.
71-40 242nd Street, Douglaston, New York 11362
Tel：(800)277-4268
　　　Warehouse (914)631-3165

> **❶ 小提醒**
> 官網2023年最新資訊：
> https://internationalharvest.com
> 606 Franklin Avenue, Mount Vernon, NY 10550
> Tel：Office(914)699-5600
> Email：weborders@internationalharvest.com

葛森療法有機酵母純裸麥無鹽麵包

RUDOLPH`S SPECIALTY BAKERIES
390 Alliance Avenue, Toronto, Canada M6N 2H8
Tel：(800)268-1589

> **❶ 小提醒**
> 官網2023年最新資訊：
> https://www.rudolphsbakeries.com
> RUDOLPH’S BAKERIES（公司名變更）
> 390 Alliance Ave, Toronto, ON M6N 2H8（未變）
> Tel：(800)268-1589（未變）
> Phone：(416)763-4375（新增）

自然之道食品公司製作一種有機裸麥紅蘿蔔葡萄乾麵包。

亞麻籽油供應

OMEGA NUTRITION
5373 Guide Meridian, Building B, Bellingham, Washington 98226
Tel：(800)661-3529 (from the U.S. and overseas)

> **❶ 小提醒**
> 官網2023年最新資訊：
> https://www.omeganutrition.com
> Omega Nutrition USA
> 6515 Aldrich Rd, Bellingham, WA 98226
>
> Tel：(800)661-3529
> Email：info@omeganutrition.com

濾水設備

THE CUTTING EDGE

P.O. Box 5034, Southampton, New York 11969

Tel：(800)487-9516 或(516)287-3813

Fax：(516)287-3112

> **❶ 小提醒**
> 官網2023年最新資訊：
> https://cutcat.com/index.php
> PO Box 4158, Sante Fe, NM 87507
> Toll Free：(800)497-9516
> Local：(505)982-2688
> Fax：(505)982-3194

AQUA CLEAN MD-4（請連繫你所在地的AQUA CLEAN經銷商）

3725 Touzalin Avenue, Lincoln, Nebraska 68507

Tel：(402)467-9300

> **❶ 小提醒**
> 官網2021年最新資訊請參閱下列的製造商 Pure Water, Inc.

PURE WATER , INC.

11760 Sorrento Valley Road, San Diego, California 92121

Tel：(619)792-8275

> **小提醒**
>
> 官網2023年最新資訊：
> https://www.purewaterinc.com
> 4511 NW 42nd Street, Lincoln, NE 68524-1623, USA
> P：(800)875-5915　　P：(402)467-9300　　Email：info@purewaterinc.com

淋浴過濾器

THE CUTTING EDGE, Owner Jules Klapper

P.O. Box 5034, Southampton, New York 11969

Tel：(800)487-9516 或(516)287-3813

Fax：(516)287-3112

> **小提醒**
>
> 官網2023年最新請資訊參閱P423「濾水設備」The Cutting Edge。

SPRITE INDUSTRIES, INC.

1827 Capital Street, Corona, Calfornia 91720

Tel：(909)735-1015

> **小提醒**
>
> 官網2023年最新資訊：
> https://www.spritewater.com
> 1791 Railroad Street, Corona, CA 92880
> Toll Free：(800)327-9137
> Fax：(951)735-1016

臭氧機和空氣濾清器

THE CUTTING EDGE, Owner Jules Klapper

P.O. Box 5034, Southampton, New York 11969

Tel：(800)487-9516或(516)287-3813　　Fax：(516)287-3112

> **❶ 小提醒**
> 官網2023年最新請資訊參閱P423「濾水設備」The Cutting Edge。

AIR PURIFIERS, INC.

220 Reservoir Street, Suite 22, Needham Heights, Massachusetts 02194
Tel：(800)442-1237

> **❶ 小提醒**
> 官網2023年最新資訊：
> https://www.airpurifiersinc.com
> One Pine Street, Rockaway NJ, 07866
> Tel：(973)586-3988　　Toll Free (800)219-8772
> Fax：(973)586-3884

無毒油漆、密封材料、黏著劑及家用清潔劑

AMERICAN FORMULATING & MANUFACTURING

300 West Ash Street, Suite 700, San Diego, California 92101
Tel：(619)239-0321

> **❶ 小提醒**
> 官網2023年最新資訊：
> https://afmsafecoat.com
> 3251 Third Avenue, San Diego, CA 92103
> Administration：(619) 239-0321

無毒地毯

SUTHERLIN CARPET MILL

3653 Vine Street, Norco, California 91760-1866

> **❶ 小提醒**
> 官網2021年最新資訊：已停業。

附錄12 葛森療法支持團體

葛森療法病患支持網絡

對於目前正執行葛森療法的病患，葛森研究所為他們提供了一個互相聯絡的方式，讓他們在艱困的復原期間，可以彼此交換想法、訣竅以及建議。如果有任何葛森病患希望能把名字列在通訊表上，好跟其他病患交流，並收到他們的名字和所在地，請與葛森研究所 P417 聯絡，以獲得刊登及傳播資訊權的適當開放及授權。

葛森療法支持團體聯絡方式

在美國境內和全世界各地都有一些葛森療法支持團體，這些團體都是由長期康復的病患所組織，他們會為正在考慮或正在執行葛森療法的諮商者，提供在地的研討會，迎新活動和各種建議。葛森研究所持有一份最新的支持團體名單，要查詢最靠近你的團體，或是你想要建立自己的團體，請與他們聯絡。

最後，
請記得下面這些話……

做你自己的健康鬥士，
相信沒有什麼病治不好，
堅持下去！

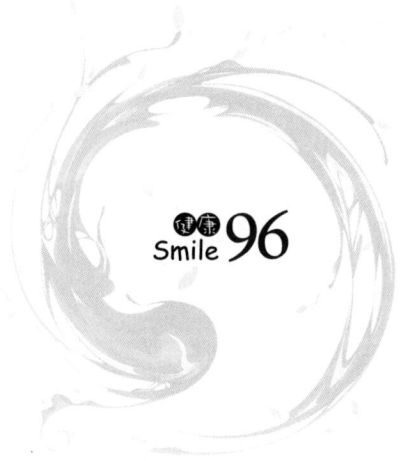

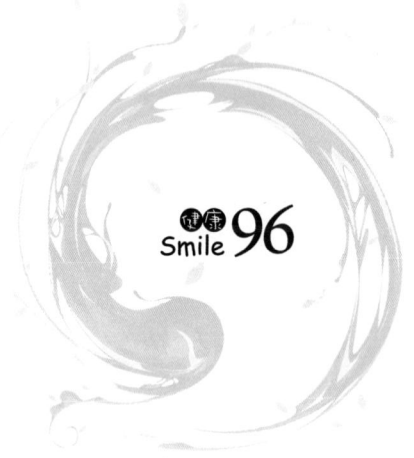